THÉORIE NOUVELLE

DE

LA MALADIE SCROFULEUSE.

Paris. — Imprimerie de Gaultier-Laguionie, Hôtel des Fermes.

THÉORIE NOUVELLE

DE LA

MALADIE SCROFULEUSE

PAR

LE Doct^r. SAT-DEYGALLIÈRES,

Médecin de la faculté de Montpellier, membre de l'Athénée, professeur d'accouchement, auteur d'un *Traité sur les maladies des femmes* et d'un ouvrage sur les *maladies des voies urinaires*, membre de la société royale de médecine de Marseille, ex-chirurgien de l'hôpital civil et militaire de la même ville, médecin de la société de bienfaisance et du bureau central des noyés et autres asphyxiés, membre titulaire de la société médico-chirurgicale, membre correspondant de la société médicale d'émulation, et de plusieurs sociétés savantes étrangères, etc.

Opinionum commenta delet dies,
naturæ judicia confirmat.
CICER., *De natur. deor.*

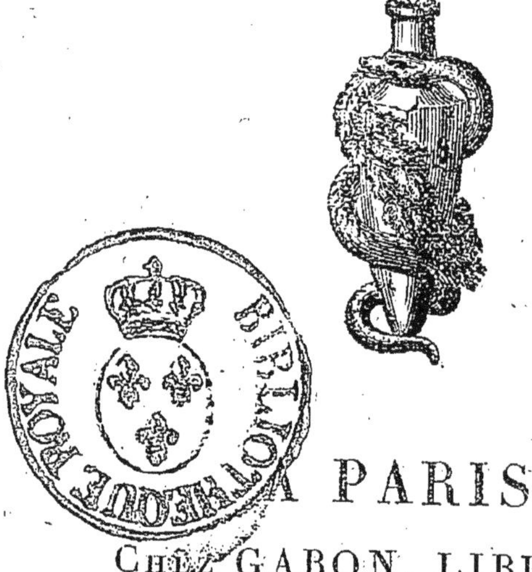

A PARIS,

CHEZ GABON, LIBRAIRE,

RUE DE L'ÉCOLE DE MÉDECINE, N° 10.

A MONTPELLIER ET A BRUXELLES, MÊME MAISON.

~~~~~~

1829.
~~~~~~

lière prérogative. Le père Daniel pense au contraire que Philippe Ier, qui régna un siècle plus tard, fut le premier favorisé de ce don précieux.

Ce temps de superstition que la confiance du peuple dans son souverain rendait respectable étant loin de nous, que Votre Majesté me permette de lui offrir un ouvrage à l'aide duquel, sans toucher de ses mains royales les malades scrofuleux, elle pourra concourir bien mieux que les rois ses aïeux, à la destruction d'un fléau redoutable qui porte ses ravages sur la moitié de la population. Si, à la bonté d'accepter ce modeste hommage, Sa Majesté ajoutait la faveur de l'approuver, si elle daignait ordonner que les préceptes qu'il renferme fussent immédiatement suivis dans tous les collèges de France et autres établissemens publics, j'aurais l'espérance que mes veilles et mes recherches ne seraient pas perdues pour l'humanité; ce serait là le plus grand de tous les encouragemens que l'on pût me donner, et de toutes les récompenses celle que j'ambitionnerais le plus.

Je suis,

Sire,

De votre Majesté,

Le très humble, très obéissant serviteur et fidèle sujet,

Sat-Deygallières.

AVIS PRÉLIMINAIRE.

Diodore de Sicile assure que les anciens Perses proclamèrent des lois qui infligeaient de fortes punitions aux ingrats ; si ces lois furent jamais en vigueur dans nos contrées, nous devons convenir qu'elles sont bien tombées dans l'oubli. Je le dis avec peine, nous vivons dans un siècle d'orgueil, et l'orgueil ne va jamais sans l'ingratitude ; un fol amour de célébrité nous fait considérer comme une honte l'hommage que nous devons à nos maîtres : nous voulons jouir du bienfait et détester le bienfaiteur ; nous voulons mettre à profit les veilles de nos devanciers, nous enrichir de leurs travaux, et nous voudrions pouvoir ensevelir les monumens de leur gloire et même jusqu'à leurs noms. C'est surtout parmi les écrivains que cette ingratitude est commune : Racine pillant l'Hippolyte de Sénèque et ne mentionnant pas Sénèque ; Molière pillant Cynaro ; une foule d'autres savans enfin, que je pourrais citer, sont de grands exemples de cet irrésistible penchant de l'esprit humain, car ici le génie dérobait à la médiocrité.

Pour ne pas mériter les reproches que j'adresse aux écrivains de tous les siècles et de tous les pays, je déclare d'avance que j'ai consulté tous les auteurs qui ont écrit sur les scrofules, je les ai étudiés avec soin, et après les avoir comparés, j'ai adopté tout ce que j'ai trouvé d'analogue à ma théorie. Si d'après cela quelques esprits inquiets et jaloux trouvent que mon ouvrage n'a de mérite que dans ce qui ne m'appartient pas, je dirai qu'il a cela de commun avec bien d'autres ; mais il me restera du moins la consolation de ne pas avoir voulu imiter ce sot oiseau de la fable qui se pare d'une gloire étrangère, et d'avoir indiqué ce que j'ai trouvé de bon dans tous les écrivains qui m'ont précédé dans la carrière. Mais cet aveu, fait de ma part avec toute la franchise qui me caractérise, me donnera, je l'espère, le droit de critiquer sévèrement tous les auteurs qui ont émis des idées hypothétiques, des raisonnemens fondés sur une métaphysique illusoire, et des opinions que je crois erronées. Je critiquerai d'ailleurs comme je louerai, sans aigreur et sans partialité, mais aussi sans réserve et sans égards pour les grands noms.

Du reste les auteurs modernes s'abuseraient étrangement, s'ils pensaient qu'en cherchant à combattre leurs théories et les principes erronés sur lesquels elles sont fondées, j'eusse particulièrement en vue de froisser leur amour-propre, ou s'ils prenaient pour des offenses les faits contraires que je leur opposerai. La gloire de la science et le bien de l'humanité, voilà ce que j'ambitionne avant tout; et s'il m'arrive de heurter les doctrines du jour plus souvent que les doctrines anciennes, c'est parce que ces dernières sont moins en vogue à présent et qu'elles devraient à jamais rester dans l'oubli, tandis que les premières sont les seules raisonnables (à part les exagérations) en ce qu'elles rattachent toutes les maladies à des lésions physiques, et en ce qu'elles ramènent la science dans la route qu'elle n'aurait jamais dû quitter.

Si j'avais le goût ou plutôt le talent d'écrire, j'aurais pu faire un ouvrage volumineux, soit en m'étendant sur des théories souvent démenties par les faits, ou bien en rapportant les observations nombreuses que ma pratique me fournit, et en accompagnant chacune d'elles de remarques et de raisonnemens plus ou moins judicieux; mais je n'ai pas la prétention de me faire une réputation comme auteur, je suis plus jaloux de celle que peuvent me procurer les cures que j'ai le bonheur d'obtenir. L'on ne trouvera donc point ici des descriptions brillantes d'érudition; j'ai fait tous mes efforts pour être au moins intelligible, afin de ne pas être réduit à ce parti extrême d'un artiste qui, ayant peint un cheval, fut obligé de mettre au bas de son tableau : *Ceci est un cheval.* J'ai pensé que dans tous les livres qui ont rapport aux sciences, la clarté, l'ordre et la précision doivent passer avant le luxe et la pompe du style; d'ailleurs si l'imagination est exaltée par des phrases sonores, elle ne les comprend pas toujours avec facilité; si la vue se délecte dans des compartimens fleuris, elle s'y égare quelquefois, au lieu qu'un cadre resserré mais régulier la fortifie : si l'esprit a ses délices, l'intelligence a ses besoins.

Je sais bien que les médecins de tous les siècles ont toujours été partagés en deux classes : l'une assez nombreuse, qui fait de brillantes dissertations mais ne guérit pas souvent; l'autre qui sait moins disserter, mais qui guérit davantage. Héritiers de toutes les théories, habiles à les développer avec solennité, plutôt enflés que nourris de science, les premiers triomphent quand ils ont ébloui l'esprit et charmé l'oreille; ils s'applaudissent avec confiance de leurs œuvres, sans penser que le siècle qui les a admirées les voit aussi tomber dans l'oubli. Plus humbles dans leur ambition et modestement appuyés sur l'expérience, les autres s'avancent d'un pas lent mais certain, sans ériger leurs opinions en aphorismes et leurs conseils en décrets; le langage scientifique leur est étranger, ils ne brillent point dans les chaires académiques, une foule d'auditeurs ne se presse pas autour d'eux pour boire leurs paroles, selon l'expression un peu hardie d'Horace : *Densum humeris bibi aure vulgus.* Ils confessent de bonne foi que le hasard a souvent favorisé leurs découvertes, sans qu'elles en soient pour cela moins importantes; ils renoncent volontiers à toute gloire littéraire; leur seule ambition consiste à soulager l'humanité souffrante, et comme leur temps n'est pas dérobé par des flatteurs, ils en ont davantage à donner à leurs malades, ils les observent avec plus de soin, les soulagent avec plus d'affection, et ordonnent enfin avec moins d'empire et plus de douceur. Telle est la classe dans laquelle je crois modestement devoir me ranger. D'après cet aveu je laisse les dominateurs de l'époque actuelle crier au scandale, en voyant que j'ose me mesurer avec eux, mais nous aurons un juge commun qui sait très bien que le meilleur système en médecine est celui qui guérit les malades, et qu'éblouir n'est pas éclairer.

Je ne me dissimule point que je vais entrer dans une carrière épineuse, que le désir d'être utile à mes contemporains ainsi qu'aux générations futures pouvait seul m'engager à parcourir. Je sais bien que j'ai entrepris une tâche difficile qui va exciter contre moi des censures et des satires : ce n'est pas impunément qu'un profane approche du sanctuaire du temple. Réfuter des théories et froisser des opinions que leurs auteurs considèrent et admirent comme devant faire la loi commune, c'est ameuter contre soi cette race orgueilleuse, et Dieu sait si elle est nombreuse !... Mais avant d'entrer en lice j'ai mesuré les périls, et leur crainte ne pourra jamais m'empêcher d'exprimer hautement ma pensée lorsque je la croirai utile à la science. On me supposera peut-être des motifs de rivalité, mais je proteste d'avance contre toute allusion maligne et contre toute interprétation offensante; il ne s'agit ici que des choses et non des personnes. Mais, intimement convaincu que tout système qui ne repose que sur une mécanique incertaine, qui n'est appuyé que sur des explications versatiles et qui n'oppose aux maladies les plus dissemblables que des moyens toujours uniformes, doit être funeste, je ne craindrai pas de parler tout haut dans l'intérêt de mes jeunes confrères, dont l'imagination est facile à se laisser séduire par des assertions attrayantes mais mensongères; je ne craindrai pas non plus de frapper d'une terreur salutaire tous les malades qui, par ignorance, pourraient tomber entre les mains de praticiens homicides qui

leur vendraient quelques instans de calme au prix d'une vie
entière de souffrances.

Ce préambule est déjà long; mais, avant d'entrer dans le
sanctuaire d'Épidaure, que le lecteur me permette de m'arrêter encore quelques instans sous le péristyle du temple pour y
présenter mon offrande, et de suspendre avec respect autour
de ses colonnes majestueuses quelques guirlandes de fleurs :
mon hommage est pur et sincère, il n'est dicté que par l'enthousiasme que m'inspire une science dont les anciens trouvè-
rent l'origine dans les cieux, et dont les bienfaits touchans soulagent les douleurs qu'on éprouve sur la terre.

PRÉFACE.

Profondément affligé par l'aspect trop fréquent des désastres que produit la maladie scrofuleuse, cette ennemie redoutable de notre nature, et dans la juste défiance où j'étais de mes propres forces pour la combattre, j'invoquai d'abord contre ce fléau tous les secours d'un art qui dut naître d'un sentiment de bienveillance pour nos semblables. Pendant plusieurs années, je ne cessai d'appeler à mon aide les lumières de tous les écrivains qui se sont exclusivement occupés des scrofules, je passai en revue toutes les théories, je rassemblai tout ce qui avait été écrit sur la matière, et mes efforts n'ont servi qu'à me donner la triste conviction que la médecine n'avait encore à opposer à ce fléau que des méthodes impuissantes et souvent meurtrières.

Il me semblait pourtant qu'en se livrant à des recherches profondes sur la nature de cette maladie, il ne serait pas impossible d'arriver à quelques résultats favorables à l'humanité. Je me disais que, si l'art pouvait quelquefois manquer de ressources, c'était contre des affections dont

la marche est tellement rapide que leur origine
et leur terminaison semblent se confondre; mais il
s'agit ici d'un ennemi que nous voyons arriver
de loin, dont nous pouvons suivre la marche, et
qui menace toujours avant de frapper. A la vérité,
le préjugé a déclaré depuis long-temps que cet
ennemi est invincible, mais la raison doit-elle céder la place au préjugé?

J'ose donc aborder une matière que tant d'autres avant moi ont traitée sans succès, et ce serait
sans doute montrer une très grande présomption
que de m'attendre à des succès qu'ils n'ont pu
obtenir, si, de mon côté, je n'avais eu jusqu'ici
que des résultats équivoques que je pourrais uniquement imputer au hasard; mais, depuis long-
temps livré tout entier au désir de voir cesser un
fléau qui se perpétue de siècle en siècle, j'en ai
observé très attentivement l'origine, la marche
et la nature chez tous les malades qui ont été
confiés à mes soins, et je n'ai publié cette nouvelle théorie qu'après l'avoir soumise à l'épreuve
rigoureuse de l'expérience. Me préserve le ciel
de vouloir grossir sans nécessité le ténébreux ca-
talogue des doctrines absurdes que nous possédons déjà, en fondant une théorie sur des hypothèses que notre nature dément, et en donnant
des règles à ce qui ne peut exister! mon but est

de fixer l'attention des praticiens sur une maladie trop négligée dans son étude, et dont il importe d'arrêter les progrès effrayans en la détruisant à sa naissance par le traitement que la nature elle-même nous indique; ce que je veux, c'est éclairer, ce n'est que la vérité que je cherche; déjà trop de livres ont entretenu le public de la souveraine vertu de ce qui n'a d'autre vertu que de faire du mal; assez de formules inutiles, et souvent ridicules, ont appris à endormir la maladie, sauf à la voir se réveiller après avec plus d'intensité. La fortune de toutes ces vieilles idoles est un scandale, et nous vivons dans un siècle où les fortunes scandaleuses ont de la peine à se soutenir.

Je le dis à la honte des écrivains des siècles passés, les plus habiles sont tombés dans d'étranges contradictions, et je serais presque tenté de les confondre tous avec ce médecin dont parle Phocius, auteur d'un ouvrage divisé en cent chapitres, dont les cinquante premiers établissent des doctrines réfutées par les cinquante suivans. Cela tient à cette maladie honteuse de l'esprit humain, qui, dans son empressement pour les découvertes, se hâte d'ériger une expérience en dogme, et de faire une règle générale d'un exemple particulier.

La tendance des écrouelles à l'incurabilité nous démontre combien il est dangereux de les abandonner aux soins tardifs de la nature, et combien il importe au contraire d'aider ses efforts conservateurs avant que les fonctions aient perdu leur état d'intégrité; sans doute que la nature peut guérir quelquefois, mais ce n'est que d'une manière très lente qu'elle peut opérer cette guérison, et je prouverai dans cet ouvrage qu'il faut se hâter, le plus possible, d'appliquer les secours de l'art contre une maladie aussi redoutable; je laisserai ensuite au public impartial le soin de juger si j'ai rempli ma tâche.

Il est probable que ma méthode aura pour détracteurs tous ceux dont elle blessera l'amour-propre ou les intérêts; que je serai en butte à des satires, ou plutôt à des injures; et je tremblerais déjà si je n'avais pas pris mon parti d'avance. Heureusement pour moi, bien des gens savent aujourd'hui qu'un homme n'a jamais mis au jour une pensée salutaire, qu'il n'ait allumé sur-le-champ la bile des censeurs, et les choses en sont à tel point que la censure d'un écrit est la preuve la plus certaine de son utilité. L'histoire nous apprend d'ailleurs que toutes les découvertes importantes, qui ont été faites depuis l'origine du monde, ont toujours donné lieu à

des volumes de discussions, dans lesquels les ad-
versaires ne s'accordent que sur un seul point,
le mépris qu'ils témoignent les uns pour les autres. On nous raconte que Triptolème fut mis en
pièces pour avoir enseigné aux hommes le moyen
de faire du pain : je crois qu'il dut en être ainsi
à l'égard de tous ceux qui ont fait des découvertes importantes, et c'est une grande consolation
pour moi de vivre dans un siècle plus éclairé, où
je pourrais écrire en faveur de la culture du blé
sans m'exposer à d'autre châtiment que de voir
paraître des volumes en faveur de la culture du
gland.

L'ouvrage que je présente au public est le fruit
de plusieurs années de recherches et de travaux
pénibles, auxquels je me suis livré dans l'intention de diminuer les ravages qu'exerce l'affection
scrofuleuse, et dont les exemples sont malheureusement trop fréquens. Je commençai mes
recherches sur cette maladie par un recueil d'observations; mais des faits isolés, quoique très
nombreux, ne me suffisaient pas, je voulus les
rassembler autour d'un centre commun pour en
faire un corps de doctrine utile aux progrès de
la science; je cherchai vainement ce point central dans les différens auteurs qui m'avaient de-
vancé dans la carrière; je demandais de toutes

parts des guides pour me conduire plus sûrement à mon but, et je vis avec étonnement que
les scrofules, dignes en toutes choses de fixer
l'attention des médecins, avaient été beaucoup
négligées, et, pour ainsi dire, abandonnées à l'empirisme. Quelques auteurs avaient établi des principes vrais au fond, mais les applications qui en
avaient été faites, les conséquences qu'ils avaient
voulu en déduire étaient essentiellement fausses,
et je m'aperçus que cette partie de la médecine
s'était bien peu ressentie de l'impulsion communiquée de nos jours à toutes les autres parties de
l'art de guérir, et qu'elle conservait encore le caractère des théories chimiques et physiques des
siècles passés. Mais aujourd'hui que nous savons
que les corps inertes et les corps vivans ont des
lois particulières et différentes, l'explication des
phénomènes vitaux par les lois physiques et chimiques serait tout au moins déplacée. Aujourd'hui
que la médecine est heureusement ramenée dans
le sentier de l'observation, que le flambeau de
la physiologie et de l'anatomie pathologique a
éclairé nos travaux, nous avons obtenu des idées
plus exactes sur la nature d'une maladie que l'on
n'avait vue jusqu'à ce jour qu'à travers le prisme
de l'erreur. Il est néanmoins très important d'en
bien connaître la nature, puisque, sans cette con-

naissance, il est impossible d'établir les bases d'un traitement capable d'arrêter les funestes effets de ce fléau destructeur.

Le désir d'acquérir ces connaissances précieuses qui me manquaient me conduisit dans les hôpitaux, où je fus à même d'observer avec soin le caractère, la marche et les progrès des *écrouelles*, et d'apprécier les ressources que les malades pouvaient trouver dans la nature et dans les médicamens que la médecine avait en sa possession. Je fis donc tous mes efforts pour me frayer une route qui pût me conduire sûrement vers le but que je me proposais; mais, pour y parvenir, combien de difficultés à surmonter, d'obstacles à vaincre, de préjugés à détruire !... Il fallait d'abord renverser une foule innombrable de doctrines plus absurdes les unes que les autres, il fallait déblayer ensuite avant de reconstruire, pour ne pas élever un édifice nouveau sur des fondemens ruineux ; il fallait surtout détruire cette prévention vulgaire qui fait encore de nos jours regarder la maladie scrofuleuse comme incurable, et je ne pouvais arriver à ce but qu'en offrant aux personnes difficiles à persuader un grand nombre de guérisons, afin de les faire revenir de leurs erreurs. J'avoue que toutes ces difficultés me découragèrent au premier abord; mais le désir de faire le bien fit taire en moi tout autre sentiment, et me donna la patience de continuer mes travaux et la force de surmonter tous les obstacles

Étant donc obligé de sortir des sentiers battus, je ne pouvais aller qu'à pas lents, guidé seulement par mes propres observations, et éclairé par les différentes combinaisons des médicamens que j'employais; je fis beaucoup de tentatives, quelques succès furent le fruit de mes premiers travaux, et ce n'est qu'après avoir soumis les divers points de mon sujet à des méditations soutenues, à des observations toujours réitérées avec les mêmes succès, que je suis enfin parvenu à tracer une méthode de traitement plus rationnelle contre une affection qui, pour avoir été livrée à l'empirisme, n'est pas moins susceptible que toute autre des secours de l'art.

Pour remplir cet objet, il fallait que ma théorie fût basée sur la connaissance exacte de la nature et des causes des scrofules, et que la méthode de traitement, réunissant toutes les indications curatives, pût s'appliquer avec efficacité à tous les tempéramens et à tous les degrés de la maladie; pour mettre au jour des idées neuves sur une affection qui, depuis les premiers siècles, a été l'écueil de la médecine, afin d'établir les fondemens d'une méthode curative rationnelle, j'ai été obligé de combattre des noms célèbres, sans toutefois porter atteinte au respect qui leur est dû; je les ai toujours séparés de leurs doctrines pour ne m'occuper que de celles-ci, et je me flatte que l'on ne verra dans cette lutte que les choses et nullement les personnes. Parmi ceux dont j'ai réfuté les opinions, il en est plusieurs au caractère et aux talens desquels je me plais à rendre hommage. D'après cet aveu, si j'ai hasardé quelques principes contraires aux opinions reçues, c'est parce que j'ai été fortement convaincu de leur solidité et de leur évidence; je conviens que la franchise et la liberté avec laquelle je les ai présentés ne m'attireront pas la bienveillance des dominateurs de l'époque actuelle, et quoique mes intentions ne soient que louables, je ne dois pas moins me tenir en garde contre la jalousie de tous ceux dont j'ai heurté les opinions, persuadé, comme l'a dit Montaigne, qu'il y a des écueils à éviter jusque dans l'exercice de la sagesse.

Les divers procédés que je mets et usage ont tous leur utilité réelle, et toutes les personnes qui liront ce livre avec attention le sentiront facilement; ils verront, d'après des faits, que l'emploi bien entendu de ces moyens, conduit à une cure durable, et qu'elle n'expose à aucun des dangers qui accompagnent les traitemens usités jusqu'à ce jour.

Je n'ai pas porté un seul jugement dans le cours de cet ouvrage, sans mettre sous les yeux du lecteur les raisons qui m'y ont déterminé. Je n'affirme rien dans ma théorie que je ne démontre par des faits, parce que j'ai toujours pensé que, dans une science d'observation, les faits sont les principes, et j'ai pour habitude de fonder les raisonnemens sur les faits, au lieu de plier les faits aux raisonnemens; je prouverai qu'il n'existe pas de moyen unique, de moyen exclusif pour guérir la maladie scrofuleuse, mais qu'il existe une méthode régulière de traitement étayée par d'heureuses expériences et non par des abstractions métaphysiques. D'ailleurs, l'on n'a besoin que du gros bon sens pour se convaincre qu'un remède unique, contre une maladie qui est le résultat de causes si nombreuses, n'est pas moins une chimère que la *panacée universelle;* soutenir qu'un médicament convient dans tous les cas, c'est avancer une grande absurdité, car il n'y a rien d'absolu en médecine; et proscrire entièrement un remède est aussi insensé que de l'admettre indistinctement et le donner comme spécifique dans tous les cas. On ne saurait trop le répéter, la médecine doit accommoder ses préceptes aux circonstances particulières que présente chaque individu atteint de la même maladie, et réclamant en apparence un traitement uniforme; il existe, dans ces cas, autant d'indications différentes qu'il existe d'individus, et il serait insensé de vouloir tracer d'avance, sur l'emploi des médicamens, des règles fixes et invariables.

Je préviens donc que ma théorie ne se borne pas à l'usage de quelques remèdes que l'on peut administrer indistinctement chez tous les individus; qu'il faut, pour obtenir des effets salutaires, savoir préciser l'indication de tel ou tel des médicamens que je conseille; je déclare enfin que, loin de ressembler à une foule de prétendus spécifiques, que l'on offre tous les jours à la crédulité du peuple, mes traitemens consistent dans un ensemble de moyens préservatifs et curatifs dont la combinaison modifiée d'après la constitution de chaque individu, et d'après le siége et le degré plus ou moins avancé de la maladie, conduit sûrement à l'heureux résultat d'une guérison radicale. D'après ces considérations, il est facile de juger que, quoiqu'il n'y ait rien d'abstrait dans mon langage, ni rien de mystérieux dans mes procédés curatifs, je suis loin d'engager les malades à se traiter eux-mêmes; il faut pour cela des connaissances qu'ils ne peuvent avoir, et malgré toute l'intelligence et toute l'habileté que je puisse supposer à mon lecteur, je ne veux pas lui mettre entre les mains une arme qui puisse le blesser; ainsi, hors le traitement hygiénique ou préservatif et l'usage de quelques moyens externes qu'il peut employer sans crainte, tout le reste doit être confié aux soins d'un médecin instruit, capable lui-même d'observer avec fruit, et de se rendre raison de tous les phénomènes que présente chaque malade en particulier; c'est là la base fondamentale de mes traitemens; ce n'est qu'en suivant cette méthode que j'opère journellement des guérisons que je croyais d'abord ne pouvoir jamais obtenir. Mais dire précisément par quels procédés je les obtiens, en tracer d'avance toutes les variations, on ne peut le dire dans un livre; il y en a cent de généraux, il n'en est qu'un peut-être qui soit approprié à tel tempérament, ou à tel degré de la maladie; ce n'est qu'en voyant les malades que je puis déterminer et préciser la méthode qu'il faut suivre, et si elle n'est pas infaillible, je la présente au moins comme méthodique, progressive et régulière, et surtout sans exagération de ma part. Je sais bien qu'il est des médecins enthousiastes de leurs succès, qui consentent à se tromper eux-mêmes avant de tromper les autres; mais il en est un bien plus grand nombre à qui l'on ne parviendra jamais à faire approuver l'invention d'un autre par cela seul qu'elle ne leur appartient pas; admirateurs absolus de leurs œuvres, ils visent à la suprématie de l'opinion, et pensent que ce qui ne sort pas de leur cerveau est un vol fait à leur mérite, et quoique forcés en secret de faire usage des moyens curatifs qui ne sont pas de leur invention, ils ne manquent jamais de les décrier en public. La fortune et les honneurs ne leur suffisent pas, les réputations naissantes les tourmentent, car ils savent très bien que, s'ils font éprouver à leurs antagonistes l'injustice de leurs contemporains, la postérité les vengera, car elle sait toujours punir les écrivains d'avoir trompé leur siècle.

Convaincu de ces tristes vérités, je ne dois pas ignorer qu'une théorie nouvelle ne plaira pas à tous les médecins, et qu'elle sera mal accueillie par ceux qui, enfoncés dans l'ornière étroite de la routine, ne pensent pas qu'il soit possible d'ouvrir une autre route pour arriver à la connaissance d'une maladie, que celle qu'ils se sont machinalement frayée. Elle ne sera pas admise non plus par tous ceux qui, par un respect religieux pour les opinions consacrées par le temps, rejettent fermement tout ce qui est nouveau; ennemis en quelque sorte des modernes, ils ne connaissent qu'une autorité, la coutume, ils rapportent aux anciens auteurs toutes les vérités connues; et, pour eux, une assertion est démontrée, dès qu'elle vient de ces mêmes auteurs dont ils vénèrent les écrits et l'antique re-

nommée. Quand on voit un aussi bon esprit que
Montaigne affirmer que la poésie française ne peut
aller au-delà de ce qu'ont fait Ronsard et du Bel-
lay, on peut pardonner sans peine à ces esprits enthousiastes du bon vieux temps, qui assurent que
tout a été dit en médecine; plusieurs d'entre eux
n'ont-ils pas poussé le ridicule jusqu'à nier la découverte de la circulation du sang, long-temps
après qu'Harvey l'eut publiée, sous le vain prétexte qu'il n'en était pas fait mention dans les
œuvres d'Hippocrate!...

Je crains bien d'avoir pour ennemis les trois
classes de censeurs dont je viens de parler, il me
semble déjà voir leur batteries dressées, et prêtes
à lancer contre moi leurs projectiles impuissans.
Mais je suis consolé d'avance de tous ces désagré-
mens, s'il est possible d'en essuyer, lorsque je serai
à même de prouver, par des faits, l'orgueil et la
mauvaise foi des uns, l'ignorance et l'entêtement
des autres, et lorsque je pourrai dire à tous: «Ma
pratique est heureuse, puisque je guéris mes malades.» Cette réponse en vaut beaucoup d'autres.

THÉORIE NOUVELLE

DE

LA MALADIE SCROFULEUSE.

CHAPITRE PREMIER.

CONSIDÉRATIONS GÉNÉRALES SUR L'ESPRIT DE SYSTÈME EN MÉDECINE,
DEPUIS SON ORIGINE JUSQU'A NOS JOURS.

L'idée que l'on doit se former de la médecine, chez les peuples qui l'inventèrent, est absolument différente de celle que nous en avons aujourd'hui. Les premiers essais furent plus ou moins heureux, les progrès de cette science suivirent lentement ceux de la civilisation, et il fallut des siècles nombreux avant de l'amener à un degré de splendeur remarquable. Toute l'industrie des hommes se porta sans doute, dans l'origine, sur le soin de conserver leur existence; lorsqu'ils connurent la douleur, ils durent nécessairement chercher des moyens pour la calmer, et, s'il est vrai que les premières peuplades furent nomades, on doit en conclure qu'elles étendirent peu leurs découvertes, et qu'elles n'en perfectionnèrent aucune.

Nous ne pouvons parler que par conjecture des

sociétés primitives, dont l'origine se perd dans la nuit des temps; on a formé sur elles des systèmes intéressans, d'où nous pourrions, à l'aide de quelques suppositions, faire découler l'origine de la médecine, couverte de fables et d'absurdités comme le berceau du monde ; mais, comme nous ne voulons rien admettre de systématique dans cet ouvrage, nous nous bornerons à dire que la civilisation amena de nouveaux besoins, que ce fut alors que les sciences prirent naissance, se perfectionnèrent, et furent gravées sur des colonnes. L'existence de Trismégiste remonte à ces temps fabuleux des Égyptiens ; il était ministre d'Isis et d'Osiris: on lui attribue l'invention de l'écriture [1], des hiéroglyphes et de l'astronomie [2]. Il écrivit encore des livres de médecine, dont les prêtres égyptiens se rendirent dépositaires, et c'est de ce moment que commença pour eux cette haute réputation que partagea ensuite la Grèce, devenue le centre de la connaissance des lois, des mystères et des systèmes. Il est probable que dans les traditions l'on a réuni sous un seul nom les découvertes de plusieurs : l'écriture, l'astronomie, la musique, la médecine, ne furent point l'ouvrage d'un seul homme.

Ces premiers bienfaiteurs des peuples furent mis par reconnaissance au rang des demi-dieux, ou plutôt la science fut elle-même érigée en divi-

[1] DIODOR., lib. I.

[2] PLAT. *Phæd.*

nité : *Isis* signifie savoir, ou science[1]; le nom de
son temple *Ision*, veut dire intelligence, ou connaissance de ce qui est; ses prêtres se disaient
consacrés à la recherche de la vérité, et il ne fut
permis qu'à eux seuls de la connaître. Ainsi les temples de Memphis, de Thèbes, de Carnac, de Ten-
tyris, etc., ont enseveli sous leurs voûtes ténébreuses les traditions des peuples qui avaient
précédé les Égyptiens. Nous ne pouvons donc pas
prendre la science à son berceau, la suivre dans
ses développemens, signaler ses premières erreurs
systématiques; nous savons seulement qu'elle existait dans les siècles les plus reculés pour nous, et
qu'elle ne se répandait parmi les hommes qu'à la
suite d'initiations qui prescrivaient un secret absolu, fatal aux progrès des connaissances.

Les traditions de l'écriture hébraïque sont
moins étendues encore, et, d'après les chrétiens
orientaux, l'on retombe dans les mêmes fables et
dans la même obscurité.

Si l'on ne peut fixer l'époque précise où l'étude
des sciences s'introduisit en Égypte, si l'on ne
peut nommer les hommes qui s'y distinguèrent
par leurs talens et par leurs connaissances, il n'en
est pas moins vrai qu'ils poussèrent fort loin, par
la suite, leurs découvertes et leurs productions.
Les ruines majestueuses qui subsistent encore,
après des milliers de siècles, attestent l'étendue
du génie de ces peuples, la grandeur de leurs
idées et l'immensité de leurs moyens.

---

[1] Plut. *de Is. et Osir.*

Toutefois nous pouvons assurer que si la science ne faisait pas de grands progrès dans ces temps reculés, c'est parce qu'elle était constamment aux prises avec la théurgie et la scholastique ; tour à tour cachée ou défigurée, livrée aux superstitions ou aux subtilités, au despotisme ou à la fausse philosophie. Chez les Grecs mêmes, quelques familles s'emparèrent exclusivement du domaine des sciences, à l'exemple des Égyptiens et des Hébreux. Il faut remarquer néanmoins que si les Orientaux, essentiellement amis de l'ombre et de la retraite, entourèrent la science de mystères et se plurent à la cacher loin du peuple ; les Grecs, essentiellement guerriers, décorèrent les arts de belliqueux attributs, et forcèrent la sagesse elle-même de revêtir des formes éclatantes. De là un sacerdoce moins puissant, qui laissait quelquefois échapper la science hors du sanctuaire.

L'Inde eut aussi de temps immémorial ses prêtres pour médecins ; cette ancienne contrée fut également la patrie de l'hérédité des professions, c'est-à-dire la terre classique de l'esclavage. Plus fanatiques peut-être que les prêtres de l'Égypte, les brachmanes cultivèrent exclusivement comme eux toutes les sciences dont ils dérobaient la connaissance aux profanes : mêmes superstitions, mêmes cérémonies théurgiques et mystiques, couvertes d'un voile qui n'était transparent que pour les initiés. Et comment aurait-elle pu faire un pas vers la perfection ? Triste sujet de méditations !... Dans ces contrées, l'homme végète encore et languit dans ses chaînes, tandis qu'aujourd'hui les fruits du génie croissent pour nous avec ceux de la liberté.

C'est une chose digne de remarque que les prêtres furent partout les premiers médecins : serait-ce parce qu'étant les instituteurs primitifs des nations, ils ne voulurent pas séparer les différentes parties des connaissances humaines, dont ils s'étaient faits les dépositaires? ou bien serait-ce parce que les miracles d'un art qui conserve la vie et la santé leur parurent le plus sûr moyen de subjuguer les peuples et de les tenir sous leur domination. Quoi qu'il en soit, c'est à l'esprit de système des premiers peuples de l'Égypte, à leurs institutions aussi monstreuses que les dieux qu'ils adoraient, et surtout aux priviléges exclusifs qui en étaient la base, qu'il faut attribuer l'état stationnaire de la médecine, comme de toutes les autres sciences. Aujourd'hui aucun obstacle n'arrête le génie; les sciences ne sont plus exclusivement renfermées dans les temples; chacun peut être admis à participer aux bienfaits de l'instruction, et de là cette émulation qui de nos jours développe tant de germes fructueux.

Dans les sciences exactes, telles que les mathématiques, où l'esprit n'opère que par une méthode rigoureuse, les systèmes ne sauraient établir leur empire; mais dans une science de faits comme la médecine, où les causes premières échappent sans cesse à l'investigation et à la sagacité de celui qui observe, ils naissent spontanément. C'est un point important et curieux que celui de rechercher les sources d'où ils tirent leur origine : c'est ce dont nous allons nous occuper succinctement.

La médecine est essentiellement la science des faits; mais tant que les faits restent isolés, la science n'existe point encore. Le génie s'en empare-t-il, pour saisir des points de ressemblance et tirer des conclusions générales qu'il enchaîne les unes aux autres, aussitôt la science commence à se montrer. Tant que ces propositions universelles sont l'expression fidèle des faits dont ils émanent, la marche de la science est régulière et philosophique; mais, aussitôt que des théories étrangères, enfans de l'imagination, viennent lui servir de cortége, elle devient systématique et hasardée. Si l'homme avait assez de force dans la pensée pour embrasser d'un seul regard un ensemble immense de faits, il n'aurait pas besoin de remonter ainsi à des propositions générales; mais il n'en est point ainsi, ses faibles yeux ne voient les choses que successivement et isolément; il est donc obligé d'avoir recours à un artifice qui lui facilite le travail de la réflexion, et cet artifice est la faculté qu'il a de généraliser ses idées, et de rassembler dans un cadre étroit ce qui était disséminé sur une grande surface. Alors plusieurs faits se présentent à lui comme n'en faisant qu'un ; et si une bonne méthode de philosopher lui apprend encore à les ranger dans un ordre naturel pour les retrouver au besoin, il a déjà fait un grand pas dans la carrière de la médecine. Mais cette faculté est un don plus rare qu'on ne pense ; par cela même que dans la science dont il s'agit la vérité n'est que rarement absolue et très souvent relative, il ne peut y avoir de grand médecin sans cet esprit philosophique qui fait contempler les objets d'une grande hauteur, pour mieux les comparer à tout ce qui les entoure ; encore faut-il être doué d'une raison supérieure pour parcourir cette carrière difficile dans laquelle on est conduit à l'erreur, en tirant, même d'un principe exact, une conséquence erronée. Mais cet esprit philosophique ne suffit pas au médecin, il doit posséder encore l'art supérieur à toutes les règles, à toutes les inventions, ce *caput hippocraticum*, cet art de deviner, qui n'est donné qu'à des ames privilégiées, et l'on en compte peu dans les annales des nations.

La gloire de la médecine date du jour où elle se sépara du sacerdoce ; dès ce moment l'expérience prévalut sur la superstition ; les bizarreries de la magie, ses cérémonies indécentes et souvent barbares furent proscrites. Hippocrate, qui fut dans l'antiquité païenne le premier des génies avec Homère et le plus vertueux des hommes avec Socrate, eut le rare honneur de fonder la science. Enrichi des connaissances spéculatives des philosophes[1] et de celles de sa famille[2], après avoir étudié la physique générale[3], il conçut l'idée de

---

[1] PLAT. in *Phæd.*

[2] CELS. Præf. pag. 2.

[3] ARISTOT. *Meteor.*, lib. 1, cap. 6.

rectifier la théorie par la pratique, et l'expérience par le raisonnement[1]; inventeur de la clinique et de l'art de former des pronostics[2], il fut l'homme le plus utile à l'humanité et le plus grand des législateurs de la médecine; il jugeait des maladies de poitrine par la percussion[3], méthode heureuse et savamment décrite, dans ces derniers temps, par un médecin célèbre.

Le nom d'Hippocrate jouit, en médecine, d'une autorité pour le moins égale à celle qu'Aristote exerçait sur toutes les parties des connaissances humaines, avant que Descartes fût venu renverser cette vieille idole. Tout le monde sait qu'on disputait alors, non pour savoir si un fait était vrai, mais pour savoir s'il était renfermé dans les récits de ce philosophe. L'influence du père de la médecine n'a été ni moins grande ni moins tyrannique que celle d'Aristote, et même, de nos jours, elle nuit aux progrès de la médecine. Je ne citerai d'autre preuve que la découverte de la circulation du sang, que plusieurs médecins osaient encore nier long-temps après qu'Harvey l'eut publiée, comme je l'ai dit dans ma préface. Un titre restera toujours à Hippocrate et suffira pour le recommander au respect et à l'admiration de la postérité la plus reculée: c'est son excellente méthode de philosopher; sous ce rapport, il faudra toujours en venir au

---

[1] Hippocr. *de Decent anat.*, pag. 54.

[2] Galen. *de Prœnot ad epig.*, pag. 452.

[3] Le Clerc, liv. iii, chap. 28, pag. 231.

vieillard de Cos, comme à un modèle inimitable
d'observation et d'analyse, moins admirable encore
sous le rapport des faits qu'il enseigne que sous
celui de la méthode qu'il emploie pour arriver à
connaître et à développer la vérité. Cependant
Asclépiade de Pruse[1] attaqua avec les armes de
l'éloquence et du sophisme la médecine hippocra-
tique, qu'il appelait par dérision la méditation sur
la mort, prétendant qu'elle s'occupait plutôt d'é-
tudier comment mouraient les malades que de
chercher à prévenir les accidens.

Si la médecine ne fit pas des progrès rapides après
Hippocrate, il faut l'attribuer aux doctrines de l'é-
cole, et aux subtilités ainsi qu'à l'esprit de système
qu'Aristote introduisit dans toutes les branches des
connaissances humaines. L'art de guérir, ainsi pressé
entre les mystères des prêtres et les absurdités des
sophistes, resta immobile jusqu'à Galien, et cette
époque n'est remarquable que par le tableau des dé-
bats scandaleux des différentes sectes médicales, que
l'on vit se succéder, s'éclipser tour-à-tour, plus habiles
à réfuter qu'à enseigner, plus ardentes à détruire
qu'à reconstruire, et ce fut en vain que le génie du
médecin de Pergame essaya d'affranchir la science
des systèmes qui régnaient de son temps.

Erasistrate, descendant d'Aristote, contribua
beaucoup aux progrès de l'anatomie, abandonnée
depuis Hippocrate; avant lui on ne pouvait pas
étendre au corps humain ce genre de recherches,

---

[1] STRAB., lib. XII.

que proscrivaient des préjugés religieux[1]. Les Arabes surtout y apportèrent peu de perfection, attendu que la loi de Mahomet leur défendait aussi l'ouverture des cadavres[2], et ils se contentèrent de ce qu'avait enseigné Galien[3]; mais les Ptolémées furent moins scrupuleux que leurs prédécesseurs, ils regardèrent comme un des devoirs les plus sacrés de la royauté de contribuer à la prospérité des lettres et des sciences, et permirent de disséquer les corps des criminels suppliciés; on rapporte même qu'ils firent disséquer des condamnés vivans[4], atrocité sans excuse que l'on voudrait vainement révoquer en doute.

Celse, secrétaire de Tibère, discuta avec assez de sagesse les opinions d'Hippocrate, d'Asclépiade et de plusieurs de ses contemporains; il suivit pour la médecine la marche que Potamon d'Alexandrie avait indiquée pour l'étude de la philosophie vers la fin du règne d'Auguste[5]; Celse donna aussi l'idée de la doctrine éclectique, également éloignée de l'incertitude du système des pyrrhoniens, qui régnait avant lui, et de la présomption des dogmatiques, consistant à prendre dans chaque auteur ce qu'il paraissait contenir de plus certain et de plus sage; il refusa surtout d'admettre les jours critiques marqués par Hippocrate, et les mit au

---

[1] Démost. in *Macart.*, Id. *Reis.*
[2] Maracci, *Prodrom.* 3, ad refutat. Alcoran.
[3] Abulkasis, *Chirurg.*, lib. ii.
[4] Tertul., Cels., Galen., etc.
[5] Vols. *de Sect. phil.*, cap. 21.

nombre des mystérieuses rêveries des pythagori-
ciens[1].

Nous voyons que, dans ces temps reculés, l'i-
magination se livrait à de vaines distinctions, à des
querelles de mots; on subtilisait à l'infini, le jugement n'y entrait pour rien, les choses les plus
simples prenaient une tournure problématique, et
loin d'éclairer l'esprit on l'égarait dans des sentiers
tortueux, dans des voies ténébreuses; en un mot,
l'on apprenait à déraisonner méthodiquement et
à faire céder l'autorité de l'expérience et de la raison à celle d'une métaphysique illusoire. Mais c'est
trop s'arrêter sur les erreurs des temps passés, sur
ces siècles d'ignorance où les rois mêmes savaient
à peine lire, et n'avaient d'autre signature qu'un
monogramme avec le sceau au bas de leur missive;
Charlemagne ne savait pas écrire, et Louis-le-Dé-
bonnaire ayant réuni des évêques dans son palais
pour signer un acte important, il fallut emprun-
ter au loin des plumes et de l'encre.

Plus près de nous, beaucoup d'écrivains se sont
bornés à traduire en d'autres termes, ou à présenter sous d'autres formes les mêmes systèmes et
les mêmes erreurs. L'homme est un être bien
extraordinaire. Tantôt esclave volontaire, il n'ose
se détourner de la route tracée avant lui, comme
si elle était bordée de précipices, *jurare in verba
magistri*. D'autres fois, avide de connaître, et
plein du sentiment de ses forces, il renverse toutes

---

[1] CELS., lib. III, cap. 4.

les barrières et s'élance, impatient et sans guide, dans des espaces inconnus; né pour la vérité, il la cherche avec persévérance, et si la vérité lui échappe, pour satisfaire ce désir immense qu'il a de connaître, il inventera mille probabilités dans l'espérance d'ajouter quelque chose à l'édifice de la science, jusqu'à ce qu'il soit enseveli sous ses ruines, ou bien jusqu'à ce que sa raison satisfaite s'abandonne à l'illusion et vienne le consoler de la vérité absente par de séduisantes erreurs. De là vient que les sciences les plus abstraites sont précisément celles sur lesquelles on a le plus écrit.

Il est donc bien constant que la manie des systèmes est une maladie dont l'esprit humain est affecté depuis bien long-temps, et de laquelle il ne sera probablement pas guéri de sitôt, malgré l'essor élevé qu'a pris la science et les règles sévères qui président à ses progrès. Tous les grands écrivains du dix-neuvième siècle ne sont pas même exempts de ces erreurs, quoique leurs ouvrages tendent à nous ramener dans la voie resserrée de l'analyse, et à nous faire repousser les fausses doctrines. Je préviens néanmoins qu'en attaquant ici les systèmes, mon opinion n'est pas qu'on doive les proscrire absolument lorsqu'on ne les propose qu'avec l'air du doute, parce qu'ils n'interdisent point alors un examen ultérieur, et qu'ils peuvent même conduire à des résultats heureux. Mais je condamne sans appel ces systèmes exclusifs que l'on nous donne comme le secret de la nature prise sur le fait, parce qu'ils tendent à retarder la marche de la science en donnant à penser qu'il serait inutile de chercher à aller plus loin ; la plupart des chefs de sectes ont presque toujours la modestie de nous les offrir sous ce dernier aspect, et s'occupant plutôt des formes du raisonnement que de la raison même, ils se donnent des lisières, et reculent ainsi l'époque où les hommes devraient marcher d'un pas ferme à la recherche de la vérité. Le mal n'est donc pas dans les systèmes, mais il existe à en adopter un trop exclusivement, et d'en faire la base principale des sciences médicales.

Lorsqu'on veut éclairer la pratique par l'étude de la théorie, on reconnaît bientôt la nécessité de cette sévérité philosophique qui n'admet que les faits bien constatés ; c'est pour avoir trop négligé ce principe que la médecine a compté jusqu'ici tant de systèmes, et pas une doctrine digne de rallier tous les esprits. La grande question, la seule qui doive occuper ceux qui aspirent à élever la science à la hauteur qu'elle peut atteindre, est donc de rechercher si l'on sera toujours condamné à voir des hypothèses absurdes, décorées du nom de doctrine, se succéder sans cesse les unes aux autres, ou si l'on n'admettra enfin d'autre théorie que celle résultant de l'examen des faits, de leurs rapprochemens et des propositions incontestables qui en résultent.

On répète sans cesse qu'il faut connaître beaucoup de faits en médecine, et l'on a grandement raison ; mais si, comme je l'ai dit dans ma préface, les faits seuls ne constituent point la science, de même que des matériaux rassemblés au hasard sur une place ne constituent point un édifice, il faut bien les coordonner entre eux pour s'y reconnaître ; alors chaque fait isolé vient occuper le rang qui lui appartient, et se présente sous le jour qui lui est le plus avantageux.

L'étude de la médecine n'est longue et difficile que parce qu'elle est trop embarrassée d'inutilités : voilà pourquoi, après avoir beaucoup étudié, l'on sait si peu de choses ; quand on n'est pas dans la bonne route, plus on avance moins on arrive au terme. Ce sont les inutilités et les erreurs qui sont longues et prolixes, le vrai a toujours le mérite d'être plus facilement entendu, le faux est inintelligible.

Je voudrais qu'après s'être accoutumé à n'interroger et à n'observer la nature qu'avec la plus grande sévérité, on se contentât de s'élever toujours par les faits seuls à des principes généraux, et que l'on fît justice, une bonne fois pour toutes, de ces systèmes qui n'annoncent que la faiblesse et la présomption. On verrait alors la médecine se dépouiller de ce que les hommes y ont introduit de contraire à son véritable esprit, et se simplifier d'une manière merveilleuse ; alors aussi on se plaindrait moins de la brièveté de la vie, que l'on regarde comme insuffisante pour l'approfondir. Mais, hélas ! je le sens bien, ces vœux ressemblent trop aux projets de paix perpétuelle du bon abbé de Saint-Pierre ; on ne parviendra jamais à détourner les hommes de créer des systèmes et d'ajouter leurs commentaires aux leçons de la nature. Aussi, en médecine, on apprend mille choses pour savoir seulement que ces choses sont fausses ou dangereuses; en vain le passé est là pour instruire le présent, ses leçons ne sont point écoutées, et nous retombons toujours dans les mêmes fautes.

Tourmentés du besoin de rechercher la cause des phénomènes qui frappent notre attention, nous voulons les expliquer, et nous procédons de diverses manières : tantôt nous supposons des causes inaccessibles à nos sens, tantôt nous transportons les notions de causalité évidentes que nous recueillons sur un objet, à un autre objet d'une nature différente : de là naissent des doctrines sans fondemens qui encombrent la science et fatiguent la mémoire du praticien. S'il n'était pas possible d'arriver en médecine à d'autres théories, on aurait raison de les repousser toutes pour s'en tenir seulement à l'expérience et à l'observation. Condillac a dit, dans son *Traité des systèmes*, qu'il ne peut y avoir de saines théories en métaphysique que celles qui sont fondées sur une suite d'observations et de faits indubitables, et que l'on n'arrive qu'à l'erreur, lorsqu'après avoir établi des hypothèses, on cherche à y ramener tous les phénomènes. Jamais réflexion ne fut plus applicable à la médecine ; mais, je dis plus encore, l'expérience elle-même a des bornes qu'elle ne peut franchir sans conduire également à l'erreur. Ainsi, par exemple, nous savons qu'un phénomène morbide suppose une cause. Mais ici l'observation ne peut produire ni préciser la notion de cette cause, qui n'est qu'une pure abstraction uniquement de valeur métaphysique, et qui n'existe dans notre esprit que comme *supposée*. Or, s'il en est ainsi, comment pouvoir arriver, par la voie de l'expérience, à démontrer la réalité et à définir la nature d'une existence uniquement fondée sur la nécessité logique d'une supposition? On m'objectera sans doute que le raisonnement ou l'induction succède à l'observation pour passer de la *psycologie* à l'*ontologie*. Je répondrai à cela que si l'expérience et l'observation ne peuvent déterminer ce qui est au-delà du phénomène morbide; si, par leurs secours on ne peut parvenir à saisir une existence métaphysique, l'on pourra bien arriver par elles à la notion *supposée* d'une cause attachée à la production de tout phénomène; mais l'on ne pourra jamais arriver à la connaissance des causes premières de tous les phénomènes qui existent dans la nature. Pour confirmer cette proposition, si nous en faisions l'application à la philosophie en général, nous verrions que c'est ainsi qu'ont pensé tous les hommes qui, se méfiant des illusions du transcendentalisme systématique, ont compris avec Barthez, Hume et tant d'autres penseurs célèbres, « qu'il « ne faut point chercher d'autres causes des phé- « nomènes que celles qui sont expérimentales, et « qu'arguer du cours de la nature pour en inférer

« l'existence d'une cause intelligente, c'est em-
« brasser un sujet qui est entièrement hors de la
« sphère de l'expérience humaine. » Mais, comme
l'attrait des questions qui intéressent l'homme est
si grand, comme elles sollicitent l'attention avec
tant de puissance, les meilleurs esprits ne pourront jamais s'empêcher de succomber à leur séduc-
tion et de tenter de les expliquer ; ils viendront sans
cesse errer autour de ces grands problèmes, où
se perd la pensée humaine, parce que cette recherche élève leur âme, et les remplit du sentiment de leur grandeur morale ; ici le danger a des
charmes, et l'on aime mieux s'égarer dans des
routes désertes que de suivre des sentiers battus.
Cependant la science, pour devenir féconde et positive, doit renoncer aux questions interminables,
dont la solution la plus complète, lors même
qu'on pourrait l'obtenir, n'aurait aucun résultat
pratique et resterait sans influence. Il est temps
qu'au lieu d'écouter les orgueilleuses prétentions
d'une vaine curiosité, et de s'épuiser à rechercher
le *comment* et le *pourquoi* de toutes choses, l'esprit humain porte exclusivement son activité et
sa puissance là où il peut espérer de faire des découvertes qui puissent tourner à l'avantage de
l'humanité. La médecine ne perdra rien de sa su-
blimité à quitter ses habitudes purement systématiques pour entrer dans le champ de l'observation ;
et comment les hommes qui ont créé des systèmes ne se sont-ils pas aperçus qu'en élevant la
science des *entités* au-dessus de la science des *faits*,

ils n'obéissaient qu'à un préjugé scholastique? Ne serait-il pas plus raisonnable de laisser dans l'ombre tant de questions délicates, dans l'examen desquelles échouent tous nos efforts? Ainsi, par exemple, pourquoi se perdre en conjectures sur l'existence du *principe vital*, sur ses affections, sa manière d'agir, etc.? Lorsque l'on a reconnu des lois et des forces vitales indépendantes des lois et des forces physiques, est-il donc nécessaire d'aller plus loin? Que l'on rattache ces forces à un principe, en se gardant bien de rien présumer sur la nature de son essence intime, j'y consens encore; la science peut et doit aller jusque-là; plus loin commence un abîme sans fond. Et que nous importe, après tout, l'essence de ce principe? Jamais nous ne la connaîtrons. Disons ici qu'il est des choses que nous devons laisser dans le vague où elles se trouvent : essayer de les dégager des vapeurs qui les dérobent à nos yeux, c'est épaissir les ténèbres qui les enveloppent.

Un savant physiologiste a défini la vie : *une collection de phénomènes qui se succèdent pendant un temps limité.* C'est-à-dire, au fond, que la vie est la vie; mais il ne nous est pas permis de dire mieux; il faudrait, pour définir la vie, découvrir les secrets dont elle se compose; mais son principe nous échappe et nous échappera probablement encore long-temps. Ainsi les mots de *nature*, de *vie*, de *principe vital*, nous offrent bien une certaine clarté lorsque nous les prononçons, mais notre imagination se trouble lorsqu'elle cherche à en approfondir le sens; l'analyse les obscurcit comme le souffle flétrit une fleur : aussi ces questions ne sont-elles plus aujourd'hui que de vieilles idoles qui tombent en poussière, et auxquelles viennent encore sacrifier quelques adorateurs, que je me plais à croire de très bonne foi dans leurs opinions, mais qui devraient bien s'apercevoir que leurs idées ont cessé d'être contagieuses.

J'ai insisté sur ce point pour faire ressortir davantage l'incertitude et le vide des discussions *psycologiques*, et la nécessité d'abandonner des questions que ni la physiologie ni la philosophie ne parviendront jamais à résoudre, et qui ne servent qu'à écarter les plus hautes capacités intellectuelles de la carrière de la science positive, dans laquelle leurs travaux pourraient acquérir sans contestation le degré de certitude et d'importance que l'on cherche et l'on poursuit en vain au milieu des abstractions.

Les systèmes s'élèvent et s'écroulent, les faits seuls demeurent. Le génie systématique ne se survit qu'au milieu des ruines, et si elles servent à attester la majesté de l'édifice et la hardiesse de celui qui osa l'élever, on regrette que tant de puissance dans la pensée ait été consacrée à n'enfanter que des chimères. J'ai déjà dit dans un autre ouvrage que, si les progrès des sciences étaient proportionnés à la multitude des investigations, la médecine aurait dû faire des pas immenses vers la perfection. Mais quels puissans auxiliaires se sont offerts à elle ! La chimie avec ses métamorphoses, le magnétisme avec ses miracles ! Quels appuis pour la science !... Pouvoir connaître les lois qui président à l'agrégation des élémens ; pouvoir descendre dans la profondeur de notre nature et éclairer les mystères les plus obscurs, grâces à des gestes et à des attouchemens !...

Les Arabes, frappés du résultat de quelques recherches chimiques, étudièrent cette science, et en suivirent les expériences avec une ardeur extrême. Les médecins, et même les philosophes de ce temps, se proposèrent un but chimérique en voulant s'occuper de la transmutation des métaux ; c'est ainsi que les germes de la science furent étouffés par l'absurde prétention de faire de l'or[1], et l'espoir encore plus insensé de découvrir un remède universel qui procurât l'immortalité. La chimie aurait fait faire des pas rapides à la science, si, au lieu de chercher à former les métaux, elle se fût bornée à les analyser et à en rectifier les usages[2].

Je ne fais pas le procès à la chimie, dont je suis le premier à admirer les progrès ; je sais qu'elle a enrichi la pharmacie et les arts de beaucoup de compositions utiles ; toutefois j'ai peine à croire que les espérances du genre humain soient renfermées dans ses cornues et dans ses alambics. Il n'y a pas de doute que cette science, en multi-

---

[1] OL. BORICH. Ap. *Mang. Biblioth. Chim.*, lib. II.

[2] *Alchemia* GEBRI, Bern. 1545.

pliant les causes premières, a reculé les bornes de la nature, et que ses fécondes analyses ont porté la lumière dans des profondeurs auparavant inaccessibles à l'esprit humain; mais la chimie avec tous ses miracles n'a pas toujours secondé l'art de guérir; ses partisans, fiers du vocabulaire nouveau qu'elle a mis à leur portée, ont rejeté du langage de la médecine tout ce qui n'était point de ce vocabulaire, pour ne plus admettre que des mots nouveaux qui, au fond, ne disent pas plus que les anciens, et la multitude séduite n'a su qu'admirer, comme s'il n'était plus nécessaire que chaque science eût sa langue propre. Disons pourtant que tant que la chimie restera asservie et sous la puissance de la médecine, elle pourra être utile à l'art et devenir nécessaire, mais qu'il faudra la suspecter et la craindre aussitôt qu'elle aspirera à lui donner des lois.

Que dire maintenant du magnétisme animal, qui a eu tant de partisans enthousiastes? Les uns croient sans restriction à son utilité médicale, les autres n'y croient qu'en partie; pour nous, qui n'y croyons pas du tout, nous n'aurions pas même pris la peine d'en parler, si tout récemment encore l'Académie royale de Médecine de Paris n'avait pas oublié sa dignité jusqu'à nommer une commission permanente, afin de constater périodiquement les miracles que le magnétisme doit opérer. Nous répétons que nous ne croyons pas à l'utilité médicale du magnétisme, par la raison que, de l'aveu même des plus intrépides endormeurs, les somnambules se trompent *dans la majorité des cas* ; or il n'y a pas à se tromper en médecine, car, dans les cas pressans, les malades auraient le temps de mourir avant que les somnambules eussent rectifié les écarts de leur imagination ; ce n'est donc que comme objet de curiosité que nous considérons le magnétisme animal, et tous les hommes raisonnables sont d'accord sur ce point aujourd'hui. Quelque surprenans que fussent les phénomènes magnétiques, s'ils n'étaient qu'une conséquence d'autres phénomènes naturels, nous pourrions les croire, tout incrédules que nous nous montrons ici ; mais quand il faut, pour les comprendre, renverser toutes les lois de l'organisation, il nous est bien permis de douter et de ne pas croire. Nous sommes loin de nier qu'un somnambule puisse voir dans l'obscurité ; il ne fait qu'arriver subitement à un état où nous savons que l'habitude a amené insensiblement certains individus : le somnambule dans ce cas voit devant lui, au moins, il se sert de ses yeux même à travers ses paupières ; mais qu'une personne endormie voie, lise avec son occiput, et à travers une porte, malgré tous nos efforts nous ne pourrons jamais nous le persuader, car nous trouvons ici un renversement complet des lois de l'organisation ; dans tous les cas, ce n'est pas sans doute de ces gens-là que l'Évangile a dit : *oculos habent et non vident*. Ce seul fait, s'il était prouvé, détruirait toutes les découvertes faites sur le cerveau ; jusqu'à ce jour l'origine du nerf occipital n'était pas propre à recevoir la lumière comme l'origine du nerf optique. Les partisans du magnétisme auront beau nous répéter que les plantes qui n'ont pas d'yeux cherchent la lumière ; sans doute qu'elles la cherchent, mais elles ne la voient pas ; l'aveugle aussi la cherche et en éprouve l'influence salutaire, mais il ne la voit pas non plus : on a donc confondu l'effet matériel de la lumière avec son effet intellectuel.

A moins d'avoir oublié tout ce qu'on a appris sur l'anatomie, la physique et la pathologie, il est impossible de croire à la clairvoyance des somnambules ; mais voyons maintenant s'il ont aussi la faculté qu'on leur suppose de connaître les maladies et d'en indiquer les remèdes. Ici les magnétisés voient non-seulement à travers les parois de la poitrine, le cœur, les poumons, etc., mais encore ils apprécient leurs maladies : ils savaient donc avant quelle différence il y a entre un organe sain et un organe malade ? Non, ils ne savaient rien de tout cela ; mais c'est en dormant que la science leur vient ; ainsi les somnambules sont des gens qui n'ont rien appris, et qui savent tout : voilà encore un renversement complet des lois de l'entendement humain. En lisant toutes ces merveilles, on se demande : qu'est-ce qu'un sorcier ? C'est, dit-on, un individu qui connaît le présent, le passé et l'avenir ; un somnambule ne fait ni plus ni moins ; un sorcier est donc comme un somnambule, *et vice versâ.* Or, croyez-vous aux sorciers ? voilà toute la question ; prenez votre parti, lecteur, le mien est pris depuis long-temps.

D'après ce qui précède, on croira, sans doute, que je n'ajoute aucune foi aux phénomènes magnétiques; cependant il en est beaucoup que j'admets, tout bizarres qu'ils sont; je sais tout ce que l'exaltation du système nerveux peut produire, et je ne nie pas que l'action de ce système ne puisse se communiquer d'un individu à un autre, mais je rejetterai entièrement tout ce qui renverse les lois physiques et vitales, à moins, toutefois, que la commission permanente ne parvienne à me démontrer que cela peut être; car, dans ce siècle raisonneur, que n'a-t-on pas avancé? On démontre tout aujourd'hui, même des miracles; quelques personnes ont la bonhomie d'y croire sur parole, et me rappellent, malgré moi, l'aventure des moutons de Panurge, dans Rabelais. Cependant Voltaire a dit que l'on ne doit croire à un miracle que *« lorsqu'il se sera opéré en plein midi, devant l'A-* *« cadémie des Sciences ou la Société Royale de Lon-* *« dres, assistée d'un régiment aux gardes pour* *« écarter la foule des fanatiques et des imbéciles.*

En attendant que l'Académie Royale de Médecine ait rempli ces conditions, qu'il nous soit permis de douter encore, et de laisser le magnétisme dans le rang qu'il doit occuper, c'est-à-dire dans les chimères de l'esprit humain; et jusqu'à ce que la commission permanente nous ait éclairés,

> Si quelque esprit original
> Veut persister dans son délire,
> Qu'il nous soit permis de lui dire :
> Crois au magnétisme..... *animal.*

Je serais désolé si, dans ce que je dis, l'on voyait l'intention secrète de désigner qui que ce soit; je le déclare formellement, je ne parle qu'en général, car les personnalités me sont odieuses; elles sont toujours la preuve d'un esprit faible et d'un méchant caractère; je désirerais de tout mon cœur qu'elles n'intervinssent jamais dans les discussions scientifiques dont elles troublent toujours l'impartialité. Après cet aveu de ma part, si j'examinais en détail les opinions de certains auteurs, je verrais jusqu'où peut entraîner la folie d'une idée fixe lorsqu'elle est poursuivie avec constance, mais ce serait dépasser les limites que je me suis prescrites; je me bornerai donc à quelques remarques générales sur les systèmes à la mode et sur les pratiques exclusives qui en découlent naturellement.

Je suis certainement bien loin de penser que leurs auteurs aient la raison pour eux dans tout ce qu'ils avancent, mais je le suis également de prétendre qu'ils n'ont aucun droit à la gloire et à l'estime des savans; quelques jugemens que l'on porte sur ces doctrines, il est impossible à un homme impartial de ne pas y reconnaître le cachet d'un talent peu ordinaire : tout ce qu'elles ont d'exagéré passera sans doute comme tant d'autres doctrines du même genre, mais il en restera des fragmens utiles et importans. Ainsi les systèmes eux-mêmes, qui tendent à détruire la vérité, concourent à son triomphe, et lorsque la poussière qui s'en élève s'est dissipée, elle reparaît plus imposante et plus majestueuse, dominant sur de nouvelles ruines. Les révolutions intellectuelles, comme les révolutions politiques, ne s'opèrent qu'au milieu de beaucoup de désordres; les contemporains en souffrent, et les générations futures en recueillent seules les fruits.

En théorie, les idées exclusives ne sont que bizarres et ridicules; mais quand on voit leurs auteurs en faire des applications rigoureuses au lit des malades, on est saisi d'un frémissement involontaire et d'une secrète inquiétude sur le sort des malades soumis à de si périlleuses expériences. Voilà ce qui détruit le prestige des systèmes exclusifs, ce qui doit porter le médecin philanthrope à les repousser de tout son pouvoir : et voilà ce qui établit une ligne de démarcation profonde entre eux et notre manière de voir, qui n'est fondée que sur l'étude des lois de la nature. Le médecin judicieux doit observer les faits, sans aucune interprétation hypothétique; il doit les comparer, en tirer des conséquences particulières et générales, et reconnaître cette vérité incontestable, que nos connaissances les plus positives en médecine sont basées sur l'observation; il doit caractériser les phénomènes primitifs des maladies, analyser les divers élémens qui les composent, suivre l'ordre de succession de ces élémens, à l'aide des sciences accessoires, et bien se garder surtout d'imiter quelques écrivains modernes qui, trop confians dans les pâles lueurs de la physiologie et de la pathologie, en ont fait exclusivement la base des sciences médicales, comme si la physiologie et la pathologie, pour avoir la prétention d'éclairer quelques points de la médecine, pouvaient cesser de n'en être que des branches collatérales.

Que l'on ne pense pas que ce que je dis soit indifférent dans la pratique : ce qui le prouve d'ailleurs, c'est que l'on a vu, dans tous les temps, des médecins suivre des méthodes tout-à-fait exclusives : l'un veut toujours saigner, tandis que l'autre ne le veut jamais ; un troisième administre dans tous les cas les purgatifs et les vomitifs. Aujourd'hui ce sont les sangsues qui ont de nouveau la vogue : je dis de nouveau, parce que, dans des temps bien éloignés de nous, la méthode des sangsues, inventée par Thémison [1], fut mise en grande vogue par Thessalus de Tralles, qui attaqua la doctrine d'Hippocrate et se donna orgueilleusement le titre pompeux de vainqueur des médecins [2]. Il commençait tous ses traitemens par une diète de trois jours, et promit à ses disciples de leur enseigner les secrets de son art en moins de six mois. Le lecteur a déjà saisi les points de ressemblance qui existent entre Thessalus de Tralles et M. Broussais : celui-ci est même plus extraordinaire que le médecin de Néron : il a levé l'étendard de la révolte contre tout ce qui existait

---

[1] Cæl. Aurel. auctor, lib. iii, cap. 3.

[2] Plin., lib. xxix, cap. 1.

avant lui ; il a exercé dans la science une sorte de proscription en dictateur absolu, et assure qu'il n'a besoin que de quinze jours pour faire un médecin. Il fait plus encore, il traite toutes les maladies par une diète de plusieurs mois, et dit dans ses cours, « qu'en les poursuivant à force de « sangsues, il parvient toujours à les guérir, et « que si la convalescence emporte quelquefois les « patiens, il lui reste du moins la consolation de « dire que les malades meurent guéris. » O bienfaisantes sangsues, quel est donc votre pouvoir magique ! ô Molière ! combien de portraits grotesques ton pinceau malin trouverait encore à tracer de nos jours !...

L'homme ne sait jamais se renfermer dans de justes bornes, et quand il échappe à un excès, il est difficile qu'il ne tombe pas dans l'excès opposé ; il n'a jamais soupçonné une vérité, sans changer ce soupçon en certitude, comme il ne lui est jamais tombé en partage une chose utile, sans qu'il l'ait rendue dangereuse par de fausses applications, et surtout par des abus déplorables ; d'une théorie bonne par elle-même, il est conduit à un système exagéré ; en sorte que, d'un phénomène naturel, il passe à d'autres qui ne sont que subtils et même ridicules ; il ne voit partout qu'inflammation ou faiblesse, et ne considère jamais philosophiquement les circonstances du régime habituel, de l'âge, du tempérament, des saisons, des climats, et les influences des habitudes sociales.

Ces systèmes exclusifs font malheureusement plus de prosélytes enthousiastes qu'une sage et habile méthode, qui sait approprier les moyens curatifs à chaque malade en particulier, parce que l'esprit humain se contente volontiers de quelques assertions décisives qui le dispensent de réfléchir et de passer les nuits à la recherche des principes fondamentaux des sciences médicales.

On a dit avec raison qu'il n'existait pas de spécifiques, c'est-à-dire des médicamens qui guérissent dans tous les cas une maladie donnée, et chez tous les individus. L'opium, destiné à calmer, produit quelquefois des effets contraires ; je connais plusieurs personnes chez lesquelles un cinquième de grain d'extrait gommeux donne lieu à des convulsions et au délire. Le quinquina, ce remède si efficace dans les fièvres intermittentes, échoue quelquefois, quelque méthodique qu'ait été son emploi. Voilà malheureusement ce qui fera toujours de la médecine l'art dont l'application est le plus difficile. C'est une science conjecturale, dira-t-on ; ainsi soit-il : en ce cas choisissez pour conjecturer le plus juste qu'il se peut ; cherchez à étayer vos conjectures par une étude approfondie des lois de la nature humaine, par les lumières d'un esprit philosophique, par une prudence consommée, et vous leur donnerez par là un très haut degré de certitude et de probabilité.

L'on ne saurait donc blâmer avec trop de persévérance les médecins exclusifs qui exercent ainsi une science dont ils ignorent les vrais principes ;

sans génie médical, ils se renferment obstiné-
ment dans le cercle étroit de leurs combinaisons
systématiques, et toute leur habileté consiste à répéter machinalement les mêmes prescriptions, en
sorte qu'on peut annoncer d'avance quels moyens
ils conseilleront aux malades qui réclament leurs
soins. Nous voyons celui-ci poursuivre tous les
maux la lancette à la main, ou par des légions de
sangsues ; il a fait verser à lui seul autant de sang
qu'un conquérant dévoré par la soif des combats :
du reste on ne peut lui en faire un crime, il meurt
lui-même victime de son système[1]. Un autre ne
sort pas de la cohorte redoutable des médicamens
incendiaires ; il semble d'après cela qu'ils ont donné
à l'espèce humaine le choix entre le poison et le
fer. Si c'était là toute la science, il ne faudrait
pas même quinze jours pour faire un médecin :
il ne fallut pas si long-temps au docteur Sangrado. Mais il est une autre médecine, une médecine d'observation que les livres n'apprennent
pas ; là, plus de théories, ni d'autorités dogmatiques, c'est de la perspicacité qu'il faut. Rien ne
démontre mieux les bornes de l'esprit et la petitesse des vues que de vouloir toujours employer
le même remède ou le même procédé opéra-
toire dans une maladie donnée ; c'est ressembler

[1] Un de mes confrères, atteint d'une maladie inflammatoire,
s'est tellement épuisé par des saignées copieuses et par de fréquentes applications de sangsues, qu'il est parvenu à guérir
son inflammation ; mais il est mort de faiblesse : d'après
M. Broussais il est mort guéri.

par là au charlatan ignare dont la même drogue convient, dit-il, aux fractures comme à la fièvre, aux fluxions de poitrine comme au mal de dents. Ceci me rappelle des faits que je ne passerai pas sous silence.

Dans une thèse soutenue à la faculté de médecine de Paris, qui a pour titre: *Des médecins physiologistes et de leurs doctrines*, voici ce que l'auteur dit avoir observé dans l'hôpital militaire de Paris, auquel il a été attaché: « Un médecin de cet hôpital demandait un jour à un soldat en proie à la fièvre, s'il souffrait à l'estomac; le malade dit que non. Comment! vous ne souffrez pas là? lui dit le docteur en lui pressant l'épigastre avec une main. — Non, monsieur.—Et maintenant (en pressant fortement avec ses deux mains), vous ne souffrez pas?—*Je le crois bien*, répondit le malade, *vous me marchez sur le ventre avec vos deux mains.* » Le bon sens du militaire fit rire tous les assistans, excepté le médecin physiologiste.

On serait tenté de rire encore, si un sentiment pénible n'en ôtait l'envie, en lisant le passage suivant: « Je n'avais qu'une idée confuse de la médecine physiologique, lorsque je fus nommé sous-aide-major à l'hôpital militaire du . . . ., où l'on est dans l'habitude de visiter tous les soirs les malades entrés dans la journée après la visite du matin; cette tâche est confiée aux chirurgiens sous-aides, chacun fait le service à tour de rôle. Comme j'étais du nombre, je fus d'abord effrayé de ma responsabilité; quand vint mon tour, ma crainte cessa bientôt en voyant avec quelle facilité cette visite du soir se faisait. C'est un de mes confrères qui me mit au courant par sa grande habitude, et voici comment il s'y prenait. Son premier soin, en arrivant à l'hôpital, était de s'informer à la chambre de garde du nombre des entrans.—Combien avons-nous de malades? demandait-il.—Dix, répondait-on.—Dix! Par conséquent, trente sangsues à chaque, c'est trois cents qu'il me faut. Le bon était aussitôt fait, et le chirurgien montait faire sa visite les armes à la main.... L'infirmier passait devant et questionnait les malades. — Où souffrez-vous? — Au ventre.—Cela suffit, disait l'infirmier, je sais ce qu'il vous faut. Un instant après il passait un drap en alèze sous l'épigastre, persuadé qu'il aurait des sangsues à cette partie; quand le malade répondait qu'il avait la diarrhée, le drap était placé entre les jambes du patient, ce qui indiquait que les sangsues seraient placées à l'anus. Le chirurgien de service arrivait, questionnait le malade, et il était rare que les draps en alèze fussent dérangés. Ces faits m'en rappellent une foule d'autres semblables qui se sont passés sous mes yeux; je me borne à citer les suivans.

Une famille anglaise quitte les climats qu'elle habite pour amener en France une fille unique, depuis long-temps malade; arrivés à Paris le père et la mère éprouvent le même sort, et se confient à un médecin de l'ancienne école, qui, ne voyant partout que bile ou atonie, ne prescrit que des vomitifs, des purgatifs et des toniques. Après vingt jours de traitement la mère succombe, et le père et la fille ne recouvrent la santé que dans l'usage d'un traitement adoucissant.

M. . . . . , rue J.-J.-Rousseau, n° 15, fait appeler un médecin de l'école moderne pour donner des soins à son fils. Ce jeune docteur, ne voyant partout que la gastro-entérite de M. Broussais, ordonne à la femme de chambre qui fut l'appeler, d'aller prendre 40 sangsues chez l'apothicaire voisin, et va un instant après faire sa première visite au malade. Après un court examen, il prescrit la diète absolue, l'eau gommeuse pour tout potage; la domestique arrive, et les quarante sangsues sont appliquées sur l'épigastre. Le même régime est continué pendant plusieurs jours, et ne fait qu'aggraver l'état du patient. Le docteur *Sangrado*, persuadé que l'ennemi ne peut résister à une seconde attaque, applique encore trente sangsues, et défend expressément que l'on donne la moindre nourriture, pas même de bouillon coupé : ce régime, continué pendant quinze jours, avait mis le malade à deux doigts de sa perte, et tel était son état lorsque le père vint réclamer mes soins; je trouvai à mon arrivée un jeune homme qui mourait de faim et que je rappelai en quelque sorte à la vie, en m'abstenant de toute prescription médicamenteuse, et en faisant prendre des alimens appropriés à la force des organes.

Voilà des faits que j'ai observés, et dont le premier ne prouve pas plus en faveur du système de dont les travaux ne doivent se diriger que vers un but utile, perdre un temps précieux dans des guerres polémiques qui ne peuvent éclaircir aucun point de la science.

Une des faces les plus ordinaires sous lesquelles se présente l'esprit de système, est la manie d'introduire partout dans la médecine des divisions si délicates qu'il est impossible d'en suivre le fil. Il est des esprits qui sans cesse vont simplifiant et analysant, de manière à ramener de force tous les phénomènes aux lois qu'ils ont imaginées; comme si la nature devait se guider d'après leur faible conception : c'est là du moins une singulière vanité. Il n'y a rien d'absolu en médecine, et cependant aussitôt qu'une idée vient frapper ces esprits analytiques, toutes les expériences, toutes les observations sont dirigées dans le but de la confirmer; les faits viennent-ils à contrarier leurs doctrines, loin qu'une défiance salutaire les avertisse qu'ils sont voisins de l'erreur, ils mettront les faits eux-mêmes à la torture, pour les plier à leur vue, comme ce tyran de la fable, qui mutilait tous les voyageurs dont le corps dépassait la mesure de son lit. Cette vicieuse interprétation des faits est une des voies les plus dangereuses par lesquelles l'erreur se consacre; il faudrait pourtant ne pas oublier que si l'erreur, dans les autres sciences, ne produit pas un grand mal, elle peut avoir en médecine les conséquences les plus funestes.

Les reproches que j'adresse aux analystes trop subtils, je les fais également aux classificateurs uniquement occupés à trouver des rapprochemens et des points de contact entre les différentes parties de la science. Je ne blâme point les classifications en elles-mêmes, je trouve au contraire qu'elles ont des avantages réels lorsqu'on ne les donne pas comme l'expression fidèle de la nature; ces méthodes philosophiques multiplient les forces de notre esprit, mais elles donnent souvent des idées fausses, en ce qu'elles tendent à faire croire que l'on peut encadrer la médecine comme l'histoire naturelle, et cependant rien n'est moins praticable. L'histoire naturelle peut s'étendre indéfiniment sous tous les rapports, et chaque nouvelle découverte trouvera la place qui lui est propre, sans rien déranger aux classifications existantes. Il n'en est pas de même en médecine : et pourrait-il en être autrement, lorsque toutes les parties qui composent son ensemble se refusent absolument à une classification rigoureuse? l'anatomie descriptive seule semble en être susceptible, mais aussi a-t-elle autant de droits à être rangée parmi les sciences naturelles que parmi les sciences médicales.

Nous ne devons donc chercher dans les classifications systématiques qu'un ingénieux artifice propre à mettre sous nos yeux l'ensemble de la science, et ne pas croire que la nature établisse dans sa marche des divisions tranchées, comme elles le sont dans les cadres nosologiques ; peut-être qu'un jour il sera possible de suivre des classifications plus rigoureuses, si nos connaissances

« rira ; des cataractes se forment dans mes yeux ,
« ma voisine ne me les levera pas ; le peuple romain
« se passa cinq cents ans de médecins ; ce peuple
« alors n'était occupé qu'à tuer, et ne faisait nul
« cas de conserver la vie. Comment donc en usait-
« on à Rome, quand on avait une fièvre putride,
« une fistule, une fluxion de poitrine, etc. ? on
« mourait[1]. »

D'ailleurs tous les anciens philosophes, Platon, Aristote, Démocrite, Diagoras, et une foule d'autres grands génies de l'antiquité , loin de dédaigner l'étude de la médecine , n'oublièrent pas dans leurs ouvrages une science qui a pour objet le bonheur de l'humanité , et si elle n'a pas encore atteint le degré de perfection dont elle est susceptible , je n'en suis pas moins fier de lui appartenir par mes travaux, parce qu'elle sera toujours la première de toutes les sciences par le noble but qu'elle se propose. Les livres saints euxmêmes n'ont-ils pas reconnu sa grandeur et sa dignité , lorsque, dans leur sublime langage , ils ont comparé le médecin à un dieu !...

Que celui qui se dévoue à l'exercice de la médecine se pénètre donc bien de l'importance de son ministère , qu'il mène une vie sévère et tout entière consacrée à l'étude , qu'il se rende esclave de ses devoirs pour les bien remplir ; qu'il se dévoue tout entier au soulagement de ses semblables ; malgré ce noble caractère , si le médecin avait à se plaindre de l'injustice et de l'ingratitude des

[1] Volt. *Dict. Philos.*

hommes, si les cris de l'envie, si les dégoûts de la calomnie venaient troubler son repos, le témoignage de sa conscience, et les bénédictions de l'infortune le dédommageront bien de quelques peines passagères. Peut-être même qu'un jour, si sa grande âme trouvait à se signaler par un généreux dévouement dans ces circonstances funestes où des fléaux destructeurs répandent un souffle empesté dans tout une région du globe, la gloire aurait pour lui des palmes et la patrie des autels.

CHAPITRE SECOND.

Un des savans les plus remarquables par l'étendue de ses connaissances historiques, a fait un livre pour prouver qu'il n'y a point d'histoire, et si l'on y réfléchissait bien, le paradoxe de Volney pourrait, à certains égards, cesser d'être considéré comme un paradoxe. En effet, nous savons tous que les jugemens des historiens de tous les siècles n'ont pas toujours été éclairés, impartiaux et équitables; les arrêts de la postérité ne sont pas irrévocablement à l'abri de l'appel, et pour se convaincre de cette vérité il ne faut qu'examiner comment on a jugé jusqu'ici les âges passés.

Les traditions populaires et l'histoire, en rattachant à cette dernière les monumens de la littérature, des sciences et des beaux arts, ont été les seuls guides dans l'étude des anciennes institutions comme dans l'appréciation des individus dont la renommée signala le passage sur la terre. Or, les traditions populaires n'ont fait autre chose que perpétuer, avec plus ou moins de fidélité, les erreurs et les préjugés des contemporains, et c'est en suivant ces traditions que les plus grands historiens de l'antiquité, Hérodote, Diodore, etc., ont obscurci la vérité dans leurs écrits; que des auteurs du siècle d'Auguste ont célébré la louve qui allaita Romulus et la nymphe qui conseilla Numa; et qu'en dépit du *monde ensorcelé* de Bekker, tant de gens prenaient encore, il y a peu de temps, pour des sorciers, Jacques Molai et Urbain Grandier, les templiers et les francs-maçons.

L'histoire, que Cicéron appelle *lux veritatis*, n'a pas redressé les écarts des traditions populaires; bien au contraire, elle a erré comme elles dans ses jugemens, et l'on ne peut croire à son infaillibilité lorsqu'on réfléchit que les faits historiques nous ont été constamment transmis par des hommes placés sous des inspirations différentes, ou par le sacerdoce et le patriciat, ou bien par des philosophes révoltés contre la domination des prêtres et des nobles. Si l'on considère que la Grèce et l'ancienne Rome président encore à l'éducation de l'Europe, et que tous les peuples les plus avancés en civilisation reçoivent encore au collége une opinion toute faite sur l'antiquité; qu'on leur apprend à ne voir l'Égypte et l'Orient, Sparte et Athènes, Périclès et Alexandre, etc., qu'avec les yeux des Thucydide, des Pausanias, des Xénophon, des Salluste et de tant d'autres écrivains illustres qui subirent tous l'influence de leur position sociale si différente de la nôtre; il est bien permis de douter des vérités consacrées par l'histoire, et de penser qu'elles peuvent être attaquées avec succès par une philosophie libre de tout préjugé de rétrogradation.

Si, d'un autre côté, nous écrivions pour exciter la curiosité du lecteur, et que nous déroulassions à ses yeux le tableau des mille et une bizarreries que l'histoire contient, telles que l'impuissance des poisons les plus actifs contre Mithridate, l'exemple de cette jeune fille qui s'étant nourrie de poison était devenue elle-même un poison subtil, et l'étonnant phénomène observé sur le domestique d'Alexandre, qui suait à l'ombre et grelottait au soleil, etc., etc.; il nous serait facile de prouver par là que les récits des faits ne sont le plus souvent que les récits de vieilles rêveries, et que ce n'est pas dans l'histoire qu'il faut chercher la vérité, tant qu'elle n'aura pour objet que d'amuser l'imagination par des récits merveilleux ou de servir aux spéculations des moralistes, des publicistes, des philosophes, et tant que l'histoire ne sera pas elle-même la morale, la politique, la philosophie, parvenues à l'état positif.

Ainsi, bien qu'aujourd'hui les écrivains et les orateurs continuent de parler encore avec solennité de la gravité des leçons historiques et des jugemens de l'histoire, il est évident que l'on commence à ne plus croire à l'efficacité des unes et à la justesse des autres; les esprits éprouvent bien encore un certain respect au seul nom d'histoire, mais ce n'est plus ici que l'effet d'une superstition intellectuelle qui survit à la croyance; on a compris enfin que des faits en apparence semblables se passant au milieu de circonstances différentes, n'avaient plus la même valeur ni la même signification; que, par

conséquent, les faits d'une époque historique considérés isolément ne prouvaient rien par rapport
aux faits particuliers d'une autre époque, bien qu'ex-
térieurement les mêmes; et qu'en établissant la confusion à cet égard, il était possible de justifier par
l'autorité du passé les idées les plus contradictoires.
Certes, si l'histoire des événemens est enveloppée
de tant d'obscurités, comment devons-nous considérer l'histoire de l'origine des maladies? Les al-
légories mythologiques nous en disent plus sur la
généalogie des sciences et des arts que toutes les
traditions humaines : la fable nous apprend que
Cérès fut l'inventrice des lois, c'est-à-dire que la
société commença par la culture; cette origine est
plus certaine que toutes les chronologies du monde,
et c'est ici la fable qui est l'histoire. L'allégorie
d'Eurydice prouve qu'Orphée, le premier des hé-
ros fabuleux, joignait la médecine à la musique;
le fabuleux Hercule nettoya les étables d'Augias,
dompta l'hydre de Lerne et la fureur d'Alcée, c'est-
à-dire qu'il assainit des lieux infects, qu'il dessé-
cha des marais pestilentiels, etc.; et c'est encore
ici la fable qui est l'histoire. Il serait donc inutile
de perdre un temps précieux à chercher l'origine
des maladies dans les archives des peuples que la
poudre des siècles couvre depuis trop long-temps, et
quand bien même on pourrait remonter à cette
origine, l'orgueil humain saurait bien la dérober
à nos faibles yeux.

Celui qui rassemble au hasard des observations
faites sur plusieurs malades atteints des mêmes af-

fections morbides, s'il rédige avec soin chacune de
ces observations, il peut sans doute fournir à la
science des documens précieux; mais quelque
nombreux que soient de tels faits, quelque sagacité
qu'il apporte dans l'examen de chacun d'eux, l'on
ne peut pas dire qu'il ait écrit l'histoire de la maladie; il faut à cette histoire plus d'ordre et de méthode, des faits isolés ne sont souvent que des
exceptions; un faisceau d'expériences peut n'être
qu'une illusion s'il ne repose sur un principe fondamental. L'historien doit observer tous les phénomènes morbides tels qu'ils se présentent, sans
les admettre ni les rejeter; il doit les classer dans
leur ordre de succession et de dépendance, de manière à découvrir la loi qui préside à leur enchaînement; la recherche de cette loi a pour but la
connaissance intime de la maladie au milieu de
toutes ses complications, et la juste appréciation du
degré de développement auquel elle est parvenue;
enfin en connaissant cette loi, il est facile de découvrir l'origine du mal, de le suivre dans ses développemens, dans ses complications, dans ses
aberrations même; de décrire avec précision ses
causes, ses symptômes; de pénétrer dans sa nature,
en un mot de tracer sa marche comme un géographe trace le cours d'un fleuve: c'est là de l'histoire,
le reste n'est que des matériaux pour l'historien.
L'on ne parviendra jamais à combattre avantageusement une maladie quelconque avant d'avoir pré-
cisé sa marche : l'itinéraire est ici autant que le
but du voyage.

5.

Comme la connaissance précise de l'époque où la maladie scrofuleuse a pris naissance n'est pas un point essentiel pour le traitement, nous bornerons là les recherches historiques qui s'y rapportent, nous dirons seulement qu'elle a été observée dès la plus haute antiquité. Depuis Hippocrate surtout une foule d'auteurs se sont occupés d'une manière particulière de cette affection morbide; quelques-uns nous ont laissé des traités d'une rare perfection pour le style, les belles descriptions et les définitions qui ne définissent rien, mais leurs ouvrages examinés avec attention et impartialité, analysés avec le soin le plus scrupuleux, ne présentent rien que des idées vagues, des divisions et des subdivisions inutiles; aucun ne s'est livré à des recherches suffisantes pour établir une théorie raisonnable et pour nous tracer une bonne méthode curative. Nous pouvons donc hardiment conclure que jusqu'à présent on a beaucoup écrit sur la maladie scrofuleuse, mais que l'on n'a pas assez observé, et que s'il est des cas où cette affection doit être regardée comme incurable, nous pouvons assurer qu'ils sont très-rares et que l'on parviendra toujours, par la méthode de traitement que nous indiquerons, à débarrasser l'espèce humaine d'un fléau qui la dégrade et qui étend tous les jours ses ravages indistinctement sur les individus de tout sexe et de tout âge; qui attaque tout aussi bien l'habitant des climats chauds comme celui des climats froids, le campagnard comme le citadin, le riche comme le pauvre.

SYNONYMIE ET CLASSIFICATION DES SCROFULES.

La maladie qui fait le sujet de cet ouvrage a été décrite sous une multitude de noms différens ; les Latins la désignaient par le nom de *scrophulæ*, dérivé de *scropha*, truie ; *strumo*, dérivé de *struo*, j'amasse en tas. Les Grecs l'ont appelée χοιραδες, dérivé de χοιρος, pourceau. Les Anglais la désignent sous le nom de *kings-evil* ; et les Français par ceux de *scrofules*, *écrouelles*, *humeurs froides*, *affections tuberculeuses*, etc. ; de toutes ces dénominations, les unes sont insignifiantes, les autres sont fausses ; mais afin d'innover le moins possible nous conserverons les expressions consacrées par l'usage, et nous les emploierons sans distinction, seulement comme des signes purement conventionnels qui ne servent qu'à désigner la maladie sans en indiquer ni la nature ni les caractères. Nous ne nous arrêterons pas davantage sur ces dénominations arbitraires ni sur les idées que les anciens y attachaient.

Le tableau des classifications admises par les auteurs n'est pas moins insignifiant : Sauvages range l'affection qui nous occupe dans la dixième classe de son ouvrage, *cachexies* ; ordre quatrième, *tubera*. Linnée, dans la onzième classe, *vices* ; ordre cinquième, *tumeurs*. Vogel, dans la dixième classe, *vices* ; ordre onzième, *tumeurs*. Sagar, dans la troisième classe, *cachexies* ; ordre quatrième, *protubérances*. Cullen, dans la troisième classe, *ca-*

chexies; ordre troisième. Enfin Pinel l'a classée dans les altérations organiques générales.

Il est facile de voir par ce simple exposé des classifications de la maladie scrofuleuse, qu'elles ne sont pas moins vagues et insignifiantes que ses dénominations, et que les auteurs qui les ont ainsi multipliées, loin d'apporter de la clarté et de la méthode dans son étude, n'ont fait que compliquer les cadres nosologiques et fatiguer inutilement la mémoire. Pour nous qui avons adopté la brièveté et la précision, qui ne cherchons qu'à simplifier l'étude de la maladie scrofuleuse, nous nous bornerons à en tracer la marche et à faire connaître sa véritable nature, sans nous occuper beaucoup de la place qu'elle doit occuper dans le cadre nosologique. Nous nous abstenons toujours d'émettre notre opinion sur les classifications des maladies, persuadés qu'à chaque principe que l'on établit la nature oppose des exceptions. Ainsi, par exemple, s'il est prouvé que le développement des facultés intellectuelles soit un indice de *rachitis*, du moins cette règle n'est pas sans exceptions, car ni le Tasse ni Voltaire n'étaient rachitiques.

THÉORIES ANCIENNES DES AUTEURS.

On a dit que l'esprit humain est condamné à parcourir successivement tous les sentiers qui conduisent à l'erreur avant de découvrir la route qui mène à la vérité. Cette proposition est tellement applicable à la maladie qui nous occupe, qu'il serait maintenant impossible d'imaginer à ce sujet l'opinion la plus absurde que l'on ne pût l'étayer de l'autorité de quelques noms célèbres; en effet, les auteurs paraissent avoir épuisé toutes les hypothèses, ils ont tout inventé, tout proposé, excepté la vérité. Le médecin qui est persuadé que les théories ne sont point indifférentes dans le traitement des maladies, celui qui est jaloux de voir la médecine à la hauteur des sciences exactes, sent tous les jours avec plus de force combien il est indispensable d'arriver à des idées précises sur l'origine, la nature et le mécanisme des scrofules; il est bien certain que tant que la théorie d'une maladie n'est pas établie d'après les lois positives de l'organisme, le traitement ne saurait être rationnel; et le praticien, flottant d'incertitude en incertitude, se trouve continuellement exposé à ne donner aux malades que des secours infructueux, lorsqu'ils ne sont pas funestes.

La maladie scrofuleuse est évidemment le point de la médecine qui a fourni le sujet d'un plus grand nombre d'hypothèses différentes, ce qui démontre clairement que le véritable caractère et la nature de cette affection ne sont point encore connus. Cependant il importe d'avoir sur ce sujet des notions précises et bien établies, puisque sans elles il est impossible de fonder les bases d'une méthode curative, qui ne sera jamais exempte de danger dans tous les cas où ces notions fondamentales porteraient sur des principes erronés. Il est donc indispensable de savoir à quoi s'en tenir une fois pour toutes sur les questions relatives à la nature de la maladie scrofuleuse, afin que partant d'un point invariable l'on ne divague plus dans son étude et surtout dans l'exposition des moyens thérapeutiques propres à la combattre. Pour remplir ces indications nous allons d'abord faire connaître les principes des théories admises par les différens auteurs, et nous donnerons ensuite celle que nous croyons la plus raisonnable, celle du moins que la nature nous indique.

Parmi les auteurs qui ont écrit sur les scrofules, les uns considèrent cette affection comme une maladie locale ; les autres, au contraire, la considèrent comme une affection constitutionnelle. Les premiers ont pris quelques symptômes scrofuleux pour la maladie-elle-même, et l'ont en conséquence définie : *engorgement froid des ganglions lymphatiques du cou ;* mais nous verrons bientôt que ces engorgemens ne sont pas les seuls symptômes de la maladie qui nous occupe, et que d'ailleurs on les observe même dans plusieurs autres parties ; nous prouverons enfin que les lésions locales décrites par les auteurs comme la maladie essentielle, ne sont autre chose que les conséquences et les symptômes d'une affection générale constitutionnelle.

Les seconds ne sont pas d'accord sur le siége de la maladie scrofuleuse ; les uns pensent qu'elle affecte les humeurs, et les autres prétendent, au contraire, qu'elle a son siége dans les solides organiques. Les auteurs qui la placent exclusivement dans les liquides ne s'entendent pas même sur la nature de l'altération humorale qui constitue les scrofules, puisque chacun d'eux a sur ce point sa théorie particulière, que nous examinerons bientôt. Ceux, au contraire, qui font consister la maladie scrofuleuse dans une lésion des solides organiques, ne sont d'accord uniquement que sur ce point; ils sont tous d'un avis différent sur la nature de cette lésion. Pour que le lecteur puisse en juger nous allons succinctement passer en revue les théories de chacun d'eux.

Hippocrate faisait dépendre les écrouelles de la présence d'une pituite épaisse, froide et surabondante qui portait spécialement son action sur les glandes, et qui, des diverses parties du corps, afflue sur ces organes.

Ambroise Paré pensait « que la maladie scro- « fuleuse est le résultat d'une altération particu- « lière de la pituite qui devient grasse et gluante, « altération qui prend la forme de maladie lorsque « l'humeur mélancolique vient s'y mêler. »

Huffeland l'attribue à une acrimonie spécifique de la lymphe.

Bordeu, à un état d'acidité particulière des fluides, à un levain scrofuleux, etc.

Charmeton pense que le virus scrofuleux consiste en un *sel salé* plus ou moins fixe ou volatil, et chargé de parties *terrestres*, acides ou acerbes, qui épaississent les liqueurs et surtout les sucs lymphatiques, etc.

Péyrilhe, à un principe acide qui coagule la lymphe.

De Haen, à une altération des humeurs consécutives à la variole.

Renard dit avec une assurance vraiment remarquable, que les écrouelles ne dépendent absolument que du vice de la lymphe et jamais de celui des solides où elle s'accumule; et il n'a pas même pris la peine de s'expliquer sur la nature de ce *vice*. Plusieurs auteurs ont fait dépendre la maladie scrofuleuse de la dégénération des fluides lymphatiques produite par la résorption de la matière séminale lorsqu'elle séjourne trop long-temps dans ses vésicules. Une pareille assertion est trop absurde pour qu'elle mérite d'être réfutée; nous ferons seulement observer que les personnes qui vivent dans le célibat sont moins sujettes aux scrofules, et que le mariage, chez les scrofuleux des deux sexes, loin d'être avantageux, comme cela devrait être en admettant l'hypothèse que nous combattons, détermine au contraire l'invasion de la maladie et le développement d'accidens nouveaux lorsque déjà elle existait. Cullen dit avec raison que l'on voit la maladie scrofuleuse devenir d'autant plus grave et plus féconde en désorganisations, que les individus s'abandonnent avec plus de violence aux excès vénériens [1].

Gamet considère comme cause des scrofules l'altération du fluide nerveux.

Enfin, à l'époque où la chimie devint la base des théories médicales, on fit un dernier effort

---

[1] *Inst. de med. prat.*

pour déterminer avec précision les qualités chimiques qui rendent la lymphe susceptible de produire les scrofules. M. Baumes crut démontrer que, dans cette maladie, « la température des corps « vivans étant diminuée, il se fait une forte oxigé- « nation des sucs albumineux, principalement « parce qu'il existe un acide morbifiquement ac- « cumulé, et peut-être une combinaison de plu- « sieurs acides [1]. » Plus loin dans son traité, M. Baumes fait dépendre la maladie scrofuleuse de « la présence et de l'aberration d'un acide de nature « *phosphoreuse* ou *phosphorique*, réagissant sur « les sucs albumineux qu'il tend à concréter, pen- « dant qu'il dissout et ramollit les os, s'empare de la « chaux qu'ils doivent contenir pour la transporter « dans le torrent de la circulation, dans le même « temps que diminuent et s'affaiblissent les rap- « ports que le calorique et la lumière ont avec les « humeurs et les parties solides des corps vivans. »

Ces explications, toutes séduisantes qu'elles sont, ne peuvent plus être admises aujourd'hui que la physiologie et l'anatomie pathologique éclairent et dirigent toutes les études médicales ; il n'est pas nécessaire de réfuter toutes ces théories physico-chimiques, que M. Baumes le premier doit rejeter aujourd'hui. D'ailleurs cette surabondance de l'acide phosphorique n'est rien moins que démontrée par la chimie, car aucune des recherches qui ont été dirigées vers ce but n'a pu faire découvrir la

---

[1] BAUMES, *Traité sur le vice scrofuleux*, pag 27.

présence de cet acide dans le sang ni dans la lymphe des scrofuleux; en un mot il est impossible de savoir d'où naît cet acide, ni quelle est l'action qu'il exerce; néanmoins on a argumenté sur son existence; des malades même ont été traités d'après les indications que fournit un fait aussi peu démontré; et pour le réfuter, il suffit de jeter un coup-d'œil sur les agens que nous signalerons comme causes des scrofules, pour reconnaître qu'il n'en est aucun qui ait le rapport même le plus éloigné avec les acides phosphoreux et phosphorique.

La médecine a secoué, de nos jours, le joug que voulait lui imposer une science que l'on appelle accessoire, mais qui a trop souvent tenté de transformer l'économie animale en un véritable laboratoire de chimie. Une marche lumineuse, un goût sévère, une philosophie sage au moyen de laquelle on ne déduit de conclusions que sur des faits bien observés, tels sont les principes qui président actuellement aux travaux des médecins; ils ont renversé cet échafaudage d'explications vaines et frivoles, source perpétuelle de faux raisonnemens et d'erreurs.

D'autres prétendent que la maladie scrofuleuse n'est qu'une dégénération du virus syphilitique, par la raison que l'on voit fréquemment des individus affectés de syphilis devenir eux-mêmes scrofuleux ou bien transmettre cette maladie à leurs enfans. Ces faits sont bien démontrés par l'expérience, mais ils ne prouvent pas que la maladie

scrofuleuse soit une dégénération du virus syphilitique, et nous allons prouver qu'elle est plutôt
occasionée par le traitement mercuriel que par la
syphilis elle-même. Ainsi l'on voit très rarement
des individus affectés de la maladie vénérienne
devenir scrofuleux avant qu'ils aient été soumis à l'usage des mercuriaux, au lieu que nous
voyons tous les jours ces mêmes individus dont la
bouffissure et l'état de détérioration de leur économie les rapprochent d'autant plus de l'état scrofuleux qu'ils auront pris une plus grande quantité de mercure, surtout en frictions et pendant
un temps plus long.

D'ailleurs on voit fréquemment le mercure seul
et indépendamment de la syphilis produire de
semblables effets. Par exemple, les ouvriers qui
emploient ce métal dans leurs travaux s'étiolent
insensiblement et deviennent très souvent scrofuleux, tandis que la maladie vénérienne seule n'a
jamais donné lieu aux écrouelles; et à supposer
même que cela fût, elle ne pourrait produire l'affection strumeuse qu'en altérant la nutrition des
organes et non point en infectant les humeurs par
un virus dégénéré, car nous prouverons bientôt
qu'il n'existe pas de *virus scrofuleux*.

Ne pouvant pas éclairer l'origine de la syphilis,
origine devenue si problématique par l'ignorance
des premiers observateurs, et surtout ne pouvant
déterminer exactement les rapports qui existent
entre cette maladie et les scrofules, je me serais
abstenu d'en parler, si ce n'était l'indifférence que le

peuple témoigne aujourd'hui pour un aussi redoutable fléau, qui, après avoir été un sujet d'exorcisme, n'est plus même un sujet de vigilance et de précaution. Et pourquoi n'en serait-il pas ainsi ? Les recettes expéditives manqueront-elles au besoin ? Ces énormes placards qui tapissent tous les murs de Paris, ces innombrables annonces des journaux à 1 f. 50 c. la ligne, ne semblent-elles pas nous inviter au plaisir en nous rassurant sur les suites; MM. Ducluzeau, Varin, le docteur de Saint-Gervais et tant d'autres, n'assurent-ils pas la guérison de la maladie en huit jours *par une méthode végétale que l'on peut suivre en secret et même en voyageant ?* Enfin il n'est pas jusqu'aux épiciers, aux herboristes, aux garçons perruquiers et aux laquais qui n'offrent à leurs camarades une guérison qui ne doit coûter que le prix de quelques pilules souveraines, plus la santé et quelquefois même la vie. C'est ainsi que le mal s'enracine, se perpétue et donne naissance à d'autres maladies. Il serait temps enfin que la police fît cesser un pareil scandale qui avilit la science et la met non pas au rabais, mais au carcan.

Toutes les théories humorales que nous venons d'exposer sont tellement absurdes, et en contradiction avec les lois de l'organisme et les résultats de l'expérience, qu'il serait pour le moins déplacé de nous arrêter sérieusement à les combattre chacune en particulier; en effet la maladie scrofuleuse est toujours produite par un ensemble de causes générales qui ne peuvent introduire directement dans les humeurs aucun *vice* ou *virus* essentiel, mais elles agissent toujours sur les solides organiques dont elles dénaturent les sécrétions et dérangent les fonctions nutritives. En sorte que nous admettons bien une lésion, une altération des humeurs dans les scrofules, comme nous le verrons bientôt, mais nous ne la considérons que comme un symptôme, et non pas comme la maladie elle-même, puisque celle-ci n'est jamais que le résultat d'une altération des solides chargés d'élaborer et de sécréter les fluides de l'économie animale. Pour réfuter d'ailleurs les opinions hasardées de tous ces auteurs, nous n'aurions besoin que de rapporter textuellement les passages les plus saillans de leurs ouvrages; ils seraient plus que suffisans pour démontrer la défectuosité de semblables explications, et nous serions étonnés que de telles erreurs aient été successivement regardées comme les plus sublimes conceptions de l'esprit humain, si nous ne savions pas qu'il est pour certaines choses une sorte de vogue, et que la vogue ne s'attache pas toujours à ce qu'il y a de plus raisonnable.

Examinons maintenant les théories des auteurs qui placent la maladie scrofuleuse dans les solides organiques, et voyons si elles sont plus raisonnables que les précédentes.

Galien paraît avoir méconnu l'affection qui nous occupe et l'avoir confondue avec les lésions carcinomateuses des ganglions lymphatiques, en disant qu'elle consiste dans *des glandes endurcies et squirrheuses, une espèce de chair sèche difficile à résoudre.*

Sœmmering pense que la maladie scrofuleuse est due *au relâchement et à la dilatation passive des vaisseaux absorbans, d'où résulte la stagnation et l'altération des fluides lymphatiques.* Pour réfuter cette théorie je n'ai qu'à faire observer que dans tous les cas d'œdème, d'anasarque, etc., on observe cette dilatation, sans que les individus soient pour cela scrofuleux ; si l'opinion de Sœmmering était fondée, ces infiltrations lymphatiques seraient nécessairement le symptôme le plus caractéristique des écrouelles, tandis qu'on ne les observe que très rarement chez les scrofuleux, même au dernier degré.

Cabanis « attribue l'affection strumeuse à une « augmentation d'activité dans les bouches absor-« bantes des vaisseaux blancs, et en même temps « à une atonie plus ou moins marquée dans le ca-« nal vasculaire lui-même. » Est-il possible qu'un praticien célèbre ait pu émettre une opinion aussi peu raisonnable ? Il est évident que les bouches absorbantes font partie des vaisseaux lymphatiques, qu'elles sont de la même nature et jouissent des mêmes propriétés que ces vaisseaux ; dès-lors comment est-il possible d'admettre que deux parties d'un même organe puissent, l'une diminuer d'énergie, et l'autre augmenter d'activité, en même temps et sous l'influence des mêmes causes ? Si l'on pouvait concevoir la possibilité de ces deux états opposés dans la production de la maladie scrofuleuse, elle serait par cela même absolument incurable ; en effet, aurait-on recours à un traitement excitant pour rétablir l'énergie de la partie faible, alors on augmenterait l'activité morbifique de la partie déjà trop excitée; emploierait-on un traitement antiphlogistique pour diminuer l'activité de cette même partie, dans ce cas l'on ne ferait qu'augmenter la faiblesse de l'autre partie: d'où il résulte qu'il serait impossible de rétablir l'équilibre entre ces organes diversement affectés.

M. Richerand « attribue la maladie scrofuleuse « à une atonie des vaisseaux blancs et des ganglions, « à une exagération du tempérament lymphati-« que. » J'en demande pardon à M. Richerand, mais de ce que les personnes lymphatiques sont plus disposées aux écrouelles que les autres, ce n'est pas dire pour cela qu'elles soient scrofuleuses; il faut plus qu'un tempérament lymphatique pour que l'affection strumeuse existe, puisque nous voyons tous les jours des individus remarquables par le développement prodigieux du système lymphatique, n'offrir aucun symptôme de la maladie scrofuleuse tant qu'ils ne sont pas soumis aux causes nombreuses que nous ferons connaître plus tard. L'expérience nous démontre tous les jours que l'atonie du système lymphatique est également inadmissible comme caractère essentiel de la maladie, puisque nous avons déjà avancé que chez les scrofuleux on observe plutôt des membres grêles et desséchés que des infiltrations œdémateuses, symptôme le plus certain de l'atonie dont il est ici question.

Girtanner « attribue, au contraire, les scrofules

« à une augmentation notable dans l'irritabilité du
« système lymphatique; » et M. Broussais n'a fait
que changer les expressions en disant « que l'affec-
« tion scrofuleuse n'est que la sub-irritation ou sub-
« inflammation des vaisseaux blancs. » Je demande
encore pardon à ces savans docteurs, mais je suis
obligé de leur faire observer qu'ils ont pris pour
la maladie elle-même les affections locales qui sur-
viennent ordinairement chez les écrouelleux, et
que ces affections diffèrent essentiellement de la
constitution scrofuleuse, dont elles ne sont que la
conséquence et pour ainsi dire les symptômes.
Nous combattons cette théorie avec d'autant plus
de raison qu'elle conduit à employer un traitement
anti-phlogistique, qui sera toujours nuisible, puisque l'expérience de tous les siècles a confirmé l'efficacité des moyens tout-à-fait opposés, employés
avec discernement et modifiés suivant le degré de
la maladie constitutionnelle, l'état inflammatoire
et l'importance des organes qui sont le siége des
lésions locales secondaires. Il est donc très important de bien établir les distinctions qu'il y a entre
ces dernières et l'état scrofuleux.

Il est facile de voir par ces curieux échantillons
des anciennes doctrines des humoristes et des solidistes quelle était la manière de raisonner de ces
rêveurs, dont les uns ne voyaient partout que les
humeurs et leurs altérations, tandis que les autres
ne voulaient admettre que la lésion des solides. Telles
sont pourtant les propositions abstraites que l'on
nous donnait comme des théories médicales et sur

lesquelles leurs auteurs basaient leur méthode curative. Lorsqu'on y réfléchit sérieusement on conçoit à peine qu'on ait osé entretenir les hommes de pareilles absurdités, et il est bien plus inconcevable encore qu'elles aient eu des succès; mais les sophistes qui les enseignaient, semblables aux disciples de Pythagore qui mirent au jour les conceptions les plus extravagantes [1], usant avec beaucoup d'art de toutes les ressources de la dialectique, croyaient avoir convaincu leurs auditeurs quand ils les avaient réduits au silence.

Si j'ai présenté le tableau synoptique de tant d'opinions diverses, ce n'est pas afin que ma théorie empruntât un nouvel éclat de toutes les fausses théories, mais pour montrer combien il était impossible d'arriver à une bonne méthode curative lorsqu'on s'éloigne de la route indiquée par la nature.

Quel est donc le véritable caractère de la maladie scrofuleuse, et par quels moyens peut-on arriver à sa connaissance intime? Nous pensons qu'il n'est besoin pour cela que de remonter aux causes qui la produisent, et de suivre la marche que la nature elle-même nous indique.

Nous pensons que l'affection strumeuse, considérée en elle-même et dégagée de toutes les lésions locales qui la compliquent et qui en modifient les caractères, est un *état pathologique* de tous les fluides et de tous les solides vivans, dont nous ferons connaître la nature spéciale; et que nous

---

[1] CICERO, *de Natur. deor.* DIOG. LAERT. *in Pyth.* PLINE.

appelons *état scrofuleux* ou *constitution scrofu-*
leuse. Cette affection dépend toujours d'une diminution d'énergie des propriétés vitales en général,
et d'un état de langueur dans toutes les fonctions
organiques, d'où résulte une élaboration incomplète, un défaut d'*animalisation*, de *maturation*
des élémens nutritifs, et par suite une altération
plus ou moins profonde des sécrétions ; enfin
un défaut d'organisation vitale de tous les tissus
et de tous les appareils de l'économie animale.

D'après ces principes il est facile de se convaincre que les causes capables de produire la maladie scrofuleuse doivent porter leur action sur
tous les appareils de la nutrition, et spécialement
sur l'appareil biliaire, qui fait une exception remarquable à la loi générale des fonctions sécrétoires, et sur lequel les auteurs n'ont pas assez
fixé leur attention. En effet le foie diffère de tous
les organes sécréteurs en ce que les matériaux de
la liqueur qu'il élabore ne lui sont pas fournis par
les artères ; cet organe joue le plus grand rôle dans
la digestion, comme nous le verrons plus tard. Chez
tous les animaux, l'appareil digestif et le foie sont
liés par des vaisseaux communs, et l'on remarque
surtout chez les plus voraces que l'organe sécré-
teur de la bile a relativement à leur espèce un volume très considérable ; dans tous les fœtus les
sucs nourriciers sont en outre immédiatement
portés au foie, enfin la plus grande partie du
chyle passe dans les veines du mésentère pendant
la digestion ; et si nous cherchons la raison de ces

dispositions générales, nous serons conduits par la force de ces faits, à admettre que la bile, liqueur grasse et visqueuse, dans laquelle l'*hydrogène* et le *carbone* prédominent, ne pouvait être tirée que du sang veineux, dans lequel ces deux principes surabondent, et que le chyle, destiné à passer d'abord par les veines où il se mêle pour la première fois avec le sang, ne pouvait recevoir que de la bile cette *élaboration spécifique*, ce premier degré de *sanguification*, qui le rapproche des caractères du sang veineux, et le dispose ainsi graduellement à acquérir le dernier degré d'*animalisation* propre à l'entretien de l'organisme; cette conséquence paraîtra encore plus fondée, si l'on réfléchit sur la grande quantité de rapports qui existent entre la bile, le chyle et le sang veineux. Il est donc nécessaire de retracer au lecteur le mécanisme de la nutrition, afin qu'il comprenne plus facilement la nature intime de l'altération des fluides et des tissus organiques qui constitue l'*état scrofuleux*, et le mode d'action des causes qui donnent lieu à cette maladie.

La nutrition est cette fonction par laquelle tous nos organes élaborent, chacun à leur manière, les sucs nutritifs venus de l'extérieur et les changent en leur propre substance, en même temps qu'ils se débarrassent des molécules organiques qui en font partie, et qui ne pourraient séjourner plus long-temps dans l'économie sans donner lieu à des accidens plus ou moins graves. Ainsi l'aliment altéré par une série de décompositions, animalisé et rendu semblable à la substance de l'être qu'il va nourrir, s'applique aux organes dont il doit réparer les pertes, et ce n'est précisément que dans cette *transmutation* de l'aliment en notre propre substance que consiste la nutrition.

Cette fonction est remarquable par deux actions opposées ; la première de *composition*, au moyen de laquelle chaque organe et même chaque tissu puise dans les élémens nutritifs qui lui sont apportés par la circulation, les matériaux propres à l'entretien de l'organisme. A mesure donc que les parties intégrantes de notre corps se détruisent et sont éliminées après un temps plus ou moins long, elles se réparent et se renouvellent par le secours de particules homogènes ou exactement semblables à elles, faute de quoi leur nature, qui est toujours identique, changerait à chaque instant. Lorsque, par les altérations successives que lui ont fait éprouver les organes digestifs, absorbans, circulatoires, respiratoires et sécréteurs, la matière nutritive est animalisée ou assimilée au corps qu'elle nourrit, chaque partie où elle afflue l'élabore et la change en sa propre substance. Cette identification nutritive s'exerce ainsi d'une manière différente, suivant la contexture de chaque organe et de chaque tissu ; les uns et les autres s'approprient par une véritable sécrétion tout ce qui se trouve analogue à leur nature, et laissent passer les molécules hétérogènes ; ainsi, de même que le foie convertit en bile, le cerveau en tissu cérébral, etc., les matériaux qui leur sont apportés par le sang, de même les os convertissent en phosphate calcaire, les muscles en tissu musculaire, la peau en tissu cutané ceux qu'ils ont rencontrés dans les fluides circulatoires destinés à chacun d'eux.

La seconde de *décomposition*, d'après laquelle se fait l'excrétion, ou l'élimination des molécules organiques. Retenues dans les tissus, ces molécules nutritives n'y restent stationnaires que pendant un temps déterminé; ce temps est d'autant plus court que leur *animalisation* est plus avancée et que la vitalité propre de l'organe est plus énergique; résorbées ensuite par les vaisseaux lymphatiques, et rapportées dans le torrent de la circulation, elles peuvent servir de nouveau à nourrir d'autres parties différentes par leur nature de celles d'où elles sortent, ou bien elles sont portées au dehors par une multitude d'organes constamment occupés des fonctions excrétoires.

C'est l'ensemble de ces deux actions inséparables qui constitue la nutrition; ce sont les rapports de leur activité respective qui déterminent les variations innombrables qu'éprouve cette fonction sous l'influence des diverses périodes de la vie et d'une foule d'autres causes que nous ferons bientôt connaître, et auxquelles nous devons attribuer la maladie scrofuleuse.

Ainsi dans la jeunesse il y a prédominance de *l'action assimilatrice*, et par conséquent nous observons non-seulement la réparation des pertes, mais encore l'accroissement des organes. Dans l'âge adulte il y a équilibre entre l'action *assimilatrice* et l'action *décomposante;* aussi nous observons la réparation des pertes, mais un état stationnaire des organes. Enfin dans la vieillesse il y a prédominance de *l'action décomposante*; dès-lors les pertes sont supérieures à la réparation; en conséquence décroissement des organes.

Il est donc bien prouvé que pendant toute la durée de notre existence nos tissus et nos organes sont le siége de deux mouvemens opposés qui constituent le travail de la nutrition, au moyen desquels ils éprouvent des transmutations moléculaires qui les renouvellent sans cesse, et qu'après un temps plus ou moins long ils ne présentent plus aucune des parties qui les constituaient quelques années auparavant.

Cette rénovation totale et universelle du corps a été fixée par quelques auteurs à la révolution de sept ans, d'autres ont prétendu qu'il ne fallait que trois ans pour que les mêmes molécules eussent entièrement disparu et fussent remplacées par d'autres. Il est bien certain que le terme de cette rénovation doit varier, pour chaque organe, en raison de son degré particulier de vitalité, et pour tous les appareils en général en raison d'une foule de circonstances: d'après ce que nous avons établi plus haut, nul doute que le sexe, l'âge, le tempérament, le climat sous lequel on habite, la profession que l'on exerce, le régime de vie que l'on observe, et une foule d'autres causes, ne l'accélèrent ou ne le retardent, au point qu'il est absolument impossible de rien établir de positif sur sa durée.

D'après tout ce qui précède nous voyons que la nutrition peut être regardée comme le complément des *fonctions assimilatrices*; qu'elle est le résultat de plusieurs autres fonctions : 1° de la digestion, par laquelle les substances alimentaires introduites dans le corps sont dépouillées de leur partie nutritive; 2° de l'absorption, qui porte cet *extrait récrémentitiel* dans la masse des fluides; 3° de la circulation, par laquelle les alimens nutritifs sont conduits vers les parties qui doivent lui faire subir divers degrés de dépuration, etc. Or, pour que le mécanisme de la nutrition s'opère d'une manière naturelle, il a besoin du concours régulier de la digestion, de l'absorption, de la circulation, de la respiration et des sécrétions, qui sont les actes préliminaires et préparatoires de la nutrition.

Afin que nous puissions exposer notre théorie avec plus de clarté et de précision, il est nécessaire de rappeler ici les phénomènes les plus essentiels de ces différentes fonctions, pour pouvoir établir ensuite la différence qui existe entre ces phénomènes dans l'état de santé et ceux que l'on observe chez les scrofuleux, ce qui nous fera connaître naturellement le mécanisme et la nature de la maladie qui fait le sujet de cet ouvrage.

De la digestion. — La digestion est cette fonction par laquelle des alimens liquides ou solides, introduits dans l'économie, y subissent plusieurs élaborations d'où résultent la séparation et l'absorption de leur partie nutritive et l'évacuation de leur partie excrémentitielle. Une foule d'organes, qu'il est hors de mon sujet de décrire, concourent chacun à sa manière à l'accomplissement de cette fonction, de laquelle je ne veux rappeler ici que les phénomènes les plus essentiels, ceux qui ont le plus de rapports avec mon sujet.

Nous savons que les alimens arrivés dans l'estomac y subissent une première élaboration qui les fluidifie et les convertit en une pâte molle et homogène connue sous le nom de *chyme*; mais, quoi qu'on en dise, ce n'est pas l'estomac qui est le principal organe de la digestion, ce n'est pas dans sa cavité que s'accomplit le plus essentiel phénomène de cette fonction, c'est-à-dire la séparation de la partie nutritive de l'aliment d'avec la partie excrémentitielle; l'estomac ne joue qu'un rôle préparatoire et secondaire; ce n'est que lorsque la pâte chymeuse arrive dans le duodénum, que cette séparation s'opère par son mélange avec le suc *pancréatico-biliaire*, qui en la pénétrant l'animalise et sépare la partie chyleuse ou nutritive de la partie excrémentitielle. La bile elle-même se divise en deux parties : sa partie colorante, huileuse, amère, passe avec les excrémens et leur donne les qualités stimulantes dont ils ont besoin pour provoquer les contractions du tube digestif; ses parties albumineuses et salines se mêlent au chyle, en forment une des parties constituantes, lui donnent le dernier degré d'*animalisation*, de *maturation*, et absorbées avec lui rentrent dans le torrent de la circulation pour servir de matériaux nutritifs à tous les tissus organiques. Toute la masse alimentaire traverse progressivement les intestins; sa marche, favorisée par les mouvemens péristaltiques et par les mouvemens de rétraction du tube digestif, se trouve d'abord ralentie dans les petits intestins par les replis de la membrane muqueuse qui les tapisse et par les nombreuses circonvolutions qu'ils forment : cette disposition anatomique permet aux vaisseaux inhalans d'absorber tout le chyle qui occupe l'extérieur de la pâte alimentaire et qui se trouve par conséquent toujours en contact avec la surface interne des intestins. A mesure que cette masse alimentaire arrive dans le cœcum elle se dépouille de toute sa portion nutritive et prend le caractère des matières stercorales, qui arrivent dans le rectum, s'y accumulent et déterminent un sentiment de gêne qui avertit du besoin de s'en débarrasser.

Tels sont les phénomènes les plus essentiels de la digestion qui s'opèrent dans l'état de santé; mais dans l'état pathologique, lorsque, par exemple, les conduits biliaires sont obstrués et que le fluide *pancréatico-biliaire* ne coule pas en assez grande abondance, les matières fécales s'échauffent, sortent sèches et décolorées; les malades éprouvent des coliques violentes et des constipations opiniâtres. Dans l'état scrofuleux, au contraire, les fluides *biliaire* et *pancréatique* sont assez abondans, mais ils ne possèdent pas les qualités propres à l'animalisation ; nous savons qu'il faut une très grande quantité de sang veineux pour que la sécrétion de la bile s'opère, et pour s'en convaincre il ne faut que fixer son attention sur l'énorme calibre des vaisseaux qui plongent dans la substance du foie ; on ne pourra donc s'empêcher de conclure qu'une aussi grande quantité de sang n'est pas uniquement destinée à la nutrition de cet organe, mais bien plutôt à fournir les matériaux de la sécrétion biliaire ; or, dans l'état scrofuleux, le sang est moins abondant, la partie séreuse prédomine, la circulation est moins active : aussi voyons-nous le fluide *pancréatico-biliaire* trop aqueux, et privé du *stimulus* propre à donner au chyle cette *élaboration spécifique* sans laquelle il ne peut concourir à la formation et à l'entretien des solides organiques.

De l'absorption et du trajet du chyle. — Dans l'état de santé le chyle est un fluide blanchâtre d'une saveur douce et d'une consistance analogue à celle du lait ; ses qualités dérivent de celles des alimens dont il a été formé. Absorbé par les radicules des vaisseaux *chylifères*, le chyle est porté par la force tonique de ces vaisseaux dans les nombreux ganglions lymphatiques du mésentère, où sa marche est ralentie, et dans lesquels il se mêle avec les sucs lymphatiques rapportés de toutes les régions du corps.

Il était indispensable que le cours de la lymphe fût ralenti dans son passage à travers les glandes, afin qu'elle pût éprouver tous les changemens que ces organes sont destinés à lui faire subir, c'est-à-dire la priver de ses parties hétérogènes, ou du moins les modifier de manière à ce qu'elles ne deviennent pas nuisibles en passant dans la masse des fluides. Le chyle mêlé avec la lymphe se porte vers le canal thorachique qui est situé au côté gauche de la colonne vertébrale, et quelquefois dans un tronc lymphatique qui en occupe le côté droit, pour se rendre ensuite dans les veines souclavières où il se met pour la première fois en contact avec le sang. Nous verrons chez les scrofuleux soumis à l'action des causes capables de diminuer l'énergie vitale de tous les organes, que ce n'est qu'à la *faiblesse relative des parois vasculaires*, à la *diminution* de *l'action organique des glandes* et au plus long séjour des sucs lymphatiques qui ne peuvent pas être entièrement élaborés par ces organes, que l'on doit attribuer la fréquence des engorgemens dont ils sont le siége.

De la circulation. — La circulation, qui n'a ni commencement ni fin, a été comparée avec raison à un cercle, et pour bien comprendre son mécanisme il faut examiner séparément l'action du cœur, celle des artères qui en partent, et enfin celle des veines qui viennent s'y rendre. Le sang rapporté de toutes les parties du corps par les veines caves, est versé dans l'oreillette droite du cœur, de là il passe dans le ventricule droit, qui à son tour le pousse dans l'artère pulmonaire, d'où il se répand dans les vaisseaux capillaires des poumons. Se trouvant en contact avec l'air qui pénètre dans ces viscères à chaque inspiration, la couleur noire du

sang se change en rouge très-vif, après quoi il passe
dans les radicules veineuses qui se réunissent en
rameaux et en branches, et qui le versent dans l'o-
reillette gauche du cœur par les quatre veines pulmonaires; de l'oreillette gauche il passe dans le
ventricule du même côté, d'où poussé avec force
dans l'artère aorte il va parcourir toutes les divisions et subdivisions de cette artère, jusqu'aux
vaisseaux capillaires qui se terminent à la peau.
Le passage du sang des vaisseaux capillaires dans
les veines se fait par l'action tonique des premiers,
lorsque les vaisseaux exhalans et sécrétoires y ont
puisé les divers matériaux de leurs fonctions : dans
ce dernier trajet il subit une élaboration inverse
à la première, de rouge qu'il était il redevient noir
et plus fluide; il parcourt ainsi tout le système veineux jusqu'aux veines caves, qui le versent dans
l'oreillette droite du cœur d'où nous l'avons fait
partir.

La progression mécanique du sang n'est donc
pas le but unique de la circulation, elle a d'autres
usages bien plus importans. C'est par elle que le sang
apporte dans les organes les élémens de leur nutrition; c'est par elle que les matériaux qui sont
devenus étrangers à notre organisation rentrent
dans la masse des fluides, pour être ensuite expul-
sés par les appareils sécrétoires; c'est par la circulation enfin que le sang se met en contact avec
l'air pendant la respiration, et qu'il recouvre les
qualités que lui avait fait perdre le travail de la
nutrition. D'après cela il est facile de se faire une

idée de l'action que la circulation doit exercer sur la nutrition, et par suite sur le développement de la maladie scrofuleuse chez les individus qui se trouvent exposés aux causes capables de porter un trouble plus ou moins grand dans le mouvement circulatoire.

De la respiration. — La respiration est cette fonction par laquelle l'air entre dans les poumons par l'inspiration, y séjourne pour revivifier le sang, et en sort ensuite par l'expiration. C'est une des fonctions les plus essentielles à la vie, son trouble ou sa suspension compromet l'existence, et la mort est l'effet inévitable de sa cessation. L'appareil respiratoire est composé de deux sortes d'organes, qu'il est encore hors de mon sujet de décrire. Je me borne donc à en faire connaître le mécanisme.

L'air est, pour ainsi dire, à la respiration ce que les alimens et les boissons sont à la digestion. C'est un gaz composé de soixante-dix-neuf parties d'azote, de vingt et une parties d'oxygène, d'une ou deux parties d'acide carbonique et d'une quantité de vapeur d'eau, variable. Indépendamment de ces substances l'air contient encore du calorique, de la lumière et du fluide électrique. L'air atmosphérique, introduit dans les ramifications capillaires des poumons par le mouvement inspiratoire, dilate ces organes dans lesquels il séjourne quelques secondes, et se met en contact presque immédiat avec le sang noir qui vient des veines, et dont il opère la conversion en sang artériel, qui est rouge et vermeil.

Ce changement dépend, d'un côté, de l'exhalation des matières hétérogènes dont le sang s'est chargé dans le cours de la circulation, et de l'absorption par les lymphatiques de l'oxygène fondu dans les muquosités des bronches; d'où il résulte que l'oxygène déposé par les lymphatiques dans les veines, pour se mêler au sang noir, est porté de nouveau dans le parenchyme des poumons, pour sa combinaison plus intime avec le sang, et de là dans toutes les parties du corps pour concourir au développement de la chaleur et à l'entretien de tous les phénomènes de la vie. Cette opinion, admise par Haller et Chaussier, est confirmée par l'analyse de l'air qui a servi à la respiration. En effet, dans l'expiration l'air entraîne avec lui l'eau et l'acide carbonique dont le sang était surchargé; il a perdu pendant la respiration huit ou dix centièmes d'oxygène; l'azote reste dans les mêmes proportions, et le gaz acide carbonique remplace même au-delà la perte de l'oxygène absorbé. L'air qui sort des poumons renferme en outre une assez grande quantité de vapeur aqueuse (transpiration pulmonaire), une petite quantité d'hydrogène, et une matière animale d'une odeur particulière et capable de vicier l'air dans lequel elle se répand.

D'après ce que nous venons d'exposer relativement à la respiration, il est facile de concevoir l'action puissante que l'air atmosphérique doit exercer sur l'économie animale, et quelle foule d'accidens doivent résulter non-seulement du défaut de rapport entre ses parties constituantes propres, mais encore des variations de la température, de son état hygrométrique, et surtout de la prédominance ou de la diminution de ses parties accessoires, telles que le calorique, la lumière et l'électricité. Dans l'examen des causes de la maladie scrofuleuse, nous verrons bientôt de quelle manière l'air atmosphérique concourt au développement de cette maladie.

Des Sécrétions. — On entend par sécrétion en général, la confection d'un fluide dont les matériaux sont pris dans la masse du sang. Les fluides sécrétés ont trois destinations différentes : les uns restent dans le corps et sont employés à sa nourriture et à son accroissement, tels sont le chyle, le sang, etc.; les seconds sont excrétés ou chassés au dehors, et ne peuvent y séjourner long-temps sans danger, tels sont les matières fécales, l'urine, la transpiration insensible, la sueur, etc.; enfin les troisièmes tiennent des deux précédens et sont en partie excrétés, en partie conservés dans l'économie, tels sont la salive, la bile, etc., etc.

D'après la considération de leurs appareils, les sécrétions sont divisées 1° en sécrétion simple ou *perspiration*, qui a lieu dans les tissus cellulaire et séreux; 2° en sécrétion *folliculaire*, dont les membranes muqueuses sont le siége; 3° en sécrétion *glandulaire*, qui s'opère dans les glandes.

Le mécanisme des sécrétions se partage en trois périodes bien distinctes : 1° celle de l'irritation, caractérisée par l'accroissement des propriétés vitales et l'arrivée plus abondante des fluides, suite né-

cessaire de cette excitation ; 2° le travail de -l'organe, c'est-à-dire l'excrétion proprement dite ;
3° enfin l'action par laquelle l'organe se débarrasse
du fluide qu'il a préparé, c'est-à-dire l'excrétion,
dernier acte dans lequel il est aidé par les parties
voisines. Nous voyons donc que la *fluxion*, le *travail sécrétoire* et l'*excrétion* se succèdent, mais
ces premiers phénomènes sont toujours précédés
par l'*excitation organique*, par l'*augmentation des
propriétés vitales*, cause première de tous les phénomènes subséquens. La circulation est donc acti-
vée, une plus grande quantité de sang arrive dans
les tissus ; or en est-il ainsi chez les scrofuleux?
le contraire est facile à prouver par le simple examen du mode d'action des causes générales capables de produire les scrofules.

Si nous voulions étendre l'idée que fait naître le
mot *sécrétion*, nous pourrions avancer que tout
s'opère par la voie des sécrétions dans l'économie
animale. En effet la digestion n'est qu'une sécrétion, c'est-à-dire la séparation de la partie chyleuse
ou nutritive des alimens, de leur portion excrémentitielle ; la respiration n'est autre chose qu'une
double sécrétion, que les poumons opèrent d'une
part de l'oxigène contenu dans l'air atmosphérique,
et d'autre part de l'hydrogène, du carbone et des
autres principes hétérogènes dont le sang veineux
est chargé ; et, comme nous l'avons déjà dit, la nutrition elle-même n'est qu'un mode particulier de
sécrétion qui diffère dans chaque organe.

D'après tout ce que nous venons d'exposer, il

reste bien démontré que la nutrition est la fin commune de toutes les fonctions assimilatrices, et qu'elle a pour résultat la *production*, la *régénération* de la substance organique. Or, s'il en est ainsi, il me paraît également bien démontré que le bon ou le mauvais état des *tissus* et des *appareils organiques* dépendra toujours du bon ou du mauvais état de la nutrition, et que de l'état plus ou moins régulier de cette fonction dépendra également, dans tous les cas, la bonne ou la mauvaise qualité des sucs nutritifs; c'est-à-dire, en d'autres termes, qu'il existe toujours des rapports exacts entre la perfection des fluides et des solides vivans et l'exercice naturel et régulier des *fonctions assimilatrices* destinées à les reproduire.

La véritable nature de la maladie scrofuleuse consiste donc dans l'*altération* profonde de la nutrition, d'où résulte le défaut de *maturation* et *d'animalisation* des élémens nutritifs, et par suite *l'imperfection substantielle* des tissus organiques consécutifs, que l'on peut comparer, dans ces cas, à la substance d'un fruit qui reste vert, parce que la plante qui l'a produit a été privée de l'air atmosphérique, de la lumière, etc., ou bien parce qu'elle n'a reçu qu'une séve de mauvaise nature et incapable de fournir à la nutrition.

Les principes que nous venons d'établir prouvent que tous les êtres doués de la vie, soumis aux influences fâcheuses que nous énumérerons, peuvent offrir les caractères de l'état scrofuleux, puisque tous ne s'entretiennent que par la nutrition, et que cette fonction est susceptible, chez eux, des mêmes altérations qu'elle nous offre dans l'homme. Notre théorie trouve même un nouvel appui dans la comparaison de cette analogie d'affection que nous offrent les végétaux et les animaux soumis à ces mêmes influences fâcheuses.

Nous savons en effet que toutes les plantes qui se trouvent privées pendant un certain temps de l'action bienfaisante du calorique, et surtout de la lumière, subissent une altération particulière connue sous le nom d'étiolement. Les plantes étiolées poussent des tiges longues, effilées et sans consistance ; toutes leurs parties constituantes sont tendres, aqueuses, sans saveur et bien moins colorées que leurs semblables ; c'est à cause de ces phénomènes, et surtout de l'abondance des sucs aqueux que ces plantes contiennent, que plusieurs d'entre elles ont été désignées comme aliment rafraîchissant ; nous avons même certaines plantes potagères trop dures et trop âcres pour pouvoir servir à notre nourriture, si elles n'ont été préalablement étiolées par des moyens artificiels. Ainsi, lorsque pour blanchir le céleri, la chicorée, la laitue, etc., les jardiniers lient les feuilles ensemble, et recouvrent la plante avec de la terre afin de la garantir de l'action de la lumière, ils ne font autre chose que l'étioler ; cet état d'étiolement sera d'autant plus prompt que la plante sera moins exposée à la lumière et que l'atmosphère qui l'environne sera plus humide.

Voyez même ces arbrisseaux qui sont transplantés dans les jardins étroits de nos grandes villes, où l'atmosphère, constamment humide et corrompue, n'est jamais vivifiée par la lumière et la chaleur d'un soleil bienfaisant, ils présentent toujours les caractères de l'*états scrofuleux* : ils n'offrent qu'une végétation languissante ; les mouvemens de la séve étant à peine sensibles, leur accroissement est très lent ; des courbures et des nodosités couvrent leurs tiges déformées ; ils n'apportent que des fleurs pâles et décolorées, qui font place à des fruits aigres, dont la pulpe, fade, acerbe et coriace, n'arrive jamais à une maturité parfaite.

Tous ces phénomènes peuvent encore s'appliquer à tous les animaux différens de l'homme, lorsqu'ils sont transportés des pays chauds dans des régions plus froides : ainsi il n'est pas rare de voir des perroquets, des singes, etc., être affectés de tumeurs glandulaires, et présenter tous les caractères de l'*état scrofuleux*. Les animaux de nos basses-cours, les volatiles, les porcs, etc., renfermés dans des lieux étroits, sombres et humides, s'ils demeurent long-temps sous les mêmes influences, et surtout s'ils sont nourris avec des alimens de mauvaise nature, s'étiolent et présentent tous les symptômes de l'*affection strumeuse*. On ne rencontre jamais des engorgemens scrofuleux chez les animaux sauvages, ni parmi ceux des animaux domestiques auxquels nous laissons la liberté de choisir les exercices et les alimens que demande l'organisation de leur espèce. Si le porc est quelquefois attaqué de ces engorgemens, il faut l'attribuer au repos forcé auquel nous le condamnons, dans des lieux humides, bas et mal aérés; il est bien prouvé que les porcs vivant en liberté dans les campagnes sont toujours exempts de cette maladie, tout comme les sangliers, qui sont de la même espèce. L'homme en faisant servir les animaux à la satisfaction de ses besoins, les éloigne de leurs habitudes naturelles, fait nécessairement dégénérer les races et donne lieu au développement de maladies qui leur étaient étrangères: c'est ainsi que se produit, chez les animaux engraissés artificiellement, une maladie qui a beaucoup d'analogie avec les scrofules; leur foie devient blanc, très volumineux, il perd son amertume; et par contre la vésicule de la bile diminue, des dépôts se manifestent dans différentes parties du corps: tous ces symptômes se rencontrent à l'autopsie de tous les malades morts de l'affection scrofuleuse, et nous pourrons tirer de ces analogies des indications importantes pour le traitement.

Les scrofuleux présentent des phénomènes analogues à ceux que nous offrent les végétaux et les animaux lorsqu'ils sont dans l'état d'étiolement, et l'on pourrait les considérer comme tels, quoique ces phénomènes ne dépendent pas toujours exclusivement de la même cause. La privation de la lumière, surtout lorsqu'elle agit de concert avec une atmosphère humide et les autres causes qui donnent lieu aux scrofules, produit incontestablement dans l'espèce humaine une décoloration de la peau avec relâchement du tissu cellulaire, bouffissure et prédominance du système lymphatique, premier degré de la maladie scrofuleuse. Ces accidens morbides, que l'on observe chez tous les individus qui séjournent quelque temps dans les cachots, dans les caves et autres lieux humides et obscurs, offrent donc une très grande ressemblance avec l'état maladif produit dans les plantes et chez les animaux par la même cause.

Lorsque cette cause, conjointement avec toutes celles que nous indiquerons plus tard, agit pendant long-temps sur un individu, les propriétés vitales languissent, la nutrition est dérangée, les élémens nutritifs sont altérés, l'élaboration et l'animalisation de tous les tissus est imparfaite; mais cette *imperfection substantielle*, caractère spécial de la *constitution scrofuleuse*, n'affecte pas au même degré tous les organes; elle est d'autant plus marquée que les tissus sont doués d'une moins grande énergie vitale, et l'observation vient encore confirmer ici notre théorie : c'est en effet sur les tissus blancs, tels que les ganglions, les vaisseaux lymphatiques, les os, etc., que l'on observe les symptômes des scrofules, et l'observation a prouvé depuis long-temps que ce sont précisément ces tissus qui offrent le moins d'énergie vitale. Le lecteur sera convaincu de la justesse de ces assertions, lorsque, dans l'examen des causes sous l'influence desquelles se développe la maladie scrofuleuse, nous prouverons qu'elles agissent toujours de manière à détériorer les matériaux de la nutrition, soit en diminuant l'action vitale des organes, et s'opposant par là à l'exercice naturel de chacun de ceux dont l'ensemble doit constituer l'appareil des *fonctions assimilatrices;* soit en présentant aux organes des alimens de mauvaise nature qui ne peuvent fournir que des élémens nutritifs insuffisans à l'entretien et à la réparation de l'organisme; soit enfin en s'opposant à la liberté des fonctions excrétoires qui doivent débarrasser l'économie du résidu de la nutrition et des molécules non assimilables, d'où résulte nécessairement un état de gêne et d'anxiété pour tous les organes auxquels ces molécules sont continuellement rapportées par le mouvement circulatoire.

Il ne faut pas confondre l'*état scrofuleux* que nous venons de faire connaître avec cet état de pâleur, d'atonie et de faiblesse générale, qui est le résultat d'une maladie chronique; il n'y a dans ce cas qu'une diminution plus ou moins grande dans la nutrition sans altération des élémens nutritifs; chez le scrofuleux, au contraire, il y a plutôt *altération* et *imperfection* des élémens nutritifs qu'affaiblissement de la nutrition : d'où nous pouvons conclure que dans les maladies chroniques il n'y a qu'atonie, relâchement, maigreur des tissus organiques, au lieu que dans la *constitution scrofuleuse* il y a de plus *imperfection* et *perversion* de la substance organique, provenant de l'*altération, du défaut d'élaboration et d'animalisation* des liquides destinés à la régénérer et à entretenir tous nos organes.

Les principes que nous venons d'établir renversent entièrement les anciennes doctrines exclusives des humoristes et des solidistes. Ils nous donnent la certitude que le développement de la maladie scrofuleuse est le résultat plus ou moins direct de l'action, sur toutes les parties de l'organisme, des causes morbifiques que l'homme trouve au-dehors de lui, ou qu'il porte en lui-même, et nous démontrent enfin que les deux sectes s'égarent, l'une en prétendant que la maladie scrofuleuse dépend exclusivement de l'altération des humeurs, et l'autre en prétendant qu'elle dépend toujours de la lésion des solides.

Parmi les médecins *éclectiques* les uns ont trouvé que l'étude des scrofules a été trop exclusivement basée sur les doctrines humorales, les autres n'ont fait que murmurer et déclamer contre ceux qui ont rapporté cette maladie uniquement à la lésion des solides, sans qu'aucun d'entre eux ait pris la peine d'indiquer quelle est celle de ces doctrines qu'il convient de conserver et celle qu'il faut rejeter; cependant les murmures et les déclamations ne sont d'aucune utilité dans l'étude des sciences, ceux qui en remplissent leurs écrits perdent leur temps et dérobent des momens précieux aux lecteurs. Afin d'éviter cet inconvénient, et pour donner une idée exacte de la maladie scrofuleuse, nous allons consacrer quelques pages à ce sujet, en cherchant à déterminer la part que prend à la production des écrouelles la lésion des deux ordres bien distincts de matériaux solides et liquides qui composent l'organisme.

Il est entièrement hors de notre pouvoir d'observer la maladie scrofuleuse dès le moment où les lésions dont elle dépend commencent à se former, néanmoins nous ne sommes pas moins certains qu'elle ne peut être entièrement développée sans passer par un état caché d'une durée plus ou moins prolongée; mais pour bien apprécier son mode de développement dans le début, nous aurions besoin de connaître la manière dont nos organes se développent et s'entretiennent, ce qui supposerait encore la connaissance de leur structure intime.

Or à cet égard la physiologie nous a démontré comment se faisaient les différentes *fonctions assimilatrices*; mais le mécanisme de toutes ces fonctions, la manière par exemple dont la *chylification* s'opère est absolument ignorée. Comment le mélange de la bile avec le chyme parvient-il à en extraire la partie *récrémentitielle*, et à la faire surnager? Y a-t-il quelques rapports entre cette opération et la nature des principes constituans de la bile? Il est aussi impossible de l'expliquer par la connaissance du fluide biliaire que d'expliquer le mécanisme de la génération par la connaissance chimique de la matière séminale. Nous ne pouvons rien dire de plus sur les propriétés spécifiques que nous attribuons au foie, sinon qu'elles sont de la même nature que celles que nous attribuons à l'estomac pour opérer la première transformation des alimens; qu'elles agissent également sur ces premiers élémens, pour les *altérer*, les *transformer*, pour y introduire des qualités nouvelles, et cela par des moyens qui sont également hors de la sphère de notre intelligence. Tous ces actes de l'économie animale, aussi mystérieux, aussi inexplicables que la formation de la pensée par l'action du cerveau, sont autant de phénomènes que nous devons considérer comme au-dessus des puissances de la matière; cette cause première dont les phénomènes de la vie sont les effets, est couverte d'un voile mystérieux qu'il ne nous sera jamais permis de soulever; nous pouvons bien suivre l'ordre avec lequel ces phénomènes se succèdent, observer les règles qu'ils suivent dans leur production, mais la nécessité de cette même production et la connaissance de l'action première ne seront jamais l'objet des recherches d'un esprit sage. Que l'on appelle cette action première *principe*, *loi*, *faculté*, *force vitale* ou *chimie vivante*, peu importe que l'on choisisse telle ou telle de ces expressions, si l'on ne la regarde que comme une formule abrégée, une simple abstraction. C'est ainsi que les phénomènes de la circulation capillaire, le jeu des vaisseaux excréteurs, le mécanisme de l'exhalation, de l'absorption, et de toutes les fonctions enfin, nous prouvent que l'économie animale est douée d'un mouvement par lequel les solides organiques réagissent sur les humeurs pour en accélérer la marche, sans que cependant nous puissions connaître ce mouvement d'une autre manière que par ses effets.

D'un autre côté l'anatomie est loin de nous con-

efféctuer le développement et l'accroissement du corps; mais l'époque arrive où il ne peut plus les balancer, et l'organisme commence aussitôt à s'affaiblir. C'est comme une pierre lancée en l'air, la force du mouvement qui l'élève n'étant pas susceptible d'accroissement ne peut manquer d'être surmontée par la force d'attraction : aussi remarque-t-on qu'après s'être élevée avec une vitesse graduellement décroissante, la pierre s'arrête enfin pour tomber aussitôt. De même il existe dès la naissance de l'homme une cause croissante, destructive du mouvement nutritif, à laquelle il doit finir par céder; bien que nous ne sachions pas ce qui la constitue, on peut dire qu'elle agit sur l'organisme de manière à le détériorer uniformément dans son ensemble et dans ses parties; d'autres fois cette cause porte spécialement son action sur un appareil d'organes, sur un système, ou sur un organe isolé qui se trouve tout-à-coup avoir vieilli au milieu d'un corps jeune encore. De là les maladies si nombreuses dans lesquelles, une des pièces importantes de l'organisme venant à être altérée profondément, le tout se dérange et meurt avant le terme marqué par la nature. C'est précisément ce que l'on observe dans la maladie scrofuleuse, qui dépend spécialement de la lésion du foie et du fluide qu'il est chargé de sécréter; d'où résulte la lésion du système lymphatique et des autres appareils dont les fonctions particulières à chacune de ces parties ont ensemble les relations et les rapports les plus directs. On demandera peut-être

pourquoi les effets de toutes les causes débilitantes capables de produire les scrofules se manifestent plutôt sur l'appareil biliaire et sur le système
lymphatique que sur les autres sytèmes : je répondrai à cela que la sensibilité, la tonicité, en un
mot les propriétés vitales moins accumulées sur
ces systèmes leur donnent moins de forces pour réagir sur les puissances morbifiques qui agissent
directement sur eux, ils doivent donc éprouver à
un degré plus marqué la diminution des forces
vitales : et d'après ces mêmes raisons doit-on être
étonné que les os soient si souvent altérés dans
la maladie qui nous occupe? Ne sait-on pas que la
gélatine et une substance inerte (*le phosphate
calcaire*) forment la base de la charpente osseuse ?
Mais qu'est-il besoin de raisonner où les faits par-
lent? et doit-on même chercher à combattre par
des argumens l'opinion de ceux qui le sont déjà
par leurs aveux? Au dire de certains physiologistes
qui ont écrit sur *l'ostéogénie*, le phosphate de
chaux *se porte, se dépose* dans le parenchyme
gélatineux des os. Pour combattre ces assertions
je n'aurai pas non plus recours aux expériences
des Fourcroy, des Berzelius et de tant d'autres
savans chimistes qui ont démontré que le sang
ne contenait pas de phosphate de chaux; il serait
inutile autant que déplacé de reproduire toutes
les opinions que l'on a avancées sur la marche
et sur la déviation de ce sel, on doit les considérer comme des hypothèses qui n'ont aucun
fondement appuyé sur l'observation des faits. Je

dirai seulement ici qu'il est bien démontré que le phosphate de chaux est formé dans les os par l'action spéciale de ces organes, comme la gélatine l'est par les tendons et les cartilages, la salive par les glandes salivaires, la bile par le foie, l'urine par les reins, etc.; que tous ces produits viennent du sang, et pourtant il est bien démontré que le sang ne contient point de salive, point de bile et encore moins de l'urine; nous devons donc admettre que chaque organe, chaque tissu a des propriétés particulières qui dérivent de leur nutrition et auxquelles nous devons rapporter ces actes de la nature toujours constans, à moins que des causes morbides plus ou moins nombreuses ne viennent détruire l'harmonie de leurs fonctions organiques.

En examinant la marche des phénomènes que nous venons d'indiquer nous voyons que le défaut de consolidation des os est lié aux scrofules, parce que dans cette maladie les vaisseaux blancs et la lymphe prédominent; le sang rouge est donc indispensable à l'ossification, c'est ce qui démontre que bien que le fluide artériel ne contienne pas le phosphate de chaux, il est le seul agent qui puisse donner aux os l'action capable de produire ce sel; plus le sang est riche et abondant, plus la consolidation osseuse est prompte; plus, au contraire, les vaisseaux blancs sont développés, plus les élaborations lymphatiques sont prédominantes et plus les os languissent dans un état de mollesse; on observe ces phénomènes non-seulement dans les os, mais encore dans les muscles et dans les autres tissus organiques. Ainsi les raisonnemens que je viens d'appliquer aux os, relativement au phosphate calcaire, peuvent s'appliquer au système lymphatique et au tissu glandulaire relativement à la lymphe, d'où il résulte que les solides seront d'autant plus affectés dans *l'état scrofuleux* que le sang se rapprochera davantage de l'état séreux. Pour confirmer cette théorie nous n'avons qu'à examiner les os chez le fœtus, lorsqu'ils sont encore cartilagineux, et nous verrons que leur flexibilité et leur mollesse élastique restent les mêmes jusqu'à ce qu'un point rouge se fasse apercevoir dans leur substance et soit le précurseur de l'ossification ; toujours le sang artériel pénètre les tissus et peut y être vu avant que les sels calcaires y soient déposés ; l'énergie de l'ossification est constamment liée au développement et à la force d'action du système sanguin, ses progrès sont d'autant plus rapides que le sang est plus riche et plus abondant en matière colorante et que le cœur est plus vigoureux ; or, comme nous l'avons dit, s'il en est de même pour la formation et pour l'entretien de tous les autres tissus organiques, nous pouvons conclure en dernière analyse que la lésion des solides vivans sera d'autant plus grande dans la maladie scrofuleuse, que la nutrition sera plus profondément *altérée* et que les élémens nutritifs destinés à les *régénérer* seront moins *animalisés*, et que par une conséquence naturelle des rapports qui existent entre les solides et les fluides, ces der-

niers seront d'autant moins *animalisés* que la lésion des premiers sera plus grande.

D'après tout ce qui précède nous croyons avoir
démontré que les solides par leur altération exercent
une grande influence dans le développement des
scrofules. Voyons maintenant si les humeurs n'exercent pas une influence plus grande encore dans
la production de la même maladie ; elles méritent
d'autant plus de fixer notre attention, que par une
suite d'aberrations d'idées inexplicables on les a
considérées dans ces derniers temps comme inal-
térables, et occupant dans l'économie animale une
place tout-à-fait secondaire. Depuis l'extrême faveur
où les sciences exactes sont montées, il semble
qu'on ait pris en dédain toute doctrine qui ne repose point sur des rapports ou des oppositions de
forces et de résistances géométriquement combi-
nés, comme si rien dans les lois de l'hydrostatique
pouvait expliquer le mécanisme des forces vitales,
dont le dernier terme sera toujours inconnu ; d'ailleurs les faits et les argumens les plus pressans
s'élèvent contre cette manière de voir. Si nous por-
tions nos regards sur l'origine du corps humain,
sur ses accroissemens progressifs, ses fonctions
conservatrices et ses altérations, enfin sur les phénomènes qui suivent sa désorganisation, nous ne
pourrions nous empêcher d'y reconnaître la prédominance des fluides sur les solides ; et ces derniers, loin d'être les parties constitutives de la vie,
semblent plutôt n'être que des instrumens accessoires. En effet, si l'on remonte au premier état

de tous les êtres vivans, on trouve que la fluidité préexiste à la solidité; nous savons que l'embryon, composé de gélatine, peut être considéré comme un corps fluide; nous savons aussi que l'organe le plus solide n'a été dans son principe qu'une masse liquide comme les premiers produits de la conception, et même lorsque le corps a acquis son entier développement, on ne sait pas précisement si l'on doit ranger certains tissus parmi les solides; les cinq sixièmes du corps sont liquides, les solides même sont formés par les fluides et redeviennent fluides: l'état solide n'est que transitoire, et quand tout le corps est susceptible d'éprouver des altérations manifestes dépendantes de l'affection scrofuleuse, il serait plus qu'absurde de supposer que les fluides seuls fussent exempts de cette maladie.

Il est, avons-nous dit, hors de notre pouvoir de connaître le mode de développement et d'entretien auquel nos organes doivent leur existence, et s'imaginer avec M. Broussais que l'expression de *chimie vivante* en donne la véritable explication c'est se faire une singulière illusion sur la puissance des mots. Il faut l'avouer avec franchise, depuis l'embryon jusqu'au dernier terme de la vieillesse, nous ne savons qu'observer des changemens de forme très nombreux et très variés; nous pouvons bien constater par l'observation l'existence du *mouvement nutritif*, sans pouvoir découvrir le secret de son exécution merveilleuse; nous savons que ce phénomène primordial est continué sans interruption depuis l'instant de la conception jusqu'à la mort, et qu'il ne peut être troublé sans donner lieu à des accidens plus ou moins graves. Nous connaîtrions donc le siége, la nature et les causes de ces accidens si l'expérience pouvait nous faire connaître toutes les conditions nécessaires à l'entretien de ce mouvement lui-même ; nous savons qu'il est entièrement soumis à l'exercice non interrompu des fonctions assimilatrices, mais nous préférons avouer que nous n'en connaissons pas la cause prochaine, plutôt que de recourir à des suppositions ou gratuites ou évidemment contraires à ce que l'observation nous démontre. L'incertitude peut être souvent le partage de celui qui étudie la nature, mais il doit bien se garder d'avancer des erreurs, qui sont d'autant plus dangereuses en médecine qu'elles peuvent être considérées comme des faits constatés par l'expérience, et s'opposer ainsi au triomphe des vrais principes. Toutefois nous savons que la vie n'est point exclusivement départie aux solides, et que les fluides en sont doués comme eux ; ce serait en effet une proposition trop facile à résoudre que la nécessité de la coexistence des liquides et des solides pour l'accomplissement des phénomènes de l'animalisation, il ne faudrait pas de grands efforts de raisonnement pour prouver que le sang, la lymphe et le chyle possèdent les rudimens de la vitalité ; si les fluides étaient inertes, ils ne jouiraient pas de la propriété de stimuler les tissus qui les reçoivent ; c'est en vertu de leur vitalité qu'ils s'entretiennent liquides tant qu'ils sont en mouvement dans les vaisseaux, qu'ils se décomposent dans le repos, et qu'ils s'altèrent avec promptitude par le contact des virus que l'absorption leur apporte. De ce que les solides sont indispensables à la structure et à la conservation du corps, on n'est pas plus autorisé à conclure qu'ils en sont le principe, qu'on ne le serait à décider qu'un récipient fait partie de la substance qu'il contient, parce que nous ne pourrions sans son secours conserver cette substance. Les solides ne constituent pas seuls la vie; c'est dans les fluides qu'elle consiste, ou plutôt c'est dans les uns et les autres, mais à un degré plus élevé dans ces derniers; en effet la solidité du corps augmente à mesure que nous nous éloignons de l'enfance; dans la vieillesse, les glandes s'oblitèrent, les parois artérielles s'ossifient, les sécrétions prennent plus de consistance, en même temps que le mouvement des fluides diminue d'activité, de force et d'énergie; et d'ailleurs des faits nombreux fournis par la pathologie démontrent que les fluides sont pourvus de forces vitales : Malpighy et Capiluppi ont trouvé le sang épaissi et entièrement coagulé dans les affections spasmodiques et surtout chez des épileptiques. D'un autre côté Fontana a bien démontré que le venin fourni par des animaux à sang froid réduit le sang en sérosité par son action sur les forces vitales des humeurs; le sang des animaux mordus par la vipère, par le serpent à sonnettes, se dissout, devient séreux et présente tous les phénomènes d'une décomposition prochaine, si l'on ne s'empresse à détruire les effets du venin avant que les absorbans l'aient porté dans le torrent de la circulation.

S'il est prouvé que les matériaux destinés à régénérer notre substance deviennent essentiellement liquides par les différentes élaborations qu'ils doivent subir, si c'est par des fluides que nos organes se conservent et se réparent, si toutes les parties solides ne jouent dans le mécanisme de la vie qu'un rôle passif, ne reste-t-il point démontré que c'est dans les fluides, dans les humeurs, qu'il faut chercher les sources de l'animalité, et par conséquent dans leurs altérations la cause principale de la maladie scrofuleuse; en rejeter le principe plus loin, c'est placer des puissances réelles dans des rapports abstraits, et fonder un système d'observation sur des futilités métaphysiques. Ce n'est pas qu'une lésion organique ou un défaut dans la structure des solides ne puisse occasioner la détérioration des humeurs ; on observe souvent des exemples trop manifestes de cette influence : l'homme serait trop heureux si, à cette admirable harmonie dans la composition et la reproduction des fluides, il joignait toujours cette régularité d'organes, cette perfection des tissus, qui feraient de la vie non point une double série d'actions, de phénomènes, mais un seul et même phénomène. Il règne donc entre les forces vitales des solides et des fluides, chez le même individu, une harmonie de laquelle il résulte que l'état des uns correspond à l'état des autres : chez ceux qui ont la fibre lâche et molle, la peau douce, les cheveux fins, le sang est très fluide et a beaucoup de tendance à la dégénération séreuse; il est au contraire plus épais et chargé de matières colorantes chez les sujets d'un tempérament fort et robuste dont la fibre est ferme; ces rapports sont encore plus sensibles dans l'*état scrofuleux*, et surtout lorsque les malades restent long-temps exposés aux causes que nous énumérerons plus tard. Les considérations précédentes prouvent, ce me semble, qu'il n'y a qu'une obstination aveugle qui puisse se refuser d'admettre qu'il existe des forces vitales dans les fluides, et que ces fluides jouent un rôle important dans la maladie qui nous occupe. L'on a pourtant nié, dans ces derniers temps, l'altération des humeurs dans les scrofules, quoiqu'il soit impossible de la révoquer en doute; car de ce que le sang d'un scrofuleux ne présente à l'analyse chimique aucune espèce de différence avec celui tiré des vaisseaux d'un athlète affecté de fièvre inflammatoire, doit-on en conclure que le sang n'éprouve aucune lésion dans la maladie scrofuleuse? Non certes. Personne du moins n'osera soutenir une pareille opinion, attendu que les forces vitales qui appartiennent au sang sont au-dessus des moyens d'investigation de la chimie, et que les analyses qui sont du ressort de cette science sont d'un faible intérêt, lorsqu'elles ne peuvent être faites que sur des matières déjà dépouillées des carac-

tères qu'il nous importe essentiellement de connaître.

La part importante que prennent les humeurs à
la production de la maladie scrofuleuse ne peut
donc être facilement appréciée que par la considération de l'influence qu'elles exercent dans l'état
de santé; il suffit pour cela de se souvenir qu'elles
sont la source commune qui fournit à l'entretien
de tous les solides, et le récipient où toutes les
molécules viennent se rendre après un temps déterminé. D'ailleurs l'état solide ou liquide est,
comme nous l'avons dit, un accident de la matière,
et n'en constitue pas l'essence; le même corps passe
alternativement d'une manière d'être à l'autre; et
cette transformation réciproque des liquides et des
solides, qui ne s'interrompt jamais en état de santé,
s'observe également avec des modifications remarquables pendant la maladie.

Ces réflexions suffisent pour démontrer la solidité des bases que l'humorisme est susceptible de
fournir pour arriver à la connaissance de la nature
des scrofules; et pourtant, après avoir été pendant
plusieurs siècles l'unique fondement des théories
médicales, ce système a fini par se voir répudié
par elles, attendu que les anciens faisaient dépendre
la production des maladies de l'altération de telle
ou telle humeur qui n'était qu'une chimère; et,
pour le prouver, je n'aurais qu'à rappeler ici les
rêveries de Silvius, de Sydenham, de Vanhelmont,
de Paracelse, sur l'*atrabile*, le *ferment humoral*,
la *fureur de l'archée*, etc., etc. C'est ainsi que des

théories fondées sur des erreurs grossières devaient nécessairement conduire à d'autres erreurs;
c'est aussi ce que l'on a pu observer, et l'humorisme,
si philosophiquement apprécié par Asclépiade [1],
est devenu l'objet d'une réprobation générale. De
nos jours les esprits ne sont plus disposés à admettre de pures hypothèses, et les données pa-
thogéniques empruntées à l'humorisme doivent
reposer sur des faits rigoureusement observés;
or ces faits existent, comme nous allons le prouver. Nous verrons plus tard avec quelle énergie
les agens extérieurs agissent sur l'ensemble du
corps; il sera facile de montrer que, si cette action
s'exerce sur les solides, elle s'exerce plus encore
sur les liquides : à chaque instant l'oxygène redonne
au sang ces qualités indispensables à l'entretien de
la vie, dont le mouvement nutritif tend incessam-
ment à le dépouiller; l'azote, l'hydrogène, l'acide
carbonique surtout, absorbés par la respiration,
portent d'abord sur le sang une action délétère,
qui s'étend ensuite à toute l'économie; les liquides
ne sont pas moins puissamment modifiés par l'é-
lectricité, comme le prouve la décomposition du
sang chez les personnes tuées par la foudre; d'un
autre côté, quelques degrés d'élévation de plus
dans la température troublent la respiration, en-
travent l'hématose et boursouflent le corps, en
dilatant les liquides.

Si le lecteur pouvait douter encore que l'altéra-

---

[1] *Causas morborum praecedentes in liquidis esse posse, mi-
nimè vero causas proximas, seu morbos ipsos.*

tion des humeurs pût être quelquefois la cause
primitive de la maladie scrofuleuse, nous n'aurions
besoin, pour le convaincre entièrement, que de
rappeler une foule de circonstances évidentes où
l'altération humorale est également la cause primitive d'autres affections, telles, par exemple, que
celles ou des substances vénéneuses sont soumises
à l'absorption ou injectées dans les veines : le plus
souvent la substance introduite agit directement sur
un ou plusieurs organes; les cantharides, par exemple, portent spécialement leur action sur les voies
urinaires, la noix vomique sur la moelle épi-
nière, etc.; d'autres substances portent le trouble
dans tous les appareils, comme, par exemple, l'a-
cide prussique.

Les observations les plus exactes de ces altérations humorales prouvent que l'économie travaille
avec force à dénaturer ces substances et à les expulser par les émonctoires naturels, si elles ne sont
pas assez actives pour produire la mort subitement,
et au bout d'un temps plus ou moins long il n'est
plus possible de découvrir la moindre trace d'altération; les phénomènes de la vie se rétablissent
dans toute leur régularité, à moins que la lésion
d'un organe ou d'un tissu ne porte dans certaines
fonctions un trouble qui ne peut dépendre que de
cette même lésion; de manière que, dans tous les
cas où l'affection des humeurs est essentielle, c'est-
à-dire lorsqu'elle dépend de l'action des causes
qui ont agi directement sur elles, la maladie dispa-
raîtra bientôt, lorsque l'action de ces mêmes causes

cessera et n'aura pas été assez forte pour produire la mort. Il en est de même dans les scrofules; lorsque les causes cessent, la maladie disparaît.

L'altération humorale peut être aussi produite par la résolution totale ou partielle de liquides naturels ou accidentels accumulés dans nos organes. Par exemple, dans les métastases, on observe la même tendance à l'élaboration de la matière résorbée, tous les émonctoires de l'économie font encore leurs efforts pour l'expulser, et l'on observe quelques-uns de ses principes constituans mêlés au liquide que l'organe sécrète habituellement; c'est ainsi que la sueur, l'urine surtout des *ictériques* colore en jaune les tissus qui en sont imbibés. Des expériences faciles à répéter constatent l'exactitude de cette proposition, qui prouve elle-même l'inexactitude et la fausseté du raisonnement des anciens humoristes, qui prétendaient que les liquides se déplacent, et vont infecter successivement tel ou tel organe, pour donner lieu à telle ou telle affection; ce langage est en opposition avec les lois connues de l'économie. L'altération des humeurs n'est pas moins facile à démontrer dans la maladie scrofuleuse. Mais ici, soit que les alimens n'offrent pas aux organes digestifs, et par suite aux solides vivans, des matériaux convenables, soit que ces organes éprouvent certaines affections morbides, soit enfin que la présence de l'humidité, la diminution de l'oxygène dans l'air, l'absence du calorique et de la lumière, etc., ralentissent les propriétés vitales de

tout l'organisme, affaiblissent l'énergie de l'hématose, et s'opposent à l'*élaboration* et à l'*animalisation* des sucs nutritifs qui doivent passer dans le
sang, il n'en est pas moins vrai que ce liquide est
altéré dans sa composition, et de cette altération
découlent les phénomènes de la maladie. Un régime bien ordonné amène presque toujours la fin
du trouble de la nutrition, alors la santé se réta-
blit d'une manière complète, et l'économie se débarrasse des humeurs viciées qui troublaient avant
toutes les fonctions organiques. Ces faits sont tellement susceptibles de démonstration, qu'il est
possible d'accélérer ou de ralentir ce mouvement
de la nature chez un scrofuleux, en variant son
régime hygiénique, en le transportant des lieux
bas, humides et privés de l'influence solaire dans
des situations opposées, et en substituant à une
nourriture malsaine et peu nutritive des alimens
très succulens.

On ne doit pas conclure de tout ce que j'ai dit
précédemment, que je veuille admettre avec Boerhaave que le corps humain ne soit qu'une machine
hydraulique [1] mise en jeu par l'action impulsive
du cœur; je ne prétends pas non plus introduire
dans la physiologie les calculs mathématiques que
la philosophie cartésienne introduisit dans toutes
les sciences, et fonder à son exemple, sur les règles
de l'hydrostatique et les lois générales du mouvement, des prétentions aussi hasardées que les théo-

---

[1] BOERHAAVE. *Orat. de usu rat. mechan. in med.*

ries chimiques des derniers siècles, basées sur des expériences mystérieuses, cachées sous un jargon inintelligible et par lesquelles on expliquait l'action des médicamens par celle des parties subtiles de Descartes sur les solides et les fluides; les médecin mêmes croyaient que la cause des maladies dépendait toujours de l'état des fluides et que les remèdes n'agissaient qu'en modifiant cet état.

L'altération des humeurs dans la maladie scrofuleuse est un fait que l'analogie et le raisonnement suffiraient seuls pour démontrer, si l'on manquait d'expériences directes propres à établir sa réalité. En effet, lorsque tout se modifie, s'altère et se renouvelle dans le corps humain, peut-on raisonnablement admettre qu'au milieu de pareils changemens les humeurs gardent une inaltérable pureté? Assurément personne n'oserait l'affirmer. C'est donc avec juste raison que les anciens ont accordé une grande part aux fluides dans la production des scrofules, et si leurs théories sont tombées, par la suite, dans une espèce de mépris, on ne doit l'attribuer qu'aux fausses applications qu'ils ont faites, en rapportant la cause des scrofules à la présence de certaines humeurs qui n'existent pas primitivement, puisqu'elles ne sont que le résultat de certaines sécrétions ou du trouble des fonctions assimilatrices. Ainsi, après avoir régné universellement dans toutes les écoles, l'humorisme a été remplacé presque exclusivement par le solidisme, excepté l'école de Montpellier, qui a toujours conservé quelque chose des théories humorales, et l'un des professeurs les plus remarquables de l'école de Paris, Bichat, qui a admis que « *l'altération morbide des humeurs était bien démontrée.* » Une pareille autorité n'a pourtant pas empêché quelques médecins de l'école de Broussais de donner une extension exagérée aux idées de leur maître, et de soutenir la doctrine du solidisme dans toute son exagération. C'est ainsi que M. Boisseau nous a dit avec une assurance que je n'ose caractériser, par égard pour un collègue : . . . *Il fut un temps où l'on croyait les humeurs susceptibles d'altérations spécifiques ; on ne croit plus aujourd'hui à ces altérations.* Après cet arrêt, qui réduit à *zéro* l'étude des altérations propres aux liquides, l'auteur attribue tous les phénomènes morbides aux lésions des solides, et les explique tous par l'*irritation*, mot mystérieux que M. Mongellaz définit : « La manière d'être de nos tissus ou « de nos organes, toutes les fois que leur action « est portée plus loin que ne le comporte l'état « physiologique. » Voilà une définition qui permet de rapporter à l'irritation tous les phénomènes morbides, qui, par parenthèse, les explique tous également, c'est-à-dire qu'elle n'en explique réellement aucun d'une manière satisfaisante ; car dire, d'après ce docteur, qu'un organe est irrité, c'est absolument comme si l'on disait qu'il est malade, car il est très peu de maladies dans lesquelles on ne pût découvrir un organe *dont l'action serait portée plus loin que ne le comporte l'état physiologique.* Le vague infini d'une pareille manière de raisonner n'échappe à personne, il serait donc inutile de le faire ressortir davantage. Nous savons que l'irritation est un phénomène général, qui entre comme élément ou condition de tous les autres, et il en résulte qu'on doit le trouver dans presque toutes les maladies; d'après cela nous tomberions dans le vague de l'école de Broussais, si au lieu de borner toutes nos recherches à constater l'existence de l'irritation dans les maladies scrofuleuses locales, nous ne cherchions pas à découvrir ce qu'il y a de surajouté à cette même irritation, c'est-à-dire un *caractère de spécialité*, dépendant de l'état constitutionnel et de la lésion du tissu sur lequel elle se développe. En suivant cette marche en médecine, on voit s'accroître le nombre des affections spéciales d'organes et d'appareils, mais l'on est en même temps convaincu que ce n'est que sur leur connaissance exacte que repose l'édifice de la pathologie, et par suite toute méthode curative rationnelle; il est vrai qu'une pareille théorie sera combattue par tous les partisans de l'unité d'irritation, à cause surtout qu'elle multiplie le nombre des maladies; mais comment faire? Il faut bien étudier la nature telle qu'elle est, et non telle que nous voudrions qu'elle fût.

Aussi, non-seulement la maladie scrofuleuse reconnaît pour cause une altération des humeurs, mais encore l'altération des solides, qui peuvent se trouver affectés de diverses manières, suivant les tissus organiques sur lesquels les causes morbides portent spécialement leur action. Dès-lors il est indispensable, dans l'étude de cette maladie, de chercher à découvrir non-seulement les altérations des liquides et des solides qui les produisent, mais encore les *affections spéciales* que chacun de ces deux ordres de composans est susceptible d'éprouver, si l'on veut établir les bases d'un traitement méthodique. Cette manière de voir est loin de présenter la séduisante simplicité de la doctrine *prétendue physiologique*, et de réduire les maladies à deux espèces, en les expliquant toutes par deux causes, ou plutôt par la modification d'une seule cause; elle nous conduit au contraire à admettre un nombre illimité d'affections pathologiques de nature essentiellement différente; ainsi l'affection scrofuleuse qui dépend, comme nous l'avons établi, de la lésion de l'appareil biliaire et des autres systèmes qui ont avec lui les relations les plus directes, n'est pas la même que telle autre affection dépendante de la lésion de tel autre organe ou de tel autre appareil organique, et produite par des causes différentes. Cela rend la science difficile, j'en conviens, mais le nombre immense d'individus dont l'étude compose les sciences naturelles n'est pas une chose que nous puissions diminuer à notre gré. La chimie découvre chaque jour de nouveaux corps simples ou composés; on ne l'accuse point, à cause de cela, de suivre une fausse route; il en est de même de la médecine, elle ne fera de progrès réels qu'en étudiant chaque maladie d'après les lois de la nature et telle qu'elle se présente, et en basant cette étude sur le mode d'action et sur la variété de ses causes, et surtout sur la nature des tissus organiques de la lésion desquels elle dépend. Cette vérité, que la doctrine physiologique a paru faire méconnaître un instant, commence à être appréciée suivant son importance, et la méthode lente mais sûre de l'observation ne peut tarder à rentrer dans ses droits usurpés par l'esprit de système. Déjà elle a conduit plusieurs médecins à s'occuper de l'étude négligée des altérations humorales, et il est curieux pour ceux qui suivent les progrès de l'art de guérir, de voir que les recherches nouvellement entreprises pour déterminer l'influence de ces altérations dans la production des maladies, ne permettront bientôt plus de méconnaître l'importance réelle de l'humorisme, si dédaigneusement banni par les modernes du domaine de la pathologie; cette nouvelle direction des esprits exerce déjà depuis quelques années une grande influence sur les doctrines médicales, et depuis cette époque ce système a fourni matière à plus de recherches et d'expériences qu'on n'en avait vu depuis plus de trente ans. Cette certitude de la méthode expérimentale appliquée à l'étude de l'humorisme et du solidisme, établit une bien grande différence entre elle et les suppositions gratuites et insensées *d'un principe âcre, d'un ferment humoral, d'un acide, d'un alcali*, etc., etc., au moyen desquelles on a cru pendant long-temps pouvoir expliquer tous les phénomènes des maladies ; aussi pouvons-nous assurer qu'autant ces hypothèses ont apporté d'entraves aux progrès

des sciences médicales, en accoutumant les esprits
à n'employer que des mots vides de sens, autant
cette nouvelle méthode est susceptible de contribuer à agrandir son domaine; l'on ne verra plus
alors des écrivains même illustres attribuer la maladie scrofuleuse à une irritation tout simplement,
et ne conseiller que des toniques et des irritans
pour la combattre.

Que les plus hautes capacités médicales ne dé-
daignent donc plus de suivre cette nouvelle carrière
ouverte à leurs recherches, elles ne pourront manquer, en la suivant, d'arriver à quelques-uns de
ces grands résultats qui opèrent dans les sciences
des réformes réelles autant que durables.

Les considérations auxquelles nous venons de
nous livrer nous amènent naturellement à discuter s'il existe un virus scrofuleux, et, dans le cas
contraire, si les écrouelles peuvent ou non se communiquer par le contact.

DU PRÉTENDU VIRUS SCROFULEUX.

Depuis l'antiquité la plus reculée, et spécialement depuis Hippocrate, les doctrines humorales
ont presque toujours servi de bases aux théories
médicales; toutes les maladies chroniques ont été
attribuées à des altérations survenues dans les
humeurs, désignées sous le nom de *virus*, de *cachexie*, etc. : ces idées erronées furent autant d'obstacles à l'avancement de la science médicale; on
distinguait presque autant de *vices* que l'on recon-
naissait d'affections diverses; la *phthisie*, le *carreau*

et les autres désorganisations des viscères furent
attribuées à des humeurs morbifiques ou à des vices
particuliers. Cet héritage impur de l'ignorance des
premiers observateurs s'est perpétué jusqu'à une
époque peu éloignée de nous, et de sa combinaison
avec les idées qui se sont successivement accréditées sur la maladie scrofuleuse en particulier, il
en est résulté la plus étrange confusion et les opinions les plus absurdes; il est curieux de voir comment les médecins du siècle dernier s'efforcèrent
d'assigner au *virus* un caractère spécial, alors même
que les faits démontrent toute la puérilité de leurs
distinctions. Ici l'on considère les vices écrouelleux et
rachitique comme deux branches du même tronc, là
on admet que ces *virus* peuvent se convertir l'un à
l'autre, etc. Des discussions plus vives se sont élevées pour assigner à ces virus leur cause, leur nature et leur composition spéciale; la chimie parut
à plusieurs auteurs pouvoir donner une solution
satisfaisante de ces importans problèmes, et chaque
médecin adopta une théorie fondée sur la science
des alambics. Il serait aussi inutile que fastidieux de
reproduire ici toutes les opinions hypothétiques et
erronées qui furent publiées à ce sujet; les disputes
oiseuses, les incertitudes toujours renaissantes qu'à
chaque page des annales de la médecine on trouve
sur ces maladies, portent à croire que les lumières
de la vérité brilleraient aujourd'hui avec bien plus
d'éclat, si nos devanciers avaient plus observé et
moins disserté, et s'ils s'étaient aperçus que toutes
les lésions scrofuleuses locales sont autant d'effets

différens d'une même cause, et qu'elles ont une origine commune dans l'organisation des sujets qui en sont atteints.

Je ne demanderai point aux auteurs qui ont admis l'existence du virus scrofuleux quelle est sa composition et sa nature intime, s'il réside dans les liquides ou dans les solides de l'économie, puisqu'ils ont tous montré une parfaite ignorance à cet égard ; ils ont bien cru reconnaître la réalité de ce principe, mais il ne leur a pas été possible d'en assigner la cause et d'en démontrer la nature. Les uns ont soutenu que le *virus scrofuleux* pouvait se communiquer par le contact ; Pujol, Lalouette, Charmetton, Bordeu, Baumes sont de cet avis, et Arétée a prétendu même *qu'on ne peut converser sans danger avec un scrofuleux*. Les autres l'ont regardé seulement comme héréditaire, mais comme n'étant pas susceptible de se communiquer par le contact ; telle est l'opinion de la plupart des auteurs modernes. En admettant même que les scrofules soient héréditaires, cela n'entraînerait pas l'existence d'un *germe*, d'un *virus*, puisque cette affection est presque toujours produite par des causes accidentelles ; ils admettent alors que la maladie scrofuleuse est le résultat du développement subit d'un *virus* jusqu'alors caché dans l'économie. Mais en raisonnant ainsi, ils ignorent donc que suivant la disposition organique des sujets, on voit les mêmes causes donner lieu à des maladies différentes ; et que, sur plusieurs personnes exposées, par exemple, au froid, l'expérience démontre que suivant la disposition organique de chacune d'elles l'une sera affectée d'inflammation, si elle est douée d'un tempérament sanguin et robuste, une autre sera affectée de scrofule, si elle est d'un tempérament lymphatique; certes, dira-t-on alors, il y a quelque chose de *spécial* et de *caché*, qui prédispose les sujets à cette maladie : je suis parfaitement de cet avis; je dis plus, il y a encore quelque chose de *spécial* chez le sujet qui est subitement atteint d'inflammation, d'une hémorrhagie, chez cet autre qui est en proie à une névrose ou bien à une toux opiniâtre; mais admettrons-nous pour cela qu'il y a un *virus inflammatoire, nerveux* et *phthisique?* Il est indispensable d'admettre qu'il y a dans chaque individu une disposition organique spéciale qui dispose aux lésions diverses dont chaque sujet est affecté sous l'influence des mêmes causes extérieures; cette spécialité organique est constamment caractérisée par la prédominance de certains organes, par la sensibilité plus grande, plus exaltée dans certains systèmes, et par la diminution, par un état de langueur des propriétés vitales dans certains autres, ce qui les rend plus impressionnables à l'action des causes extérieures, que l'on pourra souvent modifier et détruire par un régime bien ordonné. Cependant les médecins modernes de l'école de Montpellier n'ont vu dans les crofules qu'une altération des humeurs, qui s'opère par l'intermédiaire d'un principe nuisible, de nature essentielle, qu'ils désignent sous les dénominations vagues de *vice, virus* ou *génie scrofuleux*.

Ils semblent rétrograder dans leurs études à ces temps où les appareils organiques étaient encore tout-à-fait inconnus, et s'efforcent de rendre inutiles les précieuses découvertes de l'anatomie pathologique; les auteurs de ces théories erronées font presque du *vice scrofuleux* un être intelligent qui, selon eux, *se dirige* tantôt sur les glandes, d'autres fois peut *se transformer* en hydropisie, tantôt *porte* son action sur les organes, et peut *s'associer* à d'autres *virus,* etc. Peut-on supposer que de pareilles idées aient été émises par des cerveaux raisonnables? et d'après un jargon aussi absurde ne peut-on pas, à juste titre, admettre que ces auteurs ont vu dans le vice scrofuleux un malfaisant personnage dont l'intention raisonnée est de tourmenter les sujets qu'il choisit pour victimes. Ne serait-on pas tenté de se croire transporté aux premières époques de la culture des sciences médicales, où, l'anatomie étant inconnue, l'on n'expliquait les lois de la nature que sur des hypothèses et des abstractions métaphysiques; et n'aurait-on pas lieu de s'affliger, si l'on n'était pas convaincu que cet être malfaisant n'existe que dans l'imagination de ceux qui l'ont décrit?

Tant qu'un sujet ne présente aucun des phénomènes qui naissent de l'existence des scrofules, il est déraisonnable d'établir qu'il en porte le vice caché dans quelque partie de son corps; car cette maladie peut ne se manifester jamais, si l'individu, né de parens scrofuleux et qu'on soupçonne affecté de cette maladie, se trouve placé dans des circonstances favorables au développement libre et régulier de son organisme. Ainsi, qu'est-ce qu'un *virus* dont rien ne manifeste l'existence, qui, bien que placé au milieu des parties vivantes, ne produit sur elles aucune impression, et qui tôt ou tard sort inopinément de sa retraite pour envahir une ou plusieurs parties, les détruire et porter au loin ses ravages? Tout ce que doit faire le médecin judicieux, à l'égard des sujets lymphatiques et par conséquent disposés aux scrofules, c'est d'appliquer au développement de cette maladie le raisonnement qu'il fait chaque jour relativement au développement plus fréquent des névroses ou des inflammations chez les sujets d'un tempérament nerveux ou sanguin; il nous semble dès-lors impossible d'admettre un *vice* ou *virus* scrofuleux, et pour donner encore plus de force à notre opinion, nous allons comparer les caractères du prétendu *vice scrofuleux* avec ceux d'un virus que tout le monde regarde comme tel, je veux parler du virus syphilitique : ce parallèle pourra d'ailleurs confirmer l'opinion que nous avons déjà émise pour prouver que les scrofules ne sont point une modification de la maladie vénérienne. 1° La maladie scrofuleuse est toujours déterminée par un ensemble de causes générales très différentes dans leur nature et leur mode d'action, telles que l'absence du calorique et de la lumière solaire, des alimens de mauvaise qualité, un air froid et humide, etc.; or, comment est-il possible que l'influence variable de causes aussi nombreuses et évidemment disparates dé-

veloppe dans nos humeurs un principe mor-
bifique toujours le même chez tous les individus? Le virus syphilitique au contraire se développe toujours de la même manière et sous l'influence de la même cause, il se communique d'ailleurs par le contact immédiat, comme toutes les affections qui dépendent d'un principe morbifique particulier se communiquent par l'inoculation et se transmettent facilement par la voie de l'absorption, tandis que nous prouverons plus bas qu'il n'en est point ainsi pour la maladie scrofuleuse.

2° L'état de force, une constitution robuste, etc., sont des conditions qui s'opposent au développement des scrofules, et ces mêmes conditions semblent favoriser le développement du virus vénérien.

3° Le virus vénérien est constamment transmis à des enfans qui doivent le jour à des parens qui en sont infectés, et nous prouverons bientôt que les parens affectés de scrofules ne transmettent pas un *vice* ou *virus* scrofuleux.

4° La maladie scrofuleuse ne se guérit jamais que par un ensemble de moyens généraux aussi différens dans leur nature que par leur mode d'action, tandis que le virus vénérien ne peut être guéri le plus ordinairement que par l'action d'un spécifique qui le détruise en agissant directement sur lui. Voilà pourquoi la rage, contre le principe de laquelle nous n'avons point encore découvert de spécifique, est incurable, tandis que le virus vénérien se guérit très bien sous l'influence exclusive du mercure.

5° Lorsque le virus vénérien a été détruit par un traitement convenable, il ne reparaît plus que par une nouvelle infection communiquée par le contact immédiat. Il n'en est pas de même de la maladie scrofuleuse, elle reparaît dès que les sujets qui en ont été guéris se trouvent de nouveau exposés aux mêmes causes générales qui en avaient favorisé le développement, pour disparaître encore lorsque les malades ne se trouvent plus sous l'influence de ces mêmes causes. Dira-t-on alors que le *virus scrofuleux s'éteint et renaît* alternativement?...

Ainsi, il serait plus que déplacé d'admettre dans les scrofules l'existence d'un *virus* ou de tout autre agent analogue, en y attachant les idées que les humoristes voulaient exprimer par lui; il est clairement démontré que cette maladie consiste dans la lésion des solides et des fluides d'où naissent tous les phénomènes morbides, comme nous l'avons établi dans notre théorie; car nous voyons d'un côté que la maladie scrofuleuse ne présente aucun des caractères propres aux virus, que d'un autre côté elle suit dès sa naissance et dans son développement la même marche que suivent toutes les autres maladies indépendantes de l'influence d'un virus.

Il résulte donc de toutes les considérations auxquelles nous venons de nous livrer que le mot *virus* et autres semblables, dont on s'est servi pour indiquer un *agent spécifique matériel des corruptions humorales* dans les scrofules, doivent être oubliés à jamais, puisqu'ils ne présentent à l'esprit que des idées vagues et essentiellement fausses.

Ce n'est point pour satisfaire une vaine curiosité que nous avons tenté la solution de cette dernière question; elle nous a paru importante par l'influence qu'elle peut avoir sur le traitement de l'affection strumeuse; il est dangereux de faire dépendre cette maladie d'un agent chimérique qui empêche de reconnaître sa véritable cause, et par suite d'administrer les remèdes convenables. C'est peut-être pour avoir posé des principes inexacts dans l'étiologie de la maladie scrofuleuse que l'on a resté si long-temps à perfectionner sa thérapeutique. En effet pourquoi se serait-on occupé à rechercher les véritables indications qu'il fallait remplir pour guérir une maladie que l'on suppose produite par un virus? Ce mot n'entraîne-t-il pas l'idée d'une puissance *délétère particulière* qui ne cède ordinairement qu'à l'action d'un spécifique? or, comme nous ne tenons le plus souvent les spécifiques que du hasard, on ne s'attachait qu'à faire des essais de tout ce qui pouvait avoir une action marquée sur le corps humain, dans l'espérance de rencontrer l'antidote des scrofules, au lieu de chercher à connaître la nature intime de la maladie : voilà ce qui explique la grande quantité de remèdes de tous genres, et souvent doués de propriétés opposées, que l'on est étonné de voir conseillés par des auteurs estimés.

LA MALADIE SCROFULEUSE EST-ELLE CONTAGIEUSE?

Le témoignage des auteurs ne nous sera pas d'un grand secours dans la solution de cette question; ainsi que dans la précédente, leurs sentimens sont partagés. En accordant même aux partisans de l'opinion que je viens de combattre l'existence du *vice* ou *virus* scrofuleux, ils seraient encore dans l'impossibilité de soutenir le caractère contagieux qu'ils supposent à ce principe imaginaire, quoique les expériences auxquelles ils se sont livrés semblent prouver le pour et le contre; cela vient sans doute de ce qu'en consultant l'expérience ils n'ont pas eu soin d'apprécier toutes les circonstances dans lesquelles se trouvaient les individus au moment du développement de l'affection strumeuse.

La plupart des auteurs anciens regardaient la maladie scrofuleuse comme contagieuse; et cette opinion a pu influencer celle du vulgaire, dont la croyance se fortifie par la moindre circonstance fortuite. Mais que l'ancienne académie de médecine soit tombée dans la même erreur et se soit décidée en faveur de la contagion, cela a lieu de nous étonner, et nous permet en même temps de ne plus nous en rapporter aveuglément à ses décisions; bien loin de partager à ce sujet l'opinion de ce corps savant, nous allons prouver au contraire que la maladie scrofuleuse n'est pas contagieuse, et notre assertion sera clairement confirmée par

les expériences irrécusables que nous allons rapporter.

Les partisans de la contagion sont portés à embrasser cette opinion par la raison que les nourrices scrofuleuses communiquent cette maladie à
leurs nourrissons: cela ne prouve pas que la maladie soit contagieuse, car un être aussi faible
qu'un enfant à la mamelle, qui ne reçoit d'autre
nourriture que le lait vicié d'une femme malade,
doit nécessairement contracter une constitution
faible et délicate qui l'expose aux maladies du
système lymphatique; mais c'est seulement en recevant un lait peu substantiel, mal élaboré, en un
mot un mauvais aliment, qu'il acquiert une disposition aux scrofules; on voit les mêmes effets produits par le lait d'une femme enceinte, quoiqu'en
aucune manière attaquée de scrofule; les enfans
imbus de ces laits peu substantiels, soit par l'état
de grossesse, soit par un état de maladie chronique
quelconque, sont absolument dans le cas de ceux
qui contractent les scrofules sous l'influence des
causes qui présentent aux organes des élémens nutritifs de mauvaise nature. Ainsi le contact du mamelon d'une nourrice scrofuleuse n'est pas la cause
du développement ultérieur du vice scrofuleux : si
son lait y contribue, ce n'est point comme véhicule d'un *vice* ou *virus*, mais comme aliment de
mauvaise qualité.

L'on a été également porté à admettre la contagion des scrofules par la raison que dans une
même famille on rencontre plusieurs enfans scro-

fuleux, lorsque cette maladie s'y manifeste. Cette conséquence est essentiellement fausse ; il me semble plus naturel d'admettre que les enfans d'une même famille, partageant le même genre de vie, vivant sous les mêmes influences, étant exposés aux mêmes causes, doivent nécessairement être affectés simultanément de la même affection. Il existe sans doute des maladies contagieuses, telles que la syphilis, la petite-vérole, etc., mais elles offrent des preuves certaines de contagion ; or ces preuves n'existent pas au sujet de la maladie scrofuleuse ; les noms des Bordeu, Pujol, Baumes, etc., suffiraient pour justifier l'opinion de ceux qui croient à la contagion des écrouelles, si ces écrivains avaient apporté à l'appui de leurs raisonnemens des faits un peu moins déraisonnables. Il est maintenant bien démontré que ces auteurs ont été trompés par des apparences illusoires, et qu'ils ont pris pour le résultat de la contagion ce qui ne doit être attribué qu'à des causes morbifiques indépendantes du contact.

Voici sur quelles preuves nous fondons notre raisonnement pour réfuter la contagion des scrofules ; d'abord il n'existe aucun fait qui prouve d'une manière certaine que cette maladie se soit communiquée par le contact d'un individu à un autre. Cette maladie ne consistant pas dans un virus, comme nous l'avons prouvé, mais bien dans une constitution particulière, ne saurait être contagieuse.

En second lieu, des auteurs dignes de foi rapportent un grand nombre d'expériences qui ont été faites publiquement, et qui démontrent jusqu'à l'évidence que l'on n'a jamais pu transmettre la maladie scrofuleuse par le contact ni même par l'inoculation. Hallé a répété les expériences de Pinel et de M. Alibert, et assure que les scrofules ne sont pas contagieuses. M. Richerand a fait la même remarque à Saint-Louis. Hebreard a tenté d'inoculer le prétendu vice scrofuleux sur un grand nombre de chiens par différens moyens, et ces animaux n'ont jamais présenté le plus léger symptôme de la maladie qui nous occupe.

Quoique nous puissions conclure des faits ci-dessus que la maladie scrofuleuse n'est pas contagieuse, nous avons voulu nous en assurer par nous-même, en faisant des expériences encore plus concluantes; nous avons inoculé le pus provenant d'ulcères scrofuleux à de jeunes pourceaux, animaux plus disposés que les chiens à contracter les scrofules; l'inoculation n'ayant produit aucun résultat, nous avons mis le prétendu *virus scrofuleux* en contact avec toutes les surfaces absorbantes, sur des chiens et sur des chats; nous avons pris du pus sur plusieurs malades, tous éminemment scrofuleux, et nous l'avons introduit dans l'estomac de ces animaux en le mêlant aux alimens, nous l'avons injecté dans les veines, nous avons fait des incisions sur la peau du cou et nous avons pansé ces plaies deux fois le jour avec le pus pris sur les scrofuleux dont nous avons parlé; nous avons fait des scarifications sur la membrane muqueuse qui tapisse les surfaces internes des paupières dans lesquelles nous avons introduit ce même liquide, et jamais aucun des animaux soumis à ces expériences n'a présenté le moindre symptôme de la maladie scrofuleuse.

Comme les partisans de la contagion ont objecté que ces expériences ne suffisaient pas pour détruire leur opinion, en ce que le virus peut être contagieux d'un homme sur un autre homme, et ne pas l'être de celui-ci sur un animal, un médecin allemand a eu la hardiesse de faire des expériences sur des enfans : chez l'un il a frictionné le cou avec du pus provenant d'un individu scrofuleux, chez un autre il a inoculé ce même liquide dans une plaie pratiquée derrière l'oreille, et jamais ces enfans n'ont présenté aucune trace de la maladie scrofuleuse ; enfin, convaincu de la non-contagion du prétendu *virus scrofuleux*, nous avons répété les expériences de M. Lepelletier, et nous nous sommes inoculé, en présence de plusieurs de nos confrères et à plusieurs reprises, le pus provenant d'une tumeur scrofuleuse, sans que notre santé en ait jamais été dérangée.

Les faits sont donc assez multipliés pour servir de base à notre opinion et nous autoriser à nier la contagion des scrofules ; il est temps que l'on considère enfin cette vérité comme établie, et que l'on ne s'occupe plus des recherches qui y sont relatives ; d'ailleurs nous nous offrons à répéter ces expériences sur nous-même en présence de quiconque pourrait avoir encore le moindre doute à cet égard.

LA MALADIE SCROFULEUSE EST-ELLE HÉRÉDITAIRE?

Pendant plusieurs siècles on a eu de la peine à concevoir que la maladie scrofuleuse pût être en même temps héréditaire et non contagieuse; aussi la majeure partie des auteurs qui ont nié la contagion n'ont-ils pas voulu admettre l'hérédité. Mais l'on conçoit facilement, d'après notre théorie, que cette affection peut se transmettre des parens aux enfans sans caractère contagieux; et comme nous sommes toujours dans l'habitude d'appuyer nos raisonnemens sur les faits incontestables de l'observation, nous allons rapporter ceux qui nous portent à admettre que l'affection strumeuse est héréditaire; c'est là malheureusement le chapitre le plus triste de notre histoire; s'il est cruel en effet de penser que nous ayons beaucoup à souffrir de nos propres fautes, il est plus cruel encore d'imaginer que nous ayons si souvent à souffrir pour les fautes des autres; il y a dans cette succession de maux, dans cet héritage de misères, quelque chose de si désolant que nous serions tentés d'accuser la Providence, si nous ne savions pas que la médecine nous soutient quelquefois contre les tyrannies de la nature.

Nous ne sommes point étonnés de rencontrer encore de nos jours des personnes qui ne croient point à l'hérédité des maladies; que n'a-t-on pas nié? Quelle est l'évidence que le génie capricieux de l'homme n'ait soumise au doute? Et à travers toutes les folies qu'il plut aux hommes de recevoir et d'accréditer à la faveur du pyrrhonisme, ne retrouve-t-on pas une confession ingénue de la faiblesse de l'esprit humain, lorsqu'il pousse ce système jusqu'à faire dire avec le stoïcien Possidonius qui s'écria un jour dans un accès de goutte : *O douleur!... tu m'attaques en vain, rien ne peut me faire croire que tu sois un mal...* Tout ce qu'il y a eu de savant parmi les médecins de l'antiquité, et même plusieurs des rénovateurs de la médecine moderne, ont cru à l'hérédité des maladies. Toutes ces autorités n'ont point empêché quelques écrivains illustres d'encenser des erreurs et de déclarer la guerre aux maladies transmises par la génération et par la nourriture première; cependant l'on ne saurait contester la communication au moins médiate de la mère à l'enfant par les radicules du placenta et le cordon ombilical, ni douter que le sang de la mère ne pénètre le fœtus et ne serve à son organisation; or, si le sang des parens est vicié, comment pourra-t-il donner naissance et perfectionner des organes sains? Mais le raisonnement aime quelquefois à lutter contre l'expérience. Quoi! nos parens auront pu nous transmettre les traits de leur visage, la force de leur constitution, la hauteur de leur stature, en un mot leur physique, même leurs goûts et leurs talens; et leurs maladies seules resteraient incommunicables! Nous pourrions hériter de leurs vices et de leurs vertus, et nous ne pourrions pas hériter

de leurs infirmités! Heureuse exception, si elle
était vraie; mais tout s'accorde malheureusement
à la démentir, et l'hérédité des scrofules ne peut
plus être contestée aujourd'hui. Hippocrate, Fernel, Baillou, Morgagni, Haller et tous les médecins les plus célèbres ont étayé la doctrine de l'hérédité dans les maladies par des faits si nombreux
et si authentiques, que cette question nous paraît
résolue affirmativement, du moins pour l'affection
qui nous occupe. Je ne veux pas entendre toutefois, par ce mot hérédité, que les parens transmettent
à leurs enfans le *vice* ou *virus* scrofuleux, qui, suivant certains auteurs, infecte et dénature les humeurs, ou que les parens en imprègnent le germe
qu'ils ont formé; de semblables suppositions ne
sont pas même dignes de la critique; s'il en était
ainsi, pourquoi, dans une nombreuse famille dont
le père et la mère sont scrofuleux, plusieurs des
enfans se trouveraient-ils attaqués de cette maladie,
tandis que les autres en seraient exempts? Pourquoi le vice scrofuleux ne se développerait-il pas au
moment de la naissance, au lieu d'attendre l'âge de
trois ou quatre ans, quelquefois beaucoup plus tard?
Il n'est pas douteux que les enfans dont les parens sont affectés de scrofules portent dans leur
tempérament des dispositions propres à développer en eux cette maladie; mais ces dispositions ne
produisent jamais aucun effet si elles ne sont ac-
compagnées des causes qui peuvent la faire naître,
c'est-à-dire de nos excès, de nos mauvaises habitudes, d'un régime de vie malsain, etc. Il est bien dé-

montré que nous tenons de nos parens une constitution semblable à la leur, et il n'est pas douteux que nous devons éprouver les mêmes incommodités qu'eux si nous vivons de la même manière et dans les mêmes lieux; mais ces incommodités ne sont pas pour cela essentiellement héréditaires, puisque nos propres actions, notre régime de vie peuvent les amener ou nous en garantir.

Lorsque les maladies étaient regardées comme des *entités* qui se développaient dans l'économie et en troublaient les fonctions, leur hérédité ne pouvait se comprendre; maintenant qu'elles ne sont plus à nos yeux que des lésions de tels organes, ou de tels tissus, ou de tels appareils, l'on conçoit que certaines dispositions organiques spéciales puissent se transmettre par la génération. Hériter des scrofules, ce n'est donc pas recevoir de ses parens un *principe morbifique particulier existant dans les humeurs et déterminant par sa présence une affection toujours de même nature,* mais seulement une constitution imparfaite qui dispose à cette maladie; ce qui le prouve, c'est qu'il n'est pas même nécessaire que les parens soient scrofuleux pour donner le jour à des enfans qui, après leur naissance, soient affectés de cette fâcheuse maladie; il suffit que les parens se trouvent dans des circonstances capables d'exercer une funeste influence sur la fécondation du germe et sur la nutrition du fœtus, comme par exemple lorsque les époux sont trop jeunes ou trop vieux, lorsque leur constitution est altérée par des privations de tous genres, par des maladies chroniques, lorsque des accidens arrivent à la mère pendant la grossesse, etc. Les philosophes et les médecins peuvent constater chaque jour l'exactitude et la profondeur de cette assertion : *senes et valetudinarii imbecilles filios vitiosâ constitutione gignunt*.[1] Éloignons toutefois les idées exclusives, quelle que soit la théorie à laquelle elles se rattachent; il est indubitable que l'hérédité a lieu, mais il est également certain que les auteurs l'ont souvent admise lorsque la maladie était absolument étrangère aux parens, et qu'elle ne dépendait que des circonstances au milieu desquelles les enfans vivaient. Transportez ailleurs les nouveau-nés, que le climat soit favorable, que la demeure soit bien choisie, les alimens salutaires, les exercices bien appropriés, et l'on verra ces enfans nés de parens scrofuleux ou valétudinaires perdre bientôt la disposition scrofuleuse qui déjà s'était manifestée, et jouir de la meilleure santé; transportez-les ensuite dans des lieux bas et humides, que ces mêmes enfans soient mal nourris, toujours enfermés dans les salles ombragées des colléges, au milieu d'un air corrompu par des exhalaisons méphitiques et soustraits à l'influence salutaire qu'exerçaient sur eux l'air libre, la lumière solaire, la gymnastique, etc., et vous verrez bientôt reparaître tous les symptômes de la constitution scrofuleuse, qui avaient déjà disparu une fois sous des influences opposées.

[1] FERNEL, *de morb. caus.*, lib. I.

D'après cela comment admettre, à plus forte raison, la transmission des scrofules à des générations éloignées? Pour réfuter de pareilles erreurs, si le témoignage de la nature me manquait, j'invoquerais le témoignage de la raison, je demanderais au bon sens le plus vulgaire s'il peut se faire que des parens bien portans puissent transmettre, par la voie de la génération, une maladie qu'ils n'ont pas, par la seule raison que leurs aïeux en ont été affectés. S'il arrive quelquefois que des enfans qui appartiennent à des parens bien portans soient scrofuleux, bien certainement la maladie ne leur aura pas été transmise par la génération, mais elle aura été produite par les causes au milieu desquelles ils ont vécu. S'il arrive au contraire que des enfans nés de parens scrofuleux ne soient pas affectés de cette maladie, c'est uniquement parce qu'ils vivent au milieu des influences qui s'opposent à son développement. Est-il en effet bien étonnant que des individus atteints de scrofules engendrent des enfans chez lesquels se développe cette maladie? ils les élèvent ordinairement de la même manière qu'ils ont été élevés eux-mêmes, les nourrissent des mêmes alimens, leur laissent habiter les mêmes lieux; il faudrait au contraire être surpris si, étant soumis à l'influence des mêmes agens nuisibles, ils n'étaient pas attaqués de la même maladie. Ce qui est bien positif, c'est que tous les parens scrofuleux transmettent à leurs enfans une constitution délicate qui les rend très propres à recevoir l'action des puissances délétères sous l'influence desquelles se développe l'affection strumeuse.

Tels sont les principes que nous désirions développer sur le caractère essentiel de la maladie scrofuleuse, et qui forment la base de notre théorie, d'après l'exposition de laquelle nous espérons que les fausses doctrines, éclairées par les pâles lueurs des préjugés, s'éclipseront devant le flambeau brillant de l'expérience et de l'observation des lois de la nature.

CAUSES DE LA MALADIE SCROFULEUSE.

Nous divisons les causes des scrofules en générales et en spéciales : les premières sont relatives au climat, au tempérament, à l'âge, au sexe, etc. ; les secondes se divisent en trois grandes classes, d'après leur mode d'action, en suivant les mêmes distinctions que nous avons établies pour celles qui dérangent les fonctions assimilatrices ; ce qui démontre que notre théorie est fondée sur la connaissance des lois de l'organisme et sur la marche de la nature.

Causes générales. — Il y a des maladies particulières pour chaque climat, pour chaque nation, et cette question ne peut pas plus être mise en doute aujourd'hui que les démarcations géographiques et que les différences nationales. Si le géographe a fixé les climats divers suivant la position qu'occupe un pays sur le globe, le médecin a distingué un autre genre de climat qui est dû à l'élévation du pays, à sa forme, au gisement de ses terres, à la direction de ses eaux, aux vents les plus habituels, etc.; personne n'ignore l'influence que toutes ces circonstances exercent sur la constitution des habitans. L'extrême chaleur comme l'extrême froid sont peu propres au développement des scrofules : un très haut degré de chaleur comme un très grand degré de froid condensent les vapeurs humides et raréfient l'air, d'où il résulte que la zone torride comme la zone glaciale, où l'air est plus sec, sont les régions les moins favorables au développement des scrofules; tandis que nous voyons au contraire cette maladie plus fréquente dans les climats tempérés, depuis le quarante-cinquième au cinquantième degré de latitude, et spécialement dans les pays marécageux, où l'atmosphère est surchargée de vapeurs humides, sur les bords des fleuves, des lacs, des eaux stagnantes, etc.; de même que nous voyons les maladies bilieuses affecter de préférence les peuples qui vivent sous la ligne. La même règle existe pour les différences des tempéramens, des âges et des sexes; nous savons que dans l'enfance et chez les femmes la constitution organique est plus humorale, que la lymphe prédomine à quelques exceptions près, et que c'est au contraire le sang et la bile dans l'adolescence. Ainsi la même raison qui assigne pour domaine à la maladie scrofuleuse les pays humides et froids, lui soumet plus particulièrement les individus chez lesquels prédomine la constitution humorale, déterminée soit par le tempérament, l'âge ou le sexe. Quoique les tempéramens lymphatiques, les femmes et les enfans soient plus exposés à la maladie scrofuleuse, ces règles ne sont pas tellement rigoureuses que l'on ne puisse avancer que cette affection peut se développer indistinctement dans tous les climats comme dans tous les âges, lorsque les individus sont soumis pendant long-temps à l'influence des causes qui la produisent. Chruikshank pense que la première époque de la vie et le déclin de l'âge sont également exposés aux scrofules; j'ajoute, moi, que l'on peut être affecté de cette maladie, quelles que soient la nature du tempérament et la différence du sexe. Mais il faut remarquer néanmoins que les bilieux, les sanguins et généralement les personnes robustes résistent plus long-temps à l'action des puissances délétères, que celles qui sont plus faibles et douées d'une constitution pituiteuse; par conséquent les scrofules doivent affecter de préférence les tempéramens lymphatiques et plus souvent encore l'enfance, non-seulement par la prédominance marquée que présente la nutrition, alors plus susceptible d'être dérangée, mais encore par la faiblesse de l'organisation et par l'extrême sensibilité du premier âge. A cette époque l'individu se trouve dans l'impossibilité d'opposer une résistance convenable aux influences destructives, dont les effets sont d'autant plus marqués sur sa faible organisation qu'elle n'est point encore habituée à leur action; il s'ensuit de là que dans le premier âge, le tissu des glandes étant presque sans ressort, ces organes s'engorgent plus facilement, et, par une conséquence naturelle du même principe, il arrive quelquefois que les scrofules se modifient ou disparaissent à l'âge de la puberté par l'accroissement des forces vitales et par la prédominance de la bile à cet âge. Les nègres sont rarement affectés de la maladie scrofuleuse dans leur pays, tandis qu'ils en sont presque toujours atteints lorsqu'ils habitent nos contrées : cela dépend encore évidemment du défaut d'action du foie, qui est toujours bien moins marquée dans nos pays humides et froids que dans les climats chauds. Ainsi nous voyons partout le défaut d'action de l'appareil biliaire, principe fondamental de notre théorie, expliquer naturellement la production de la maladie scrofuleuse, puisque nous savons qu'au contraire le tempérament bilieux est celui sur lequel s'établit le plus difficilement la constitution strumeuse. Toujours par une conséquence des mêmes principes, la maladie scrofuleuse est plus rare chez l'homme que chez la femme, parce que celle-ci est douée d'une organisation plus faible, plus lymphatique, parce qu'elle est retenue dans son intérieur par la nature de ses occupations et son goût dominant pour la vie sédentaire, parce qu'elle fait peu d'exercice, qu'elle éprouve rarement l'influence solaire, toutes causes générales qui favorisent le développement de la constitution scrofuleuse. D'après ce qui précède, nous voyons que l'affection strumeuse attaque toujours de préférence les individus doués d'une moindre énergie vitale; ainsi les enfans nés de parens syphilitiques, ou bien de parens dont la constitution est détériorée par des maladies chroniques, doivent souvent apporter en naissant la disposition aux scrofules. *Peccata parentum omnia syphilitidis reliquia.*

Outre ces causes générales, il en est une autre d'une influence incontestable, je veux parler des mariages mal assortis. Il est bien certain que les disparités des unions conjugales, considérées sous le double rapport de l'âge et de l'état de santé, sont des causes puissantes de la constitution strumeuse; et pourtant dans quel temps ces exemples déplorables ont-ils été plus fréquens qu'ils ne le sont aujourd'hui! Dans ce siècle d'ambition, l'intérêt doit passer avant tout : aussi voit-on, d'un côté, un jeune homme bien portant marié à une femme scrofuleuse, là un homme scrofuleux uni à une femme bien portante, quelquefois même les deux époux sont affectés de cette cruelle maladie; et ne voit-on pas même encore la majeure partie des hommes s'engager dans les liens du mariage avec les restes souvent ineffaçables de la maladie vénérienne! Quelle progéniture attendre d'unions de cette sorte? Plus malheureux encore que ceux qui leur ont donné le jour, les enfans se ressentiront toujours de leur source impure[1], si la médecine ne vient à leur secours de bonne heure, et si elle ne

> *Damnosa quid non imminuit dies?*
> *Ætas parentum pejor avis tulit,*
> *Non nequiores; mox daturos*
> *Progeniem vitiosiorem.*   Horat.

change pas leur constitution par un régime convenable et long-temps continué.

Toutes les causes générales sont plus ou moins efficaces dans la production de la maladie scrofuleuse, mais cependant elles ne suffisent pas seules, si elles ne rencontrent pas dans l'individu qui y est exposé un état particulier des solides et des liquides propre au développement de cette affection. En effet, parmi les individus placés dans les mêmes circonstances, soumis à l'influence des mêmes causes, une foule d'entre eux échappent heureusement à cette funeste maladie. Cette circonstance est nécessairement due à une modification des solides et des fluides, à cette action particulière de chaque organe ou de chaque appareil dont le dérangement ou l'altération produit une affection particulière spéciale, sans admettre pourtant l'existence d'un virus, comme le prétendaient les anciens et même quelques médecins modernes ; nous avons prouvé d'ailleurs que cette théorie erronée n'est plus d'accord avec les faits et l'observation des lois de la nature.

Causes spéciales. — Nous divisons ces causes en trois classes, d'après leur mode d'action, basé, comme nous l'avons dit, sur les mêmes distinctions que nous avons établies en ce qui concerne les causes qui altèrent la nutrition ; savoir : 1° Celles qui entretiennent dans les tissus organiques un état de langueur et d'inertie qui les rend incapables de remplir les fonctions assimilatrices, lors même qu'ils auraient à leur disposition des élémens réparateurs de bonne qualité.

2° Celles qui présentent aux appareils organiques des matériaux nutritifs indigestes et de mauvaise nature, ne pouvant donner naissance qu'à des organes faibles et mal constitués, lors même que l'élaboration vitale s'effectuerait avec la perfection et l'activité convenables.

3° Enfin celles qui s'opposent à la liberté des excrétions, chargées d'enlever à l'économie les résidus nutritifs qui, n'étant plus de nature à s'assimiler aux tissus organiques, les fatiguent sans cesse par leur présence. Lorsque nous aurons exposé les causes spéciales qui donnent le plus ordinairement naissance à la maladie scrofuleuse, le lecteur n'aura plus aucun doute sur la similitude d'action que nous avons établie entre ces causes et celles qui portent le trouble dans les fonctions assimilatrices, et il restera également convaincu que notre théorie n'est basée que sur la connaissance des lois de l'organisme.

Causes qui donnent lieu à la maladie scrofuleuse en diminuant les propriétés assimilatrices des tissus et des appareils organiques.

Ces causes se rapportent spécialement à l'air atmosphérique, à l'exercice et au repos, au sommeil et à la veille, aux travaux intellectuels, aux passions de l'ame, enfin aux maladies antérieures et à leur traitement.

Air atmosphérique. — Outre les causes de maladies que nous portons en nous-mêmes, il en est de très nombreuses dans nos rapports avec les agens extérieures; depuis long-temps on a remarqué que l'air chargé de vapeurs humides, lorsque la température est chaude, dispose aux scrofules par le relâchement qu'il produit dans le tissu cutané, siége principal des vaisseaux lymphatiques et du système glandulaire; et que, lorsque la température est froide, il entretient dans toute l'économie un spasme, un état de torpeur et d'engourdissement qui rend l'action vitale des organes languissante, et spécialement les systèmes lymphatique et biliaire; cette même constitution atmosphérique diminue la circulation des fluides et rend enfin l'élaboration nutritive imparfaite, d'où résulte bientôt la mollesse et l'étiolement de tous les tissus, qui, n'étant nourris que par des sucs mal élaborés, disposent les individus à la maladie scrofuleuse.

Il est bien prouvé que l'air humide, celui qui approche le plus du centième degré de l'hygromètre, c'est-à-dire de l'état de saturation, exerce sur les divers appareils organiques une très grande influence, qui varie, comme nous venons de le dire, suivant que la température est chaude ou qu'elle est froide. L'air chaud chargé d'humidité a perdu de sa pesanteur, et les effets qu'il exerce sur notre organisme dépendent de l'action combinée de la vapeur et de la rareté de l'air. Cette qualité de l'atmosphère est très débilitante et très relâchante, les organes soumis à son influence sont dépourvus d'énergie et exécutent mal leurs fonctions, tous les tissus sont frappés d'une mollesse remarquable et leur action est nécessairement languissante. La surface du corps est dans un état de gonflement dû à la force expansive du calorique et à l'action de la vapeur; la matière de la transpiration paraît d'autant plus copieuse que l'air saturé d'humidité se charge difficilement du produit de l'exhalation cutanée, qui se condense en gouttelettes sur la peau et ne fait qu'ajouter à la faiblesse générale. L'action des systèmes gastrique et biliaire partage l'atonie universelle, l'élaboration des alimens est lente et imparfaite; les matières alvines sont plus abondantes et plus liquides; la circulation participe également à cet état de langueur, et la petitesse du pouls décèle la faiblesse du principal organe de la circulation. La respiration est également très lente et très pénible, une moins grande quantité d'oxygène se trouve absorbée, et le sang n'est pas vivifié par ce principe essentiel, il est donc peu réparateur et peu stimulant; aussi la nutrition est-elle bien moins active, malgré que le volume du corps paraisse augmenté; ce gonflement du tissu cellulaire n'est dû qu'au relâchement des solides, à un défaut d'énergie dans tout l'organisme plutôt qu'à l'activité de la nutrition : le sentiment d'une débilité générale et la faiblesse de tous les mouvemens viennent à l'appui de cette assertion.

L'atmosphère dont nous parlons exerce aussi une influence fâcheuse sur le cerveau; cet organe,

comme tous les autres, n'étant plus sollicité par
l'abord d'un sang vivifiant, ne reçoit plus que des
impressions obtuses, et la sensibilité générale est
affaiblie; c'est principalement sur le système musculaire que cette action débilitante se fait sentir,
la contractilité est presque anéantie, les mouvemens sont lents et pénibles, une fatigue prompte
les suit. Si cet état de l'atmosphère persiste pendant long-temps, les individus qui sont exposés à
son influence prennent tous les caractères de la
maladie scrofuleuse; les chairs deviennent molles
et comme boursouflées, la peau se décolore, une
débilité générale s'empare d'eux, etc.

L'atmosphère humide et froide a une action
différente de celle que nous venons de décrire, et
bien que l'influence de l'atmosphère humide et
chaude soit délétère, l'influence de celle-ci est plus
pernicieuse encore; elle trouble l'organisme, dérange l'harmonie des fonctions et altère constamment la santé; elle entretient dans toute l'économie un engourdissement, une torpeur, qui diminue l'activité de tous les organes, et rend par
conséquent l'élaboration nutritive toujours imparfaite; les tissus en ressentent bientôt l'influence
funeste, ils deviennent mous, s'abreuvent de liquides mal confectionnés, s'étiolent, et la maladie
scrofuleuse ne tarde pas à se manifester.

L'impression du froid que l'air humide exerce
sur la peau est plus vive que celle d'un froid sec
au même degré, parce que l'eau lui communique
sa faculté conductrice, et qu'il semble, dans ce cas,

s'appliquer plus exactement sur la surface du corps. Chez les individus exposés à l'action de l'humidité froide, les digestions languissent, les viscères abdominaux remplissent mal leurs fonctions, et notamment l'appareil biliaire; la circulation est troublée, la force contractile du cœur est diminuée, un sang peu oxygéné revient des poumons, et stagne dans tous les viscères intérieurs; de là accélération du mouvement respiratoire, déjà nécessité par le peu d'oxygène que contient l'air humide et froid. Sous l'influence de cette température l'embonpoint augmente, à cause du peu de pertes que nous subissons alors, non pas parce que la transpiration est supprimée, comme nous le prouverons plus tard, mais parce que la sanguification se fait d'une manière imparfaite.

Les personnes qui habitent les lieux humides et froids, les revers et le pied des montagnes, les régions entrecoupées de bois, de torrens et de vallées profondes, sont petites, pâles, bouffies, peu agiles et d'une sensibilité obtuse, elles ont les passions faibles et ne sont point aptes aux travaux de l'esprit, elles ont presque toujours un tempérament lymphatique très prononcé; là tout semble concourir au développement de la maladie scrofuleuse, des émanations souvent délétères, une variation fréquente de température, un air constamment chargé de brouillards ou de vapeurs humides qui dérobent à l'homme les rayons de l'astre bienfaisant qui donne la vie à tout ce qui existe dans la nature.

Dans les régions élevées au contraire, où l'atmosphère est dépouillée de toute émanation délétère, dans le midi de la France surtout, où l'air est sec et pur, tous les organes exercent leurs fonctions d'une manière régulière, le foie sécrète de la bile en abondance; aussi les habitans de ces contrées sont doués d'un tempérament sanguin, d'une forte constitution, d'une imagination ardente et d'une grande vivacité, ils ont les muscles fermes et bien marqués, une coloration fortement prononcée, et sont par conséquent peu disposés à la maladie scrofuleuse.

On ne peut pas dire que tel ou tel miasme répandu dans l'atmosphère soit la cause des scrofules, mais il est facile de se convaincre que les altérations de l'air contribuent puissamment à leur production; il suffit pour cela de jeter un coup-d'œil sur les enfans des pauvres mal logés de Paris, si fréquemment affectés de scrofule, sur les réduits humides et mal aérés des prisonniers, etc. et sur les bons effets que l'on retire dans le traitement de l'air pur de l'habitation à la campagne. Je ne prétends pas dire par là que la nature des alimens ne soit aussi une cause puissante de la maladie scrofuleuse, seulement je crois que son influence est moins marquée; la preuve en est que des milliers de paysans, beaucoup moins bien nourris que les enfans scrofuleux de nos grandes villes, jouissent d'une santé parfaite, entretenue par l'air pur au milieu duquel ils vivent.

Indépendamment des qualités de l'atmosphère

que nous venons d'indiquer, l'air exerce encore sur l'économie animale une influence marquée par les divers fluides qu'il contient, tels que la lumière, le calorique et le fluide électrique, qui impriment à notre organisme des modifications importantes; il est prouvé que si l'air atmosphérique ne contient pas ces fluides dans des proportions naturelles, et qu'ils ne soient plus en rapport avec notre économie, les liquides blancs prédomineront, et dès-lors l'organisation animale présentera cet état remarquable que nous avons décrit sous le nom d'étiolement; c'est surtout au défaut de lumière et de calorique solaires qu'il faut attribuer ces funestes effets.

La lumière conjointement avec le calorique et l'électricité paraît être l'un des instrumens les plus puissans de la nature; son influence est indispensable au développement complet et à la conservation de tous les corps organisés; cette influence se développe d'abord d'une manière générale sur la surface des corps, elle en modifie les apparences extérieures et amène des changemens qui s'étendent même au-delà de l'organisation physique. Considérée sous un autre point de vue, la lumière agit sur tous les êtres organisés d'une manière médiate, et les yeux sont les intermédiaires de cette influence; mais l'œil n'est pas, sous ce rapport, un instrument inerte dont la puissance se bornerait à modifier la direction des rayons lumineux, c'est un organe sensible qui transmet à tous les autres organes les impressions qu'il a reçues, c'est un centre d'actions qui réagit sur presque toutes nos facultés et donne lieu à un grand nombre d'excitations symphatiques: il est évident que la lumière en agissant sur les yeux ne se borne pas aux sensations de la vision, puisque l'impression d'une clarté même modérée, exercée sur ces organes pendant le jour, produit toujours l'exacerbation générale des symptômes dans les maladies inflammatoires, et ce n'est que par l'absence de la lumière pendant la nuit que les personnes atteintes de ces maladies aiguës sont beaucoup plus calmes le matin que l'après-midi. L'action que le fluide lumineux exerce sur l'économie animale est donc tonique et stimulante, suivant les circonstances et les proportions dans lesquelles elle agit, voilà pourquoi il est difficile de dormir pendant le jour, et afin de ne pas priver le corps du sommeil qui lui est nécessaire, on est obligé, en été, d'empêcher la clarté du soleil de pénétrer dans les lieux destinés au repos. Toutefois, à cet égard, la nécessité, les habitudes et la susceptibilité individuelle modifient ce que nous indiquons ici d'une manière générale.

Sans la lumière, tout languit, tout dépérit. Les végétaux même, dont l'organisation est moins compliquée que la nôtre, soustraits à son influence, s'étiolent, languissent et meurent; l'homme s'affaiblit, le tissu cutané se relâche, la respiration, dont l'empire est si marqué dans notre économie, devient plus lente, la circulation moins rapide, moins active, la sécrétion biliaire beaucoup moins abondante: d'après cela, il est bien facile de concevoir pourquoi la maladie scrofuleuse est si rare dans les pays chauds de l'Afrique, de l'Amérique, même en Provence et dans le midi, tandis qu'elle est si commune dans les régions froides et humides de la Hollande, des Pays-Bas, de l'Angleterre, du nord de la France, etc.

Lorsque nous jetons les yeux sur l'homme et les autres espèces d'animaux, on ne reconnaît guère d'autres rapports sensibles avec la lumière que ceux de la vision, qui leur donne la perception des couleurs, des formes et des distances. Il est hors de doute que la lumière produit des effets remarquables sur les végétaux et sur les corps inorganiques ; les rayons solaires à température égale produisent dans le règne minéral des combinaisons qui ne sauraient s'effectuer à la même température dans l'obscurité ; les plantes sans l'influence de la lumière ne formeraient pas de matière verte, production la plus essentielle de cette classe d'êtres ; et lorsque l'on considère que, sans la lumière, abstraction faite de la chaleur, il existerait à peine quelques traces du règne végétal, serait-elle sans influence sur la vie des êtres animés? Il est impossible de ne pas admettre que la lumière ait une part active dans les phénomènes de l'organisation animale, et la plus simple observation doit en fournir la preuve. D'après les expériences des physiciens modernes, on ne peut douter que la lumière ne soit très favorable à la conformation régulière du corps, et cette application est confirmée par une observation de M. de Humboldt dans son

Voyage aux régions équinoxiales [1], où les hommes et les femmes ont presque toute la surface du corps exposée à la lumière ; ce savant naturaliste dit n'avoir vu aucun individu qui ait une difformité naturelle parmi des milliers de Caraïbes, d'Indiens, de Mexicains et de Péruviens. Ces difformités du corps, ces déviations sont infiniment rares dans de certaines races d'hommes, surtout chez les peuples qui ont le système dermoïde fortement coloré ; je ne puis croire qu'elles dépendent uniquement des progrès de la civilisation, de la mollesse de la vie, et de la corruption des mœurs. Quoi qu'il en soit de la multiplicité des causes qui peuvent s'opposer à ces difformités, nous ne saurions douter que l'action de la lumière sur toute la peau n'y contribue ; d'autre part, nous devons aussi conclure que le défaut d'une lumière suffisante fait partie des causes extérieures qui produisent ces déviations de formes chez les enfans affectés de scrofules, et cette conclusion est même appuyée par l'observation : en effet, cette maladie se développe de préférence chez les enfans qui habitent des rues étroites et mal éclairées ; nous déduirons du même principe que dans les cas où ces déviations ne paraissent pas incurables, l'exposition à la lumière et le séjour à l'air libre sont les plus sûrs moyens pour les ramener à une bonne conformation. Les parties découvertes reçoivent l'influence propre de la lumière, et parmi ces parties on aurait tort de

____

1 In-4°, Paris, 1814, pag. 471.

regarder les yeux comme uniquement destinés à nous faire apercevoir les couleurs, les formes et les dimensions, nous avons déjà avancé que leur sensibilité exquise pour le fluide lumineux doit les rendre plus aptes que toutes les autres parties du système nerveux à transmettre cette action de la lumière qui influe sur toute l'économie. L'influence directe de la lumière ne se borne donc point à réveiller l'activité propre des organes, elle leur donne encore une nouvelle énergie; et si l'on pouvait avoir le moindre doute à cet égard, il suffirait pour le détruire de considérer dans quel état se trouvent tous les individus qui vivent habituellement à l'ombre et dans les lieux bas et humides; on peut les comparer avec raison aux plantes qui se développent dans l'obscurité, puisqu'ils sont comme elles décolorés et languissans; tandis que les individus qui habitent entre les deux tropiques, où ils reçoivent presque perpendiculairement l'influence des rayons solaires, ont la couleur de la peau très foncée, comme les nègres; ne voit-on pas même chez les blancs les nuances de la peau varier suivant qu'on les observe sur des parties habituellement couvertes, ou sur celles qui sont librement exposées aux influences atmosphériques?

Il reste bien démontré que la privation de la lumière est une cause puissante de la maladie scrofuleuse, et cette opinion deviendra plus évidente encore, si l'on réfléchit que les scrofules s'observent très rarement chez les individus qui ont les tissus fermes, la couleur de la peau très foncée, résultat de l'action directe de la lumière; à moins que ces mêmes individus ne soient exposés à d'autres causes que nous signalerons comme pouvant donner lieu à la maladie scrofuleuse; tandis que la blancheur de la peau, la mollesse et la flaccidité des tissus, résultat de la privation de la lumière, sont au contraire les symptômes caractéristiques de l'affection qui nous occupe.

Le calorique, dont les corps qui nous environnent et l'atmosphère que nous respirons sont pénétrés, a une influence puissante sur notre existence et notre conservation; il se développe au-dedans de nous par les opérations qui constituent la vie; mais il ne faut pas le confondre avec la *chaleur* et la *température*. Nous considérons le calorique comme la cause ou le principe d'où dérivent les phénomènes qui accompagnent les variations de la chaleur et les changemens de température.

Tous les animaux ont une température qui leur est propre, et qui est toujours supérieure à celle de l'espace dans lequel ils vivent. Le calorique développé dans l'économie animale ne peut donc lui être transmis par communication, en vertu de la tendance qu'a ce principe à se mettre en équilibre avec tous les corps. La principale source du calorique animal est dans la respiration, en vertu des combinaisons de l'air qui en font l'essence; et si l'on parcourt toutes les grandes classes d'animaux, on verra que leur température propre est proportionnée à l'étendue de leur respiration, et qu'ainsi la chaleur des animaux à sang rouge, dont les poumons sont très développés, comme chez les oiseaux, ont une température plus élevée que les animaux à sang blanc, etc. Mais la respiration n'est pas, comme l'ont pensé plusieurs physiciens célèbres, l'unique foyer de la chaleur animale; elle n'est pas le régulateur tellement exclusif de cette chaleur, que la température du corps se trouve toujours en rapport avec cette fonction. On peut poser en principe que partout où il y a action organique, il y a en même temps changement dans les *combinaisons* ou *élaborations organiques*, et par conséquent augmentation de température; tout ce qu'on observe dans l'économie des êtres organisés présente l'enchaînement de ces trois phénomènes : *action et mouvement, combinaisons ou élaborations organiques*, et *développement de chaleur*; ces phénomènes sont tellement en harmonie, que, s'il survient un trouble quelconque dans le premier des trois, les deux autres présentent également de l'irrégularité. L'association de ces trois phénomènes se lie et se trouve en rapport avec les lois générales; en effet les combinaisons produites par l'action organique doivent nécessairement donner lieu à des changemens de température, comme les combinaisons chimiques. Ainsi chaque organe ayant une action propre, comme nous l'avons dit à l'article nutrition, il présente également des combinaisons qui lui sont propres, par conséquent il doit avoir un mode particulier de développer de la chaleur, il paraît donc évident que toutes les actions organiques sont autant de sources de chaleur animale. Mais lorsque sous les influences atmosphériques la faculté de développer de la chaleur n'est pas la même, la vitalité sera différente; d'abord les rapports avec la température extérieure changent nécessairement; ensuite le besoin de chaleur et la faculté de supporter le froid ne sauraient être les mêmes là où le foyer intérieur n'a pas la même activité; c'est un des rapports les plus intéressans à connaître, car il n'y a guère d'agent extérieur qui ait plus d'influence sur la vie que la température de l'air; c'est aussi celui que nous pouvons le plus modifier pour l'approprier à nos besoins, et dans les circonstances où nous n'en avons pas les moyens, c'est-à-dire lorsque nous sommes exposés à l'air libre, nous avons d'autres ressources pour y suppléer; mais il faut une connaissance intime de nos rapports avec la température extérieure pour bien régler l'usage des moyens propres à nous garantir de ses effets nuisibles; rapports qui varient suivant les modifications dépendantes de l'âge et de l'état de faiblesse, d'où dépend la faculté de produire plus ou moins de chaleur.

Le refroidissement consiste dans un abaissement de la température du corps, et lorsqu'un individu préalablement refroidi a repris sa température naturelle, il reste encore quelques traces de refroidissement, parce que le corps ne conserve pas la même faculté de produire de la chaleur animale. Ainsi en refroidissant et en réchauffant successivement le même individu, le temps qu'exigera le rétablissement de la température naturelle deviendra plus long par la répétition du refroidissement; la faculté de produire de la chaleur a donc diminué, car lorsqu'on le réchauffe, la température s'élève en partie par la chaleur qu'il reçoit du dehors et en partie par celle qu'il produit; or comme la chaleur extérieure est employée au même degré, la lenteur avec laquelle la température s'élève à l'état naturel dépend nécessairement de ce que le corps développe alors moins de chaleur. Ainsi, lorsqu'on a été exposé à un degré de froid au-dessous de celui qui convient à l'économie animale, quoique la température du corps ait repris son premier degré après l'application de la chaleur extérieure, il n'en subsiste pas moins pour un temps une diminution de produire de la chaleur, et plus l'individu exposé à l'action répétée de cette cause est faible, plus cet effet augmente. D'après ces considérations sur les effets de la chaleur animale, nous pouvons assurer que ce n'est pas, comme on l'a cru jusqu'à présent, uniquement de la durée naturelle de toute sensation forte que provient la continuation de sentiment du froid long-temps après la cessation de la cause, mais on doit attribuer la durée, la prolongation de cette impression vive, de cette sensation forte, à l'altération des fonctions et à une diminution dans la production de chaleur; ainsi la sensation de froid persiste parce que le foyer que nous avons en nous-mêmes ne fournit plus aussi abondamment aux besoins de l'économie, c'est-à-dire que la faculté de produire de la chaleur n'a pas repris toute sa force; et dans ces cas l'on ne saurait, peu de temps après, s'exposer sans inconvénient à un nouveau degré de froid qu'on supportait auparavant sans malaise. D'où il faut conclure que plus un individu sera jeune et affaibli, plus l'action prolongée du froid sera funeste, et plus un individu sera exposé à l'action continuelle du froid, plus il deviendra faible; ce qui explique naturellement le mécanisme du défaut de calorique dans la production de la maladie scrofuleuse.

D'après M. de Humboldt, le défaut d'électricité atmosphérique peut déterminer l'affection scrofuleuse. L'on admettra facilement cette opinion, si l'on réfléchit que le fluide électrique est un des principaux excitans du système nerveux, et que par conséquent l'absence de ce *stimulus* doit concourir au développement de cet état de faiblesse et d'apathie générale que l'on observe chez les scrofuleux.

L'influence du fluide électrique dans les opérations de la nature se manifeste aujourd'hui d'une manière si éclatante, qu'il est désormais impossible de la contester. La matière n'éprouve presque aucune modification, quelque faible qu'on puisse la supposer, sans qu'il en résulte un mouvement électrique plus ou moins considérable, et nous nous trouvons réduits à une alternative dont les découvertes de la physique font espérer de voir le terme. A cette époque il sera démontré que les

phénomènes dont nous sommes témoins sont véritablement produits par le fluide électrique, et
que, dans ce cas, c'est en lui que nous devrons
placer la force universelle qui préside aux opérations de la nature, ou bien qu'il existe des modifications dans l'état électrique des corps dès l'instant qu'ils éprouvent les altérations même les plus
légères. Dans ce dernier cas, les mouvemens électriques ne devant plus être envisagés comme cause,
l'on se bornerait à les considérer comme des effets
propres à nous indiquer l'existence dans la matière
de diverses modifications que les autres réactifs
laisseraient inaperçues. Quoi qu'il en soit de l'opinion à laquelle on voudra s'arrêter, il n'en est pas
moins certain que le fluide électrique mérite toute
notre attention, et qu'il doit jouer dans les phénomènes de la vie un rôle fort important, soit comme
cause, soit comme effet. Nous ne pouvons indiquer
ici toutes les particularités de l'économie animale qui
se rapportent aux forces électriques, nous faisons
remarquer seulement que si l'action nerveuse, si
le mouvement musculaire, si les sécrétions surtout,
comme nous allons le prouver, sont dus à des
mouvemens électriques, la chaleur animale se
trouve par cela même suffisamment expliquée, car
il est connu des physiciens que le fil conducteur
s'échauffe considérablement pendant l'action de la
pile voltaïque. Je me borne donc à faire connaître
au lecteur l'influence que le fluide électrique exerce
sur les sécrétions, la circulation, etc.

Le système sanguin est rempli par un liquide

qui présente une quantité de soude assez considérable pour lui donner des propriétés alcalines manifestes; or la plupart des matières séparées du sang par les organes sécréteurs diffèrent
entièrement de lui sous ce rapport. Les unes, telles
que la bile, la salive, etc., sont alcalines aussi;
mais elles renferment, relativement à la quantité
de matière animale qu'on y trouve, une proportion
incontestablement plus considérable que celle qui
existe dans le sang. Les autres, telles que le lait, le
chyme, sont au contraire toujours acides et doivent
cette propriété à la présence des acides lactique
et phosphorique, qui se rencontrent aussi dans le
sang, mais qui s'y trouvent neutralisés par des bases
alcalines. Enfin l'urine et la sueur, dans l'état de
santé, peuvent s'offrir sous deux conditions différentes; elles sont généralement acides, et quelquefois neutres.

Ce que nous appelons sueur dans l'acception
ordinaire du mot est toujours acide, mais le liquide
qui s'évapore continuellement de la peau présente
des propriétés analogues à celle de l'eau qui accompagne l'air à sa sortie des poumons; leur analyse ne
montre qu'une petite proportion de matière animale, et quelques traces d'hydro-chlorates alcalins.
L'urine est toujours acide dans l'état de santé, mais
ce caractère est d'autant moins marqué que l'individu aura bu une grande quantité d'eau quelques
heures auparavant. Sans entrer ici dans les détails
des variations que les diverses sécrétions peuvent
nous offrir, il nous est facile d'établir qu'elles dif-

fèrent du liquide dont elles sont extraites par leur état acide ou alcalin, et que cette différence est constante.

Si nous cherchons maintenant parmi les faits connus en chimie une explication propre à nous satisfaire sur ce point important, nous ne tarderons pas à nous convaincre que l'action de la pile de Volta est la seule qui puisse lui être comparée. Cet appareil est le seul qui jouisse de la faculté de séparer d'un liquide homogène les matières acides ou alcalines qu'il renfermait, ce liquide étant dans l'état de neutralité saline. Or comme l'action sécrétoire est absolument telle, nous pouvons avec quelque raison la rapporter à cet ordre d'effets. Je dis plus; il me paraît possible d'imiter artificiellement les conditions principales des sécrétions, et de séparer du sang, au moyen de la pile voltaïque, un liquide analogue au lait, et des alimens eux-mêmes une matière semblable au chyme.

Ces faits et beaucoup d'autres de même nature trouveraient sans doute ici leur place, mais cet ouvrage ne comporte pas les développemens étendus des expériences auxquelles je me suis livré; il nous suffit de poser en principe que l'emploi des forces électriques explique pleinement et d'une manière satisfaisante les propriétés qui caractérisent les diverses sécrétions; d'ailleurs ce point de vue nous éclaire beaucoup sur leur équilibre mutuel, et nous indique l'influence qu'elles peuvent exercer l'une sur l'autre. Cette observation est très importante, en ce que nous pouvons trouver dans son application des données précieuses dans l'emploi des médicamens.

Le fluide électrique influe donc puissamment sur l'économie animale, nous savons qu'il excite les mouvemens organiques, qu'il accélère la circulation, la respiration, en un mot toutes les fonctions en général ; et je veux supposer même que l'électricité extérieure ne produisît aucun effet sur l'homme, il n'en est pas moins bien démontré qu'il se forme dans notre économie une électricité indispensable à l'exercice de ces mêmes fonctions. Nous observons sur les animaux électriques des phénomènes qui offrent d'une manière bien remarquable les caractères de l'électricité, et qui ne permettent pas de douter qu'il ne se fasse chez eux une véritable sécrétion de ce fluide : phénomènes que présentent la torpille, dont la structure anatomique a été parfaitement décrite par M. Geoffroy St.-Hilaire [1], et surtout l'anguille tremblante de Surinam ; la commotion que ces animaux communiquent est parfaitement semblable à la commotion électrique que l'on reçoit de la pile voltaïque ; elle se propage de la même manière, et même donne lieu à une étincelle lumineuse visible dans les interruptions de la chaîne des conducteurs.

Ce fait constate bien la possibilité du développement électrique dans l'organisation animale, soit

[1] *Annales du mus. d'hist. nat.*, 5e cahier, page 392.

au milieu des vaisseaux et des humeurs qui la pénètrent, soit dans les organes qui sécrètent ces humeurs, soit enfin dans les réservoirs qui en sont remplis; et de là résulte un autre phénomène intéressant que les physiologistes ont négligé jusqu'à ce jour de suivre, quoiqu'il se soit montré au milieu des expériences dont se compose le galvanisme, et qui deviendrait d'une tout autre importance pour nous, si on avait cherché à en déterminer la nature et le véritable mécanisme.

Ainsi l'économie animale a ses moyens propres de faire naître au-dedans d'elle-même une électricité efficace et puissante. Les intermèdes connus de cette électricité, ceux dont l'action frappe le plus nos yeux, sont les nerfs et les muscles; mais n'est-il pas très naturel de penser que les actions profondément cachées dans le centre des viscères, et dont l'intégrité est également intéressée à la perfection de l'influence nerveuse, sont dans des rapports semblables avec les plexus nerveux dont les ramifications pénètrent ces organes? Cette association générale des appareils nerveux et des organes actifs et contractiles, reconnue nécessaire partout pour l'accomplissement des fonctions animales, ne confirme-t-elle pas encore ici l'idée d'une double électricité toujours présente quand il y a quelque action importante à produire, et que cette électricité est un des mystères les plus admirables de la vie animale? Or, revenant à mon sujet principal, si l'on se rappelle les développemens que nous avons donnés en ce qui concerne les fonctions assimilatrices, on ne doit plus s'étonner que l'absence des phénomènes électriques n'influe beaucoup sur le développement des scrofules, si l'on considère que les malades sont soumis pendant longtemps à l'action de tant de causes débilitantes qui détruisent ou du moins altèrent la composition organique de tous les tissus et de tous les appareils, qui diminuent les propriétés vitales de tous les organes et pervertissent leurs fonctions; en un mot, lorsque tout l'organisme chez ces malades se trouve dans l'état de langueur et d'inertie, caractère spécial de l'affection strumeuse.

Il ne faut pas conclure de tout ce que nous venons de dire que toutes les personnes qui se trouvent exposées à ces influences fâcheuses de l'atmosphère deviennent pour cela scrofuleuses; l'action de l'air ne se fait pas également sentir sur tous les individus. Ceux qui sont fortement constitués bravent impunément toutes les intempéries des saisons sans en être affectés; l'habitude ainsi qu'une forte constitution nous donnent la faculté de résister à l'action destructive de ces diverses températures: c'est ainsi que nous voyons les habitans des pays les plus insalubres jouir d'une bonne santé au milieu d'une atmosphère impure, lorsque le voyageur y trouve une mort presque certaine. Les naturels de certaines régions du globe sont à l'abri des maladies contagieuses et épidémiques qui font périr presque tous les étrangers, et, plus près de nous, ne voyons-nous pas les habitans des campagnes payer leur tribut au changement d'air lorsqu'ils viennent séjourner dans nos grandes villes? Les constitutions faibles sont soumises d'une manière plus rigoureuse aux diverses impressions atmosphériques, les femmes délicates, les enfans et les vieillards, les jeunes personnes au moment critique, les convalescens, en un mot, les individus de tout sexe et de tout âge qui sont doués d'une faible constitution, y sont bien plus sensibles que les personnes robustes; aussi avons-nous avancé que la maladie scrofuleuse attaque de préférence ces mêmes individus.

Exercice et repos.—La nature en nous donnant des besoins a fait dépendre la santé de l'exercice que nous sommes forcés de prendre pour les satisfaire, et l'homme ne peut se soustraire à cette loi qu'en s'exposant à une infinité de maux. De toutes les causes qui peuvent produire les scrofules, aucune n'agit aussi puissamment que la vie inactive; on sait que les fluides lymphatiques, renfermés dans des vaisseaux doués de peu de tonicité, ont besoin, pour circuler, du mouvement et de la contraction des muscles; ainsi la vie sédentaire, en faisant cesser l'action de ces organes, agens principaux de la circulation veineuse et capillaire, produit en outre une atonie générale qui se manifeste bien plus facilement sur les vaisseaux qui renferment les sucs blancs et dans les glandes qui servent à leur élaboration. Le repos et l'inaction enchaînent d'ailleurs toutes les fonctions assimilatrices; il suffit, pour s'en convaincre, d'examiner tous les individus qui vivent dans la mollesse et l'oisiveté, ceux qui par leur profession sont habituellement sédentaires : tous présentent un état de faiblesse et d'étiolement, signes bien certains d'une langueur et d'une altération dans l'appareil de la nutrition.

Nous aurons l'explication de ce phénomène, en nous rappelant ce que nous avons dit relativement aux dispositions particulières du système hépatique; nous avons vu que la sécrétion de la bile, indispensable à la digestion, ne se fait que par le sang veineux, qui arrive au foie, et que la circulation dans l'appareil de la veine porte est soumise aux mouvemens musculaires du diaphragme et des parois abdominales, qui pendant leurs contractions compriment ces vaisseaux pour accélérer le cours du sang, et faciliter par là la sécrétion biliaire; tandis que les autres sécrétions étant fournies par le sang artériel dont le mouvement est plus actif, parce qu'il est plus immédiatement sous l'influence du cœur, s'opèrent plus facilement, même pendant l'inaction.

Ainsi, d'après les dispositions anatomiques du système veineux abdominal, nous pouvons conclure que l'exercice du corps, en plein air, doit influer d'une manière bien plus puissante sur la sécrétion de la bile que sur les autres sécrétions, et que l'inaction, surtout dans l'enfance, où le foie prédomine, doit s'opposer à cette sécrétion, altérer la nutrition, et concourir par là au développement de la maladie scrofuleuse.

Un exercice habituel trop violent, et disproportionné aux forces de l'individu, est également nuisible et dispose d'autant plus aux scrofules, qu'une mauvaise alimentation ou bien une nourriture insuffisante ne peuvent réparer les pertes organiques. Car nous savons que les contraires produisent les mêmes effets : j'ai vu des parens, sans indulgence et sans pitié, accabler leurs enfans par des travaux trop pénibles relativement à leur âge, et détruire ainsi les forces si nécessaires, dans la jeunesse, au développement de tout l'organisme. De même qu'une plante abandonnée sur un terrain inculte, et exposée à l'intempérie des saisons, languit et n'acquiert jamais tout son degré d'accroissement, ces jeunes infortunés perdent bientôt toute la vigueur dont leur organisation primitive était susceptible.

Sommeil et veille. — Les auteurs ont donné pour cause de la maladie scrofuleuse un sommeil trop prolongé, sans pouvoir se rendre compte de l'action qu'il exerce sur l'organisme. Le sommeil trop prolongé porte son influence sur la nutrition, dont l'activité diminue insensiblement à mesure que les pertes organiques deviennent moins abondantes que dans l'état de veille. Ainsi la sensibilité s'émousse, la sécrétion biliaire est moins active, le relâchement de tout l'organisme augmente et donne lieu à un état d'apathie physique et morale; l'abus du sommeil est d'autant plus dangereux que l'état de faiblesse générale qu'il produit ne fait qu'en augmenter le désir et le besoin. Les veilles excessives peuvent avoir les mêmes résultats en épuisant les forces et en diminuant l'action organique.

Travaux intellectuels. — L'opposition qui règne entre les fonctions intellectuelles et les fonctions digestives et nutritives est si grande, qu'il est impossible que les unes s'augmentent sans que les autres s'affaiblissent. Ainsi les individus qui se livrent constamment aux travaux de l'imagination mangent peu et digèrent mal, par conséquent la nutrition se ralentit chez eux, la digestion est peu active et les tissus perdent de leur énergie avec d'autant plus de rapidité que ces occupations nécessitent le repos et le recueillement. Ceux au contraire qui mangent beaucoup et qui digèrent continuellement n'offrent pas une grande vivacité dans les fonctions intellectuelles; et d'après ces principes devons-nous être étonnés de voir des enfans, dont le physique et le moral n'ont point encore atteint le développement et la maturité convenables, devenir scrofuleux, lorsque dans les colléges ou les pensionnats ils sont continuellement tenus dans un état de contention d'esprit et de contrainte physique et morale? Ne savons-nous pas que les familles en général s'attachent plutôt à développer les facultés intellectuelles de leurs enfans qu'à fortifier leurs facultés physiques? Aussi arrive-t-il presque toujours, chez ces enfans, soumis à un système d'éducation contraire aux lois de la nature, que l'appareil nerveux devenant le siége exclusif et permanent de la concentration vitale par l'exercice continuel de ses fonctions, les membres s'atrophient, l'organisme devient languissant, et souvent même les facultés intellectuelles s'abolissent pendant qu'on cherche à les rendre plus actives.

Passions de l'ame. — Il serait superflu de prouver l'influence qu'exercent les passions sur la santé du corps; des milliers de faits l'attestent. On divise les passions en deux classes, relativement à la nature de leurs effets sur les fonctions : la première comprend les passions vives, qui augmentent l'activité des forces vitales; dans la deuxième sont renfermées les passions lentes, qui concentrent en quelque sorte le principe vital, produisent un état de langueur dans toutes les fonctions et diminuent considérablement les sécrétions; ce sont ces dernières qui peuvent être rangées parmi les causes des scrofules.

Les stoïciens admettaient quatre passions : la joie, la tristesse, l'espérance et la crainte. Descartes n'admet qu'une passion, celle de l'amour. Saint Augustin n'en reconnaît qu'une, l'amour-propre; et Pascal a dit après lui : Il n'y a d'amour véritable que l'amour de soi[1]. Je pense en effet que cet amour a pour objet l'être aimant plus que l'être aimé, et que c'est soi-même que l'on aime dans toutes les

---

[1] *Pens.* de PASCAL, chap. XXIX.

passions. Mais comme nous cherchons moins les élémens rationnels et métaphysiques que les élémens perceptibles et physiologiques, nous admettons difficilement que la tristesse et la joie, l'espérance et la crainte soient un même sentiment; quoi qu'il en soit, les effets de ces passions ne sont pas les mêmes; les uns sont salutaires, les autres peuvent être funestes. La joie, l'espérance et l'amour épanouissent toutes les facultés de l'économie, et facilitent l'accomplissement de toutes les fonctions : c'est sans doute sous ce rapport que l'espérance à été nommée la nourriture des vieillards[1]. La tristesse et la crainte, la haine et la jalousie, au contraire, glacent tous les sens, ralentissent la circulation, accumulent le sang dans la poitrine, et répandent une pâleur mortelle sur le visage; elles ont pour premier résultat la suspension des fonctions de l'estomac et du foie; lorsqu'elles exercent long-temps leur influence sur un individu, elles pervertissent le travail de la nutrition, détériorent tous les organes de l'économie animale, et donnent lieu aux écrouelles ou à d'autres maladies chroniques. Les anciens ont bien connu l'influence que les affections tristes de l'âme peuvent avoir sur la production des scrofules, puisqu'ils attribuaient cette maladie à la présence de l'*humeur mélancolique*, être chimérique qui n'existait que dans leur imagination. L'on m'objectera sans doute que les passions de l'ame ne

____

[1] Pind. *Apud.* Plat. *de républic.*, lib. I.

peuvent pas être considérées comme des causes capables de développer les scrofules chez les enfans; en effet, je sais très bien que les passions n'ont à cet âge qu'une influence passagère; cependant il n'est pas sans exemple que les contes effrayans, dont quelques ignorans viennent épouvanter leur imagination, ne causent dans leur mobile organisation un de ces ébranlemens terribles qui portent le désordre dans toutes les fonctions; d'un autre côté, les duretés qu'on leur fait éprouver, les punitions souvent intempestives qu'ils subissent de la part de ceux à qui ils doivent obéissance, les tiennent dans un état de contrainte qui devient un obstacle puissant au développement naturel de leur économie.

Maladies antérieures. — Toutes ces puissances débilitantes ne sont pas les uniques causes de l'affection scrofuleuse, quoiqu'elles soient les plus ordinaires; l'observation a démontré que cette affection peut succéder à toutes les maladies qui, par leur nature, ou bien par le traitement qu'elles exigent, déterminent une altération notable et soutenue dans la digestion et dans l'appareil de la nutrition; telles sont les affections chroniques en général, les fièvres intermittentes, les évacuations trop abondantes, les dévoiemens longs et opiniâtres, les fleurs blanches, les travaux de la dentition, l'établissement pénible de la menstruation à la puberté, la petite-vérole, de fréquentes hémorrhagies, la répercussion des dartres, des croûtes

laiteuses, la suppression des évacuations habituel-
les, la syphilis et surtout le traitement mercuriel,
l'irritation produite par une lésion externe et par
un grand nombre d'accidens particuliers, une in-
digestion, l'abus du coït et de la masturbation,
l'usage immodéré des narcotiques, des bains tièdes,
des purgatifs, des saignées, les excès dans tous les
genres, etc., etc. Toutes ces circonstances ne produisent pas véritablement la maladie scrofuleuse;
elles ne sont causes déterminantes qu'en donnant
lieu au dérangement des fonctions assimilatrices et
à l'affaiblissement des forces : cette opinion est
plus raisonnable que celle des auteurs qui faisaient
dépendre les scrofules du dégagement d'un vice
ou d'un virus, qui était resté jusqu'à ce moment
sans action et caché dans le corps.

*Causes spéciales qui donnent lieu à la maladie scrofuleuse
en offrant aux organes des matériaux nutritifs de
mauvaise nature.*

L'air atmosphérique et les alimens sont les
seules substances capables de fournir à l'entretien
de l'organisme.

1° L'air nous offre l'oxygène, principe qui vivifie
le sang et lui rend les propriétés qu'il a perdues
par l'acte même de la nutrition; la chimie nous
fournit des données au moyen desquelles nous ap-
précions si l'air ambiant est plus ou moins propre
à la respiration, et nous concluons ordinairement
à l'existence de cette propriété, lorsque la quan-

tité de gaz oxygène qu'il contient s'y rencontre dans les proportions convenables ; mais combien d'autres conditions capables de changer l'action qu'exerce sur nous l'air dont nous sommes entourés, n'échappent-elles pas à l'analyse chimique ? L'air atmosphérique seul n'est qu'une abstraction, puisqu'il se trouve sans cesse modifié par les émanations animales, végétales, minérales, et par celles qui proviennent de la nature du sol, ainsi que d'une infinité d'autres causes dépendantes du changement des saisons.

2° Les alimens et les boissons forment le chyle, seul fluide capable de réparer les pertes que fait le sang en fournissant à tous les organes les matériaux indispensables à leur conservation ; or, si ces substances ne présentent pas les qualités nécessaires à l'entretien de la nutrition des tissus, les propriétés vitales de chaque organe diminueront d'activité, l'ordre naturel des fonctions assimilatrices sera altéré ou perverti, et la maladie scrofuleuse ne tardera pas à se développer,

Les circonstances dans lesquelles l'atmosphère présente les qualités propres à donner lieu à ces accidens, sont celles où l'air est privé de la quantité d'oxygène qu'il doit contenir naturellement, et où il est surchargé d'acide carbonique ou corrompu par la présence des émanations putrides et des gaz délétères ; tel est celui que l'on respire dans les hôpitaux, les prisons, dans les colléges, dans les lieux marécageux, et dans tous les établissemens où beaucoup d'individus se trouvant renfermés dans le même lieu, enlèvent par la respiration l'oxygène que l'air contient, et lui donnent en échange une grande proportion d'acide carbonique. L'atmosphère est également viciée dans les grandes villes, soit par le grand nombre d'habitans, soit parce que les rues étroites et mal percées s'opposent à la libre circulation de l'air et à son renouvellement, soit parce que les ruisseaux toujours encombrés de matières végétales et animales en putréfaction l'infectent par des émanations délétères. L'air ainsi vicié, porté dans les poumons, ne produit qu'une rénovation insuffisante du sang veineux, qui, retournant aux organes dans cet état d'imperfection vitale, ne peut pas les stimuler, ni leur fournir des matériaux nutritifs de bonne qualité, afin qu'ils remplissent leurs fonctions d'une manière régulière. Il n'est donc pas étonnant de voir les individus soumis à des influences aussi destructives présenter bientôt tous les symptômes de l'étiolement.

Les alimens et les boissons de mauvaise qualité sont de deux sortes : 1° ceux qui fournissent un chyle copieux, mais trop peu excitant; 2° ceux qui en donnent un de mauvaise nature et insuffisant à l'entretien, à la réparation des organes; les substances de difficile digestion, toutes celles qui, sous un grand volume, présentent une très petite partie de substance nutritive, exigent une grande dépense de forces vitales pour être assimilées à notre économie. Le même inconvénient a lieu par une quantité excessive d'alimens, surtout dans l'âge tendre, époque à laquelle les scrofules se déclarent le plus souvent par les abus dans la qualité ou la quantité des matières alimentaires.

Les premiers sont les alimens farineux, les légumes secs, les fruits mucilagineux, le lait, les viandes blanches d'animaux trop jeunes, les substances grasses, huileuses, le beurre, etc. L'usage exclusif de ces matières alimentaires ne peut donner naissance qu'à des tissus mous et étiolés, en fournissant un chyle abondant, mais trop éloigné de la nature de nos organes pour qu'il soit facilement animalisé. En effet, si le sang, comme tous les tissus, est formé par le chyle, et si celui-ci provient des alimens dont on a fait sa nourriture, il doit exister un rapport très intime entre la nature des sucs nutritifs et celle des substances alibiles, en supposant toutefois qu'elles ne sont point altérées dans leur transformation par l'influence des causes qui pervertissent l'action assimilatrice des organes. Ainsi une atmosphère convenable, la sécheresse de l'air, l'énergie de l'appareil de la nutrition peuvent bien suppléer pendant quelque temps à la mauvaise qualité des alimens et porter au dehors, par la voie des excrétions, les molécules hétérogènes qui en proviennent; mais tôt ou tard ces sucs peu stimulans, et dont l'animalisation est difficile, étant continuellement pris par les absorbans, développent la maladie scrofuleuse avec d'autant plus d'énergie que les individus se trouveront sous une influence atmosphérique plus humide, et que les organes assimilateurs exécuteront leurs fonctions avec moins de force et d'activité.

La seconde espèce d'alimens, c'est-à-dire ceux qui fournissent un chyle de mauvaise nature et insuffisant à la réparation des pertes organiques, sont des substances de difficile digestion, qui exigent une grande dépense de forces vitales pour être assimilées : telles que le pain bis fait avec du froment gâté ou avec de la mauvaise farine de seigle, d'orge ou de maïs ; une pâte mal levée et mal cuite ; les fromages visqueux et acidules ; la mauvaise qualité du lait, provenant d'une femme enceinte, ou d'une vieille nourrice d'une constitution faible et délicate, qui suit un mauvais régime, ou bien qui est affectée d'une maladie quelconque ; les fruits verts, acerbes et de mauvaise qualité ; les légumes peu substantiels dont la maturité est imparfaite, et surtout mangés en salade à l'état de crudité, etc. Aussi observe-t-on cette maladie principalement sur les classes du peuple et dans les contrées pauvres de l'Europe, où les habitans se nourrissent très mal, comme dans le Vivarais, dans les villages des Pyrenées, dans la partie montagneuse du Languedoc, où la mauvaise qualité des alimens et des boissons dont les habitans font usage pervertit l'action digestive, et ne parvient dans la masse des fluides que pour les vicier.

Les boissons ont à peu près la même action sur nos organes que celle des alimens ; ainsi les vins nouveaux et surtout ceux qui sont falsifiés avec des substances métalliques, les cidres, les bières mal fermentées et acidifiées, l'abus des boissons rafraîchissantes, les eaux chargées de principes délétères, etc., ne fournissent aux matières de la digestion qu'un véhicule peu convenable, et énervent l'action des fluides digestifs. C'est avec raison qu'on a mis au nombre des causes qui disposent aux scrofules les eaux provenant de la fonte des neiges et des glaces, non point parce qu'elles contiennent un sel nitreux, comme on le pensait, mais parce qu'elles renferment une moins grande quantité d'air atmosphérique, ou parce qu'elles contiennent des matières étrangères. D'après les travaux chimiques et l'examen des eaux potables, nous devons croire que l'eau est d'autant meilleure qu'elle contiendra une plus grande quantité d'air et la plus petite quantité possible de matières salino-terreuses; ces dernières, comme toutes les boissons délétères, agissent d'une manière pernicieuse sur le travail de la digestion, soit en offrant aux matériaux alibiles un véhicule peu convenable, qui émousse les fluides digestifs et s'oppose à la sécrétion de la bile, etc.

Toutes les substances que nous venons d'énumérer ne peuvent offrir qu'une très petite quantité de molécules nutritives relativement à la quantité d'alimens, qui, pour être digérés, exigent un travail plus long et plus pénible; les organes digestifs ainsi trop fatigués tombent dans l'épuisement, les digestions deviennent languissantes et ne produisent plus qu'un chyle aqueux, mais tellement abondant que la sécrétion biliaire ne suffit plus pour l'élaborer et lui donner les qualités propres à l'animalisation, d'où il résulte que les tissus ne recevant que des élémens nutritifs mal élaborés, ne peuvent acquérir le degré d'animalisation qui leur est propre, et constituent ainsi l'état scrofuleux. Si l'on s'était attaché à mieux apprécier la série des lésions vitales et le mécanisme des lésions organiques qui, dans l'économie animale, paraissent dériver les unes des autres, on se serait convaincu plus tôt que le développement de la maladie scrofuleuse dépend toujours de l'altération des fonctions assimilatrices.

Causes qui donnent lieu à la maladie scrofuleuse en portant le trouble sur les fonctions excrétoires.

Les élémens constitutifs qui entrent dans la composition de nos organes, soit qu'ils viennent du dehors, ou bien qu'ils se soient formés par l'action même des forces vitales, sortent de notre corps par divers émonctoires, et cessent d'en faire partie, lorsqu'ils y ont séjourné pendant un temps plus ou moins long. Ainsi, par exemple, l'urine entraîne une grande quantité d'azote, les poumons et le foie nous débarrassent du carbone et de l'hydrogène, et les sécrétions aqueuses évacuant une partie de l'oxygène, portent au dehors, dans un état de dissolution, les substances salines et tous les autres principes dissolubles. Les expériences de Keil, Dodart, etc., ont prouvé combien il est important de tenir le corps dans un état favorable à l'excrétion de ces substances qui ne doivent plus entrer dans sa composition, et combien le trouble des excrétions, soit cutanées, soit muqueuses, soit alvines, expose à des maladies sans nombre dont la nature diffère selon les âges, les tempéramens et le régime. Puisque c'est par les excrétions que les organes se débarrassent des molécules qui ne doivent plus en faire partie, il est facile de concevoir que toutes les causes qui peuvent en suspendre ou en ralentir l'activité, doivent par cela seul s'opposer à l'accomplissement de la nutrition et donner lieu aux mêmes résultats que ceux dont nous avons déjà indiqué les causes. Parmi celles-ci nous devons surtout noter le passage du chaud au froid, tous les changemens brusques de température, des vêtemens trop légers relativement à la saison, la malpropreté, le linge de corps sale, huileux, les chaussures trop minces qui exposent à l'humidité, l'habitation dans un appartement exposé au nord, et surtout au-dessous du niveau du sol, dont les murs sont salpêtrés, etc. : voilà, d'après les auteurs, autant d'obstacles à la liberté de la transpiration, et par conséquent autant de causes qui concourent au développement de la maladie scrofuleuse. Weder avance même avec assurance que la transpiration supprimée pendant long-temps est la seule cause des scrofules. Mais examinons maintenant si l'on n'a pas accordé une trop grande importance à toutes ces causes, si elles peuvent réellement donner lieu à la suppression de la transpiration, et si dans la production des scrofules elles n'agissent pas au contraire sur les autres excrétions.

La transpiration chez l'homme a été long-temps l'objet de nombreuses recherches, plusieurs physiciens s'en sont occupés à une époque où la physique expérimentale faisait ses premiers essais; on ne pouvait se douter alors de la quantité considérable de fluide qui se dissipe par la transpiration, car la sueur, qui est le seul indice sensible de cette perte, ne se montre qu'accidentellement, tandis qu'une vapeur invisible émane sans cesse du corps; et lorsque Sanctorius annonça, d'après ses recherches, que les cinq huitièmes de la nourriture pouvaient s'échapper par cette voie, il dut exciter l'étonnement et rencontrer l'incrédulité. S'il n'était pas hors de notre sujet de traiter ici cette question, nous examinerions l'influence des agens extérieurs sur la transpiration, et nous prouverions que l'on a émis une foule de propositions fausses ou hasardées relativement à cette fonction. Nous dirons seulement que la transpiration est en partie physique et en partie vitale, et qu'il y a une cause évidente d'augmentation des pertes par transpiration dans l'air sec, comparées à celles qui ont lieu dans l'air humide; je dis plus, la diminution du poids du corps, plus grande dans l'air sec que dans l'air humide, s'observe également chez un animal vivant comme chez celui qui est privé de vie: l'effet, dans l'un et l'autre cas, provient de la même cause; mais la mesure en est différente, parce que entre autres raisons, la circulation dans le corps vivant porte une affluence de liquide vers la surface et fournit ainsi plus de matériaux à l'évaporation; l'état hygrométrique, le mouvement de l'air et la pression atmosphérique exercent une grande influence sur la transpiration insensible; ces causes ne provoquent pas la sueur, parce que leur action est purement physique; elles diminuent la masse des liquides en déterminant une partie à se convertir en vapeur; la sueur, au contraire, est une perte qui se fait ordinairement par une action vitale, sous la forme d'un liquide qui transsude, ce qui nous conduit à distinguer deux modes de transpiration, l'un par *évaporation*, l'autre par *transsudation*; toutes les pertes par la transpiration se rapportent à ces deux modes d'action, et se partagent entre l'évaporation qui est un procédé physique, et la transsudation qui paraît être une action vitale.

La transpiration par évaporation a lieu, comme nous l'avons dit, sur le cadavre comme sur le vivant; elle est indépendante de toute espèce de transsudation, elle est une conséquence de la porosité des corps organisés, porosité telle que les liquides près des surfaces en contact avec l'air diminueraient de quantité en se convertissant en vapeur, quand même les pores ne seraient pas de nature à donner passage au liquide; mais les corps vivans ont la faculté d'éliminer par leur surface extérieure une certaine quantité de liquide, fonction qui paraît s'exercer toujours avec plus ou moins d'activité, qui peut être modifiée par les agens extérieurs, mais qui dépend essentiellement de causes inhérentes à l'économie vivante. C'est sous ce rapport seul que la transpiration est une sécrétion comparable aux autres sécrétions du corps, et si cette sécrétion n'existait pas, la transpiration par évaporation ne cesserait pas d'avoir lieu; et réciproquement la transsudation a lieu indépendamment de l'autre mode de transpiration.

D'après ce qui précède, peut-on admettre que la transpiration soit susceptible d'être supprimée? Il est prouvé par l'effet que le froid produit sur la sueur, qu'il diminue la transsudation; or supposons qu'il puisse, par son intensité, la supprimer entièrement, il restera la transpiration par évaporation qui aura toujours lieu, quoique l'air soit à l'humidité extrême: la température élevée du corps échauffe l'air en contact avec lui, change son état hygrométrique en l'éloignant de l'humidité, et détermine l'évaporation; si au contraire on élève la température de l'air au niveau de celle du corps, en même temps qu'on le porte à l'humidité pour supprimer l'évaporation, on excite la transpiration par transsudation, à tel point que la sueur ruisselle par tout le corps. On ne peut donc, dans aucun cas, supprimer la transpiration chez l'homme, elle aura lieu d'une manière ou de l'autre, soit par évaporation, soit par transsudation; ainsi l'on doit se garder de prendre à la lettre ce que l'on trouve dans les ouvrages de médecine relativement aux transpirations supprimées, il n'y en a pas, et il ne pourrait y en avoir; mais il y a des suppressions de sueur, cela est visible pour tout le monde. Il ne s'ensuit pourtant pas que, même dans ces cas, il n'y ait pas de transsudation; car dans les cas ordinaires de la transpiration insensible il y a une perte qui se fait par transsudation, et cette fonction a une telle tendance à persister, que nous voyons le corps se couvrir de sueur même lorsque la vie est défaillante et qu'elle paraît prête à nous quitter.

Il n'en est pas de même de la transpiration pulmonaire; celle-ci diffère de la transpiration cutanée, en ce que la première ne peut sortir que sous la forme de vapeur; un air nouveau pénètre dans les poumons à chaque inspiration, il s'échauffe, et y séjourne assez pour que toute sa masse s'élève à la température du corps; et, en vertu de cette élévation acquise, quel qu'ait été son état hygrométrique antérieur, il convertit en vapeur le liquide avec lequel il est en contact, et se répand avec elle dans l'atmosphère lorsqu'il est expulsé par l'expiration; il n'entraîne pas avec lui d'eau à l'état liquide, ni aucune autre substance sous cette forme. Il n'y a donc pas de perte par *transsudation pulmonaire*, toute la transpiration s'y fait par évaporation, différence remarquable entre les poumons et la peau, où les deux modes de transpiration sont réunis. Voilà donc une des raisons pour lesquelles les pertes par transpiration cutanée sont plus abondantes que celles qui ont lieu par la transpiration pulmonaire, et cette double source de transpiration à la peau assujettit cette fonction à de grandes variations. Par sa plus grande simplicité, la transpiration pulmonaire est beaucoup plus régulière, elle est d'ailleurs soumise au rhythme de la respiration. Cependant celle-ci est susceptible d'être supprimée, par la raison que, se formant par un procédé physique, on peut l'arrêter par les conditions physiques qui empêchent l'évaporation ; par exemple, dans un air saturé d'humidité, dont la température serait égale ou au-dessus de celle du corps, il n'y aurait plus de transpiration aqueuse par les poumons, parce qu'il n'y aurait plus d'évaporation, tandis que la transpiration cutanée aurait lieu, non par évaporation, mais par transsudation dans une très grande proportion. Les causes capables de porter le trouble sur les fonctions excrétoires agissent donc d'une manière bien moins marquée sur la transpiration qu'on ne l'avait cru jusqu'à présent ; dès-lors il n'est pas douteux que c'est sur les autres excrétions qu'elles exercent spécialement leur influence.

Si les causes capables d'arrêter les fonctions excrétoires peuvent donner lieu à la maladie scrofuleuse, à plus forte raison toutes les circonstances capables d'augmenter les excrétions d'une manière excessive doivent y concourir bien plus efficacement, en produisant un épuisement général dont les conséquences sont les mêmes ; parmi ces causes, nous comprendrons toutes celles qui peuvent donner lieu à des diarrhées rebelles, à une sécrétion surabondante d'urine, etc.

Telles sont les causes principales qui peuvent donner lieu à l'état scrofuleux, et dont l'effet commun à chacune d'elles est d'affaiblir les forces vitales, de diminuer l'énergie de toutes les fonctions assimilatrices, et de ralentir les fonctions excrétoires; d'où il doit nécessairement résulter, d'un côté, des sucs mal élaborés provenant de l'atonie générale des solides, et de l'autre une augmentation et l'altération des fluides blancs, déterminées par la diminution des excrétions et par le mélange de ces fluides avec les molécules qui devraient être portées au dehors.

Que l'on se rappelle maintenant tout ce que nous avons dit relativement aux causes qui portent le trouble dans les fonctions nutritives et aux effets qui en sont les suites, l'on aura dès-lors la connaissance de la véritable nature de la maladie scrofuleuse, et l'on pourra se rendre raison du mécanisme d'après lequel elle se développe.

SYMPTÔMES DE LA MALADIE SCROFULEUSE.

Parmi le nombre immense de fléaux qui ravagent l'espèce humaine, je n'en connais point de plus cruel dans ses effets, comme de plus certain dans ses résultats, que la maladie scrofuleuse; qui, embrassant dans ses invasions meurtrières et le sentiment et la force, épuise le foyer de la vie, énerve tout l'organisme, et nous conduit ainsi au dernier terme à travers toutes les douleurs et tous les dégoûts. Produite quelquefois par la constitution des individus, cette maladie se développe, comme nous venons de le voir, sous l'influence d'une foule de causes inappréciables aux yeux du vulgaire; et quelquefois même cachée sous les fleurs de la jeunesse, de la fraîcheur et de la santé, elle se montre enfin terrible au moment où l'on s'y attend le moins. Toutefois il faut bien se garder de penser d'après cela que l'affection strumeuse, toute distincte qu'elle soit de nos autres affections morbides, doive être considérée, malgré ses caractères généraux, comme étant une maladie *première*, une maladie *essentielle;* non, elle n'existe point par elle-même, elle a besoin pour exister d'une ou de plusieurs lésions vitales ou organiques antécédentes déterminées par l'action physique des causes générales et spéciales que nous avons fait connaître; c'est dans les caractères propres à ces lésions qui l'ont engendrée qu'il faut démêler sa nature, et non point dans cette complication de symptômes extérieurs, qui, jusqu'à ce jour, ont seuls fixé presque exclusivement l'attention des auteurs.

Pour mettre plus d'ordre et de précision dans l'exposition des symptômes de la constitution scrofuleuse, nous les diviserons en deux classes : les premiers sont fournis par l'extérieur du malade, et les seconds par l'état des fonctions en général.

PREMIÈRE CLASSE.

Symptômes fournis par le physique du malade.

La constitution scrofuleuse se manifeste à l'extérieur par l'aspect d'une peau très fine, diaphane, luisante, d'un blanc mat et parsemée de

veines bleuâtres; quelquefois elle est sèche, aride,
terne, et le plus souvent froide. Les membres sont
grêles et faibles, les extrémités articulaires des os
volumineuses, les chairs d'une mollesse et d'une
flaccidité qui étonne la main, d'après la tension apparente de la peau, qui fait juger le contraire à
l'œil; les formes sont arrondies et peu élégantes,
le développement du tissu cellulaire efface la
saillie des muscles et donne aux membres des
formes disproportionnées. L'embonpoint des personnes disposées aux scrofules disparaît au bout
de quelques jours, lorsqu'elles sont affectées d'une
indisposition quelconque, et reparaît de même
aussitôt que la guérison est opérée. La constitution
scrofuleuse est encore caractérisée par un état général de bouffissure et d'inertie physique; la tête
est volumineuse, la face pleine, les traits sont délicats; une couleur rosée répandue sur les joues
forme un contraste agréable avec la blancheur du
teint, et donne une apparence de fraîcheur et de
santé qui trompe les gens du monde et jamais le
médecin attentif. Les yeux sont en général large-
ment ouverts, sensibles à la lumière, humides et
brillans; les pupilles ordinairement très dilatées;
le regard exprime la douceur et la tendresse; l'expression faciale est indéterminée, et porte le plus
souvent l'empreinte de la tristesse et de la mélancolie; on observe quelquefois un air hâve et livide
qui contraste souvent avec des couleurs vermeilles
circonscrites aux joues. Les paupières sont rouges
à leurs bords, encroûtées de chassies, souvent dé-

pourvues de cils, infiltrées et bouffies, surtout le matin au moment du réveil. Les ailes du nez sont gonflées, les narines rouges, luisantes, souvent excoriées à l'intérieur; la pituitaire, souvent irritée, devient de plus en plus épaisse, rétrécit l'ouverture des fosses nasales, donne aux malades une voix nasonnée et les empêche de respirer librement par le nez, ce qui les oblige de tenir constamment la bouche béante, et leur donne cet air particulier que présentent tous les scrofuleux. Les lèvres sont gonflées, surtout la supérieure, qui est plus lisse, gercée et comme relevée; les gencives sont molles, décolorées; les dents courtes, ordinairement blanches et séparées par de grands intervalles, elles jaunissent, se carient et tombent avant l'âge; l'émail s'écaille facilement; la mâchoire inférieure est très développée transversalement. Les scrofuleux sont remarquables par le développement du crâne, par des cheveux très fins, d'un blond clair ou cendré, quelquefois rouges, très rarement noirs, comme on l'observe chez les tempéramens bilieux et sanguins. Le cou est arrondi, plus large vers la nuque; les ganglions lymphatiques sous-cutanés, particulièrement ceux du cou, de la mâchoire, des aines, sont ordinairement durs, arrondis, et roulans sous les doigts; la poitrine est étroite et aplatie; les épaules voûtées; le ventre proéminent, tendu, et souvent douloureux à la pression. Enfin lorsque l'état scrofuleux a profondément envahi toute l'économie, les os se ramollissent et présentent des courbures désignées sous

les dénominations de *noueures*, de *gibbosités*, etc.,
suivant qu'elles affectent les os des extrémités ou
de la colonne vertébrale. Les auteurs ont décrit
ce degré de la maladie scrofuleuse sous les noms de
rachitis, *ostéomalaxie*, *ramollissement des os*, etc.
Les uns l'ont regardée comme une affection de
nature particulière, et les autres comme la conséquence d'une autre maladie ; nous prouverons
bientôt, à l'article complication, que le *rachitis*,
décrit comme une affection de nature particulière,
n'est autre chose que l'*état scrofuleux* agissant sur
les os, comme il agit sur tous les autres tissus organiques, et n'offrant de particularité qu'à cause
de la différence de structure des premiers ; et le
lecteur ne doit même plus avoir aucun doute sur
la réalité de cette assertion, s'il se rappelle ce que
nous avons déjà dit sur la formation du phosphate
calcaire, pages 112 et 113.

Symptômes fournis par l'état des fonctions en général.

Dans la *constitution scrofuleuse* la digestion est
pénible, languissante, irrégulière, et souvent accompagnée de rapports acides ; l'appétit est tantôt nul,
d'autres fois au contraire une faim insatiable tourmente les malades, ou bien ils éprouvent des goûts
bizarres, tels, par exemple, que le désir de manger
du charbon, de la suie, du papier, et une foule
d'autres substances indigestes de la même nature.
Les fonctions absorbantes paraissent augmen-

tées, surtout à la surface de la peau, ce qui expose les scrofuleux à contracter plus facilement les maladies épidémiques et contagieuses.

Les fonctions nutritives nous offrent les caractères les plus saillans de l'état scrofuleux; à mesure que la nutrition s'altère la structure des organes se détériore et ne sécrète plus que des sucs incapables de servir à l'animalisation des matériaux nutritifs, et à mesure que la structure des organes se détériore l'altération nutritive augmente. Ici les causes et les effets s'enchaînent et se produisent réciproquement, ce qui explique les progrès effrayans de la maladie scrofuleuse, lorsque cette constitution s'est une fois bien établie.

Les sécrétions sont ordinairement peu actives, surtout la transpiration cutanée; et lorsqu'elle se trouve augmentée par des exercices forcés, la sueur répand une odeur aigre et nauséabonde, semblable à celle du petit-lait en putréfaction; les sécrétions muqueuses sont souvent augmentées, et presque tous les scrofuleux offrent des écoulemens sur l'une ou l'autre, des membranes muqueuses de l'œil, du nez, des oreilles, des bronches, des intestins, de la vessie, et du vagin chez la femme; toutes ces inflammations paraissent et disparaissent successivement; les membranes séreuses étant plus souvent affectées chez les vieillards scrofuleux, les hydropisies sont aussi plus communes à cet âge. Les urines sont ordinairement aqueuses, claires, limpides, et ne déposent aucun sédiment. Ce sont principalement les sécrétions biliaire et pan-

créatique qui offrent les symptômes les plus caractéristiques de l'état scrofuleux ; les fluides qui
en sont le résultat n'ont point les mêmes propriétés, la bile surtout est moins colorée, moins
amère, moins élaborée que chez un individu sain,
et comment n'en serait-il pas ainsi ? une grande
quantité de sang bien animalisé est indispensable
à la sécrétion du fluide biliaire, et nous savons que
l'*hématose*, c'est-à-dire la transformation du chyle
en sang, est toujours incomplète et vicieuse chez
les scrofuleux; d'où résulte l'appauvrissement toujours plus grand de ce liquide, et par conséquent
l'altération toujours plus grande de la structure
organique du foie et du fluide qu'il sécrète. J'ai
ouvert beaucoup de cadavres scrofuleux, et dans
tous les cas j'ai trouvé le foie plus volumineux,
très pâle, le parenchyme d'une mollesse et d'une
flaccidité extraordinaires, la vésicule biliaire remplie d'une bile aqueuse, peu sapide et bien moins
chargée de résine et de matière colorante ; Bordeu avait déjà remarqué que la bile chez les scrofuleux *était à peine colorée, qu'elle était blanche,
transparente, analogue à la colle de poisson, et
qu'elle offre les mêmes caractères chez tous les
animaux exclusivement nourris de lait et de farineux.* J'ai fait plusieurs expériences à ce sujet
sur des animaux de différente espèce, et les résultats ont été si évidens en faveur de mon opinion
sur la nature des scrofules, que je n'hésite plus à
la soumettre au public.

La circulation a peu d'activité, le cœur pousse

avec peine le sang jusqu'à la périférie du corps, d'où résulte cette pâleur générale et ce froid continuel que présente au toucher toute l'étendue de la peau des malades scrofuleux; le pouls est faible, lent; l'irrégularité de la circulation, occasionée par l'inertie du système vasculaire, donne lieu à des palpitations qui augmentent au moindre exercice.

La respiration s'exécute d'une manière pénible, et la rénovation du sang veineux est toujours incomplète; le sang est moins coloré, la sérosité domine, la graisse est plus blanchâtre, en un mot tous les fluides paraissent moins animalisés, l'haleine est fétide et nauséabonde, la voix est ordinairement enrouée ou glapissante.

Les sensations sont le plus souvent obtuses; cependant on rencontre quelquefois des scrofuleux, qui sont doués en même temps d'une faiblesse générale de tout l'organisme et d'une sensibilité excessive jointe au développement très heureux des facultés intellectuelles, chez lesquels la moindre excitation physique ou morale détermine une réaction prompte et très marquée. Cette observation est de la plus haute importance pour le traitement, qui doit nécessairement différer chez ces individus de celui qui convient aux sujets dont le physique et le moral offrent la torpeur et l'engourdissement qui caractérisent l'*état strumeux*.

Les fonctions locomotrices sont plus ou moins troublées; les scrofuleux sont fatigués au moindre exercice, tous les mouvemens sont pénibles et lents, d'où résulte cette paresse insurmontable, cette apathie, cet amour du repos que l'on observe chez eux; ces malades, souvent insensibles aux sentimens de l'amour, tombent dans un affaissement considérable après la copulation; ceux qui s'abandonnent à la passion funeste de la masturbation ne tardent point à tomber dans l'idiotisme, l'épuisement complet, le marasme et la mort, châtiment inévitable de leur dépravation. La femme affectée de scrofules offre toujours une menstruation irrégulière, ce qui donne lieu aux *pâles couleurs;* mais lorsqu'elle a le malheur de se livrer à ces manœuvres solitaires qui énervent toutes les facultés, la maladie scrofuleuse fait des progrès étonnans et la métamorphose bientôt en un objet hideux.

Les fonctions intellectuelles sont ordinairement développées chez les sujets scrofuleux, leur intelligence est très précoce, ainsi que nous l'avons déjà dit; d'autres fois, au contraire, toutes les sensations sont obtuses; ainsi, quoique le développement prématuré des facultés morales soit un indice de scrofules, nous pouvons assurer du moins qu'il n'y a, sous ce rapport, aucune règle généralement applicable aux divers sujets affectés de cette maladie.

Les hommes dont l'organisation est éminemment scrofuleuse, quoiqu'ils puissent être quelquefois doués de beaucoup d'esprit et de sensibilité, sont ordinairement débiles et incapables de supporter des fatigues soutenues; ils se découragent facilement, on dirait qu'ils ont la conscience intérieure de leur propre faiblesse. Les scrofuleux jouissent pendant leur jeunesse d'une grande activité cérébrale, ils sont remarquables par une extrême vivacité, impatiens, colériques, avides de sensations variées ; on admire leur mémoire, leur bon sens et souvent la gravité de leur raisonnement.

Les femmes qui naissent avec la disposition scrofuleuse présentent les mêmes qualités dont nous venons de parler, à un degré même plus marqué ; elles sont ordinairement d'une beauté éclatante, et douées de beaucoup d'esprit et de sensibilité ; mais lorsque la maladie fait des progrès, les charmes physiques disparaissent bientôt, et lorsqu'elle n'est plus qu'un squelette, elle intéresse encore beaucoup par les qualités de son cœur, par la vivacité de son imagination, par sa douceur et par sa résignation inaltérable ; c'est alors que le médecin qui donne ses soins à des êtres aussi intéressans, à peine arrivés au printemps de la vie, doit faire tous ses efforts pour trouver dans son art bienfaisant des ressources pour changer un destin aussi rigoureux.

Les passions de l'ame chez les scrofuleux sont généralement peu marquées ; remplis du sentiment de leur faiblesse et de leur impuissance, enclins à une paresse insurmontable et toujours funeste, ils évitent le tracas du monde, ils n'aiment que la solitude et ne recherchent que la vie paisible ; l'indifférence étant la base de leur caractère, ils sont étrangers aux passions violentes et tumultueuses.

Lorsque la maladie fait des progrès, une insurmontable mélancolie vient se mêler à tous les maux que nous venons d'énumérer, pour en faire mieux sentir toute l'amertume; la victime se sent mourir, et par un triste caprice, elle craint à la fois la mort et repousse la vie. L'instant du repos arrive enfin, mais par combien de tortures il a fallu l'acheter!....

L'organisation des sujets qui ne sont encore que disposés à la maladie scrofuleuse présente, comme nous venons de le voir, des caractères auxquels le médecin ne peut se méprendre, quoiqu'elle ne se présente dans le principe que sous l'apparence de la fraîcheur et de la santé; mais cette organisation peut être singulièrement modifiée par les circonstances au milieu desquelles se trouvent placés les individus; ainsi la réunion des symptômes que je viens d'énumérer se rapporte principalement aux malades qui vivent dans l'opulence, ou du moins dans cet état d'aisance qui permet de leur prodiguer les soins que leur triste position réclame; mais combien est différent le sort des malheureux livrés à la misère, qui habitent des lieux humides et insalubres, soit au sein de nos grandes villes, soit au milieu des vallées sauvages des Pyrenées et du Vivarais, soit dans les plaines incultes de la Sologne, ou bien encore dans les contrées marécageuses de la Hollande. Le physiologiste conçoit à peine que la même modification constitutionnelle puisse servir de type à des résultats aussi opposés, et ne peut s'empêcher d'admettre que ce soit un grand sujet de méditations pour les philosophes, que cet exemple de la puissance avec laquelle les circonstances environnantes modifient, détruisent ou pervertissent les habitudes physiques et les facultés morales qui semblent les plus inhérentes à la constitution. Les scrofuleux dont il s'agit ici sont dans un état plus hideux, ils sont pâles, bouffis, étiolés, insensibles; leur peau est sèche, blafarde, terreuse, couverte d'un enduit noirâtre; ils semblent dépourvus de toute intelligence; les sens externes sont obtus, et leur cerveau devient bientôt incapable de toute action.

Tel est l'ensemble des symptômes qui caractérisent l'affection scrofuleuse, et que j'ai puisés dans l'observation même des malades; mais il ne faut pas croire que ceux qui sont atteints de cette maladie doivent les présenter tous réunis sans exception; ces cas se rencontrent rarement, et je ne les ai exposés avec tant de détails que parce qu'il est indispensable de bien connaître le physique du malade, ses goûts, ses habitudes et ses affections, pour établir les bases de mes traitemens.

COMPLICATIONS DE LA MALADIE SCROFULEUSE.

Je ne sais trop si nous devons rendre grace à la médecine de sa fécondité en dénominations et en subdivisions; à force de diviser et de subdiviser, il semble qu'elle veuille se perdre dans un labyrinthe, et qu'uniquement attentive à la diversité des formes, la communauté d'origine lui échappe. Si trop généraliser est un abus, trop particulariser n'en est pas un moindre; si le premier engendre la confusion par des rapprochemens forcés, le dernier n'en devient pas moins confus, en présentant un effet pour une cause, et une forme pour un genre. Dans la pratique il faut tenir compte de toutes les influences et de toutes les situations, mais dans la pratique aussi il faut dégager notre pensée des accessoires, pour remonter au principe. Les concordances systématiques ne sont trop souvent qu'un ordre illusoire, ou des apparences régulières d'un désordre réel. S'il était possible de réduire l'étude de toutes les maladies à une seule, comme elles n'auraient qu'une origine, le remède n'aurait aussi qu'un principe; mais comme il n'est pas possible d'atteindre l'unité, il faut du moins éviter cette foule de divisions qui sont pour la mémoire un fardeau, et pour l'esprit une lumière infidèle. Malheureusement l'esprit d'analyse, si nécessaire à la découverte des principes, nuit quelquefois à leur développement : en creusant à de trop grandes profondeurs on trouve le vide.

Sans entrer dans de plus longs détails à ce sujet, et sans vouloir condamner ceux qui ont vu la maladie scrofuleuse dans les lésions qui la compliquent, nous nous bornerons à dire que les maladies qui peuvent aggraver l'*état scrofuleux*, et que l'on doit considérer comme des complications plus ou moins fâcheuses, sont de deux classes : les premières consistent dans la coexistence de la maladie scrofuleuse avec les irritations ou inflammations locales du même nom, qu'il est important de bien distinguer de l'état constitutionnel, puisque, sans cette distinction indispensable, il serait impossible d'établir les bases du traitement qui convient au caractère essentiel de cette maladie, et de bien apprécier les nombreuses modifications qu'il doit subir suivant les diverses affections qui la compliquent.

L'*état scrofuleux* est une affection qui se trouve répandue dans tout l'organisme et qui a ses caractères propres ; elle peut se développer, parcourir toutes ses périodes et disparaître sans présenter aucune lésion locale particulière. Les affections scrofuleuses locales, que les auteurs ont décrites comme la maladie principale, ne sont que des irritations ou inflammations qui compliquent l'état scrofuleux, qui se développent sur différentes parties et qui présentent des caractères particuliers déterminés par l'influence de l'état constitutionnel, et qui varient pourtant selon la nature des tissus sur lesquels ces lésions se développent. C'est pour n'avoir pas fait cette distinction indispensable que l'on a eu, jusqu'à ce jour, l'habitude de ne voir la maladie scrofuleuse que lorsqu'il existe des engorgemens glandulaires, des ulcérations, des tumeurs blanches, des caries, etc. Qu'en est-il résulté ? Que l'on n'a cherché à combattre cette maladie qu'après lui avoir laissé envahir tout l'organisme, et qu'après qu'elle a exercé de funestes ravages dans l'économie animale, au lieu de l'attaquer dans son principe, avant le développement des affections locales ; de là vient aussi que l'on a toujours traité ces dernières comme la maladie principale, que l'on a fait par conséquent la médecine du symptôme, lorsqu'il était indispensable de remonter à la cause, et que l'on a constamment mis en usage des moyens au moins insuffisans, lorsqu'ils n'étaient pas contraires. Doit-on s'étonner d'après cela que les scrofules aient été jusqu'à ce jour regardées comme incurables?

Les maladies de la seconde classe, qui peuvent compliquer l'affection scrofuleuse, n'ont le plus ordinairement avec cette dernière aucuns rapports de caractère ni d'origine. Ces maladies aggravent toujours l'état constitutionnel, et sont en très grand nombre : les plus fréquentes sont le scorbut, les dartres, la teigne, les affections vermineuses chez les enfans, les maladies aiguës, les phlegmasies, etc., etc.

Irritations ou inflammations scrofuleuses locales considérées comme complications de l'état scrofuleux.

Pendant cette longue suite de siècles où il était impossible de rapprocher les différentes lésions des tissus et des organes, on ne faisait consister la maladie scrofuleuse que dans le gonflement des glandes lymphatiques externes, et l'on bornait à la production de ces tumeurs toute la malignité du mal. Plus tard, lorsque l'anatomie patholo-

gique vint ouvrir un nouveau champ à la méditation
des hommes avides d'instruction, et lorsqu'à l'aide
de cette science l'on put comparer les symptômes
morbides des maladies pendant la vie avec les désordres de l'organisation intérieure après la mort,
l'on parvint insensiblement à reconnaître que le
gonflement des ganglions lymphatiques extérieurs
n'était pas le seul phénomène dépendant des scrofules ; et que les viscères les plus importans à la
vie, que les tissus même les plus éloignés de l'organisation glanduleuse, que les cartilages, les
os, etc., éprouvaient souvent les funestes atteintes
de l'affection strumeuse ; enfin toutes ces diverses
lésions locales furent étudiées avec plus ou moins
de succès et décrites par certains auteurs comme la
maladie principale ; mais aujourd'hui nous sommes
convaincus que toutes ces lésions diverses ne constituent pas la maladie scrofuleuse elle-même,
qu'elles ne sont que des symptômes ou plutôt des
complications de l'état constitutionnel. Telles sont
les maladies connues sous les dénominations d'*engorgement scrofuleux du cou*, de *carreau*, de *phthisie tuberculeuse*, de *tumeur blanche*, de *luxa-
tions spontanées*, d'*abcès froids*, d'*hydropisies
scrofuleuses*, de *catarrhes*, d'*ulcérations scrofuleuses*, etc., etc. Toutes ces maladies, que l'on a
décrites séparément et que les auteurs ont regardées comme essentiellement différentes, ne sont
réellement que les effets des mêmes causes et doivent être considérées les unes et les autres comme
entièrement semblables au fond, et n'offrant de va-

riété que dans la forme, d'après le degré d'intensité, la nature et la disposition des parties qu'elles affectent.

Je n'aurai pas besoin de faire de grands efforts de raisonnement pour prouver que chacune de ces lésions locales n'est qu'une irritation ou une inflammation des vaisseaux blancs chez un sujet affecté de la maladie strumeuse, qu'elles ont par conséquent toutes la même nature, et qu'elles offrent seulement des symptômes particuliers, et divers degrés d'intensité relativement aux modifications des vaisseaux blancs affectés, à la structure et aux fonctions des organes dans lesquels ils se rencontrent; il suffira d'exposer succinctement les caractères communs à ces affections.

Nous voyons d'abord que toutes les lésions scrofuleuses locales ne peuvent jamais exister sans l'affection strumeuse constitutionnelle, laquelle offre des degrés très variés chez les différens individus, depuis le simple défaut dans l'élaboration et l'animalisation indispensables à l'état de perfection organique des solides vivans, jusqu'à l'étiolement complet des tissus.

Nous voyons en second lieu que toutes les maladies locales que nous avons énumérées sont produites par une cause excitante directe, tantôt liée à l'*état scrofuleux*, d'autres fois indépendante de ce dernier, mais agissant toujours sur le lieu même où se développent ces maladies.

L'on observe en outre dans toutes les lésions scrofuleuses locales une inflammation qui présente ordinairement l'une ou l'autre des terminaisons communes aux inflammations en général; telles que la résolution, la suppuration, l'épaississement dans les parois des vaisseaux blancs enflammés, enfin la désorganisation du tissu affecté; cette altération, à laquelle on donne le nom de dégénération blanche ou scrofuleuse, peut offrir des variétés d'aspect relatives à la disposition des vaisseaux blancs affectés, et se présenter soit en masses lardacées, irrégulières, comme on l'observe dans les tumeurs blanches et le vertébralitis, soit sous la forme de petits corps arrondis, quelquefois enkistés, d'un volume très variable, et connus sous la dénomination de tubercules, comme on l'observe dans le carreau, la phthisie scrofuleuse, etc.; mais quelle que soit la forme de cette dégénération, elle est constamment identique au fond, c'est toujours la conversion des vaisseaux lymphatiques en une masse blanche homogène, albumineuse et souvent lardacée. Toutes les maladies locales peuvent successivement passer par ces différens états pour arriver à leur dernier terme. La seule différence qui existe entre les inflammations en général et l'irritation ou inflammation scrofuleuse, est que les premières, étant produites par l'afflux du sang, parcourent leur période d'une manière plus rapide que la dernière, qui est produite par l'afflux de la lymphe dans les vaissaux blancs; attendu que le sang a beaucoup moins d'obstacles à vaincre dans son trajet que la lymphe, qui est obligée de traverser les glandes où elle reçoit une nouvelle élaboration, et que, d'un autre côté, les vaisseaux lymphatiques n'offrant point dans leur structure intime la résistance que présentent les vaisseaux sanguins, on conçoit que leur dilatation, et par conséquent la stagnation de la lymphe, doit être bien plus facile.

Nous voyons enfin les lésions scrofuleuses locales présenter pour dernier caractère commun, de ne pouvoir jamais être guéries complétement, et sans danger de récidive, par l'emploi exclusif des applications médicamenteuses externes; parce qu'ayant leur siége sur des tissus mal organisés et qui ne reçoivent que des fluides mal élaborés, il faut absolument que les uns et les autres soient entièrement renouvelés par l'action nutritive, et ramenés dans un meilleur état d'animalisation, pour que ces maladies puissent entièrement disparaître; il est donc impossible, d'après cela, de ne pas leur accorder un caractère commun, et, si elles offrent quelques variétés d'aspect, ces différences ne sont relatives qu'au nombre des vaisseaux lymphatiques, comparé à celui des vaisseaux sanguins dans la partie affectée, à leur volume, à leur disposition plus ou moins flexueuse, à leur facilité à se prêter à des dilatations considérables, enfin à leurs propriétés vitales, qui sont toujours les mêmes, quoiqu'elles participent plus ou moins de celles des organes qu'ils concourent à former. Ainsi l'inflammation scrofuleuse doit présenter autant de formes qu'elle peut avoir de siéges différens; elle offre des caractères extérieurs variables suivant qu'elle affecte les tissus presque exclusivement formés de vaisseaux lymphatiques, tels que les ligamens, les cartilages, etc., ou bien les tissus où l'on rencontre beaucoup plus de vaisseaux sanguins, tels que la peau, les membranes muqueuses, etc., ou bien encore suivant qu'elle affecte les ganglions lymphatiques, les organes parenchymateux, les os, etc., parties dans lesquelles les vaisseaux blancs varient par leur volume, leur disposition, et par les fonctions et la contexture de ces divers organes, dans lesquels ils se distribuent. Nous verrons dans le paragraphe suivant, qui aura rapport au pronostic, que les effets et les dangers de l'inflammation scrofuleuse ne sont pas les mêmes, suivant qu'elle affectera les vaisseaux blancs des ligamens et des cartilages des petites articulations, ou qu'elle aura son siége dans les grandes. Les dangers de l'inflammation scrofuleuse varieront encore suivant qu'elle affectera les vaisseaux blancs des glandes externes, ou ceux des glandes mésentériques ou pulmonaires.

Nous allons examiner maintenant les causes qui donnent lieu aux lésions scrofuleuses locales, afin de ne laisser aucun doute sur la réalité des principes que nous venons d'établir. Il y a deux sortes de causes, l'une qui est naturelle, l'autre qui est mécanique; sans cette distinction il serait difficile de bien comprendre leur mode d'action.

La première est celle qui donne à la maladie son caractère distinctif et naturel; c'est l'*état scrofuleux*, c'est cette disposition générale des tissus et des organes, des liquides et des solides, qui donne un caractère commun à toutes les affections locales, et qui d'une inflammation ordinaire en produit une d'un genre tout particulier.

Les secondes, c'est-à-dire les causes mécaniques, sont celles qui ne font que solliciter une inflammation plus ou moins intense dans le lieu même où ces causes agissent, sans donner à cette maladie d'autres caractères que ceux qui sont communs à toutes les phlegmasies en général; ces causes ont toujours pour dernier résultat une irritation directe le plus souvent essentiellement liée à la constitution scrofuleuse, d'autres fois cependant indépendante de cette constitution. Dans le premier cas, cette inflammation dépend du défaut d'élaboration du chyle, et du défaut d'animalisation de tous les liquides blancs sécrétés par les solides vivans, qui devant être confectionnés par eux, se ressentent de leur imperfection organique, s'assimilent difficilement, s'altèrent dans les mêmes proportions que les organes qui les préparent, et prennent un caractère plus ou moins irritant. Il est à remarquer que c'est spécialement dans les fluides blancs qu'on voit se manifester l'altération dont nous parlons, et c'est pourquoi ces fluides, destinés à parcourir et à séjourner d'abord dans les vaisseaux lymphatiques, produisent des irritations ou des inflammations dans les points de ces vaisseaux qui se trouvent les premiers en contact avec ces fluides, ou bien dans les parties de ces vaisseaux les plus disposées à contracter cette irritation ; voilà l'explication la plus naturelle de la prédominance marquée que présentent les inflammations scrofuleuses pour les tissus blancs, les ganglions lymphatiques et les os.

Lorsque ces inflammations locales ne sont produites par aucune autre cause apparente que celles que nous venons d'indiquer, les auteurs ont dit qu'elles se développent spontanément : ce qui veut dire, d'après notre théorie, qu'elles sont déterminées par l'influence d'une irritation directe qui émane de *l'état scrofuleux* lui-même ; et il est bon de remarquer que, dans ces cas, la maladie scrofuleuse générale est profondément établie dans tout l'organisme, car pour donner lieu aux lésions locales, elle a déjà produit non-seulement la détérioration des solides, mais encore l'altération des fluides de l'économie.

Dans le scond cas, c'est-à-dire lorsque les inflammations scrofuleuses locales sont indépendantes de l'état constitutionnel, elles se développent tantôt sous l'influence de causes générales qui agissent en même temps sur les propriétés vitales en général, mais plus spécialement sur la partie où se développe l'inflammation ; tantôt elles sont le résultat de causes locales, qui ne portent leur action que sur la partie qui devient le siége de la phlegmasie.

Les *premières*, ou les causes générales, sont toutes celles qui peuvent déterminer une excitation forte dans l'économie animale, tels sont des boissons et des alimens irritans, des médicamens trop stimulans, l'exercice immodéré, les passions violentes, enfin les excès en tous genres. Toutes ces causes entretiennent un état d'irritation dans l'organisme, dont les effets se manifestent avec une intensité variable dans la partie spécialement influencée par *l'état scrofuleux constitutionnel.*

Les *secondes*, c'est-à-dire les causes locales, consistent dans une irritation physique ou chimique directe, portée exclusivement sur la partie qui devient le siége de la lésion scrofuleuse locale. Savoir : un chyle mal élaboré et de mauvaise nature, qui produit l'inflammation des glandes mésentériques en les traversant, un gaz irritant qui, introduit dans les poumons par la respiration, donne lieu à l'irritation des vaisseaux blancs de cet organe, et par suite à la formation des tubercules, qui sont toujours le résultat de l'épaississement et de la dégénération de ces mêmes vaisseaux; on peut encore ranger parmi ces causes les chutes, les coups, enfin les contusions, qui portées sur les articulations donnent lieu à l'irritation des tissus lymphatiques, et forment les tumeurs scrofuleuses connues sous le nom de tumeurs blanches.

Toutes les causes qui font partie de cette classe agissent absolument de la même manière dans la production de l'inflammation scrofuleuse; ensuite cette inflammation, produite comme nous l'avons dit sur des tissus profondément altérés dans leur animalisation, se trouvant nécessairement modifiée par l'état organique, ne peut manquer de prendre un caractère particulier, et de présenter plus de gravité qu'elle n'en aurait offert en se manifestant sur un individu sain. Ce n'est pas là cependant l'explication que tous les auteurs nous ont donnée des effets qui résultent, chez un scrofuleux, de l'influence des agens que nous venons d'indiquer. L'un dit *qu'une cause irritante, agissant sur telle ou telle partie d'un sujet scrofuleux, y réveille le vice ou virus assoupi, lequel concentre son action sur cette partie, qui devient le siége de la maladie.*

Un autre soutient *que ces causes agissent en déterminant une commotion, la stagnation des sucs, enfin en introduisant un nouvel ordre à la faveur duquel le vice scrofuleux agit et se développe,* etc. [1]

Un troisième semble avoir voulu diviser le corps en plusieurs départemens pour y faire voyager l'affection strumeuse, en disant *que cette maladie se déplace facilement, et se porte tantôt des parties supérieures aux inférieures, tantôt des parties externes aux parties internes* [2].

De semblables explications se trouvent non-seulement en contradiction avec les lois de la physiologie et les résultats de l'observation pathologique; mais encore elles sont dangereuses pour le traitement, en ce qu'elles tendent à faire négliger la maladie principale, pour ne s'occuper que du

---

[1] BAUMES, *Traité sur le vice scrofuleux,* pag. 179.

[2] PINEL, *Nosog. philosoph.*

symptôme, et à n'employer que des moyens insuffisans, lorsqu'ils ne sont pas funestes.

D'après ce que je viens d'exposer relativement aux lésions scrofuleuses locales, nous pouvons conclure qu'elles sont toujours déterminées par des causes qui donnent lieu à une irritation qui se concentre sur les parties où ces différentes lésions se manifestent, qu'elles ne sont jamais qu'une inflammation des vaisseaux blancs déjà altérés par l'*état scrofuleux constitutionnel*, et que cette inflammation peut se fixer également dans toutes les parties d'un scrofuleux et y déterminer toutes les variétés de symptômes que peuvent offrir les maladies scrofuleuses locales : ainsi lorsque l'irritation concentre son action sur les glandes lymphatiques du cou, elle produit l'engorgement de ces organes, décrit par un grand nombre d'auteurs comme la maladie scrofuleuse elle-même, tandis qu'il n'en est qu'une complication.

Lorsque l'irritation agit sur les glandes mésentériques, sur les glandes et les vaisseaux lymphatiques du poumon, elle donne encore lieu au gonflement de ces glandes, désigné par les auteurs sous le nom de *carreau* dans le premier cas, et de *phthisie tuberculeuse* dans le second.

Si l'irritation agit sur les vaisseaux exhalans ou absorbans des membranes séreuses, des membranes synoviales, elle dérange l'équilibre qui doit exister entre l'exhalation et l'absorption, et donne lieu aux hydropisies scrofuleuses dans le premier cas, et dans le second à une maladie connue sous le nom d'*hydarthrose scrofuleuse*.

Lorsque cette irritation agit sur les vaisseaux blancs du périoste, sur ceux des extrémités articulaires des os, sur ceux des tendons, des ligamens, et sur ceux des autres articulations, elle donne naissance, dans le premier cas, au décollement du périoste, à la carie et à la nécrose du tissu osseux sous-jacent; et dans les autres cas, elle produit la dégénération des tissus, désignée par les auteurs sous les dénominations de *tumeur blanche*, pour l'articulation du genou; de *luxation spontanée*, pour l'articulation iléo-fémorale; de *pédarthrocace*, pour celle du pied; de *vertébralitis* pour celles des vertèbres.

Enfin lorsque cette irritation agit sur les vaisseaux lymphatiques du tissu cellulaire, sur ceux des membranes muqueuses, et sur ceux de la peau, elle donne lieu, dans le premier cas, à des collections purulentes connues sous le nom d'*abcès froids*; dans le second, à des écoulemens muqueux désignés sous le nom de *catarrhes scrofuleux*, et dans le troisième à des ulcérations de nature particulière, décrites sous le nom d'*ulcères scrofuleux*. Rien n'est plus facile, d'après notre théorie, que de se rendre raison du mécanisme de la maladie scrofuleuse, et de bien concevoir l'enchaînement naturel qui lie réciproquement les causes et les effets dans la succession que nous offrent constamment l'état constitutionnel et les lésions locales qui le compliquent. Nous voyons d'abord pour l'*état*

scrofuleux : dérangement des fonctions assimilatrices, et par suite altération des solides vivans et
des fluides blancs, *et vice versa* action irritante
des fluides blancs sur les tissus organiques déjà
altérés par l'état strumeux constitutionnel, d'où
naissent les lésions scrofuleuses locales. Nous
voyons ensuite, relativement à ces dernières,
qu'elles peuvent toutes se manifester dans les divers âges de la vie, mais que cependant chacune
d'elles affecte de préférence tel ou tel organe dans
la période de l'existence où les fonctions de ce
même organe sont plus actives, et par cela même
plus susceptibles d'être influencées par l'altération
nutritive. Ainsi, dans la première enfance, on observe plus ordinairement les engorgemens et la
suppuration des glandes lymphatiques du cou et
du mésentère, l'irritation des membranes muqueuses des intestins, etc., et surtout le ramollissement des os, ou *rachitis*, qui n'est autre chose,
comme nous le verrons bientôt, que le défaut de
nutrition de ces organes, qui ne peuvent pas s'assimiler le phosphate de chaux, indispensable à leur
solidité.

Dans l'adolescence, au contraire, on observe
l'engorgement des ganglions pulmonaires et l'irritation des membranes muqueuses des bronches, de
l'urètre, du vagin, etc., l'inflammation des tissus
blancs des grandes articulations et de celles des
vertèbres, etc. Enfin, dans un âge plus avancé, on
observe plus particulièrement l'irritation des vaisseaux blancs des membranes synoviales, des sé-

reuses et de la peau qui donne lieu, par la suite, aux hydropisies scrofuleuses et aux ulcères du même nom. Si nous faisions maintenant la description de chacune de ces maladies en particulier, nous donnerions par là un dernier degré de certitude aux principes que nous avons établis sur la nature de la maladie scrofuleuse et sur les caractères et l'identité des lésions locales qui la compliquent; mais ce serait dépasser les bornes que nous nous sommes prescrites, nous établirons seulement dans le chapitre suivant les modifications importantes que le traitement doit subir suivant que l'*état scrofuleux* existe sans lésion locale, ou bien lorsqu'il est compliqué de telle ou telle de ces affections.

DEUXIÈME CLASSE.

Maladies qui peuvent compliquer l'état scrofuleux et qui n'ont le plus ordinairement avec cet état aucun rapport de caractère ni d'origine.

Parmi les maladies qui aggravent plus ou moins l'état scrofuleux constitutionnel, celles que l'on observe le plus fréquemment sont :

1° Le *scorbut*. On reconnaît cette complication au gonflement des gencives, aux ecchymoses de la peau, aux douleurs des parties musculaires, etc., coexistant avec les symptômes généraux de la maladie scrofuleuse. On regarde généralement cette complication comme la plus défavorable, parce que l'on suppose sans doute que les traitemens à

employer dans ces deux maladies sont différens;
mais si l'on veut s'en rapporter à ce qu'indique
l'expérience, on reconnaîtra que le régime tonique,
l'usage des crucifères ne sont pas moins utiles dans
les scrofules que dans le scorbut; je dis plus, l'identité dans les moyens curatifs n'est pas la seule
analogie qui existe entre ces deux maladies; elles
se développent l'une et l'autre sous les mêmes influences, toutes deux donnent lieu au ramollissement des os, à leur carie, à l'endurcissement du
tissu cellulaire, etc. Elles ne diffèrent que suivant
l'âge, le tempérament et la prédominance organique
des sujets qui se trouvent soumis à l'action des
causes capables de les produire. En effet, si l'on se
rappelle les circonstances générales que nous
avons indiquées comme principales causes de la
maladie scrofuleuse, l'on verra que si elles agissent
sur un adulte fort et vigoureux, doué surtout d'un
tempérament bilieux et sanguin, elles donnent
naissance à la constitution scorbutique, et que si
elles agissent au contraire sur un sujet jeune, et
d'un tempérament lymphatique, elles donnent
lieu à l'état scrofuleux. Ainsi nous pouvons conclure que cette complication n'apporte aucun obstacle à l'emploi des moyens curatifs que nous
indiquerons.

2° La *syphilis*. Cette complication est la plus
fâcheuse de toutes, par la raison que l'usage du
mercure aggrave toujours la maladie scrofuleuse;
de manière que si l'on emploie le traitement anti-
syphilitique mercuriel, l'on empire l'état scro-

fuleux; si au contraire l'on ne met exclusivement en usage que les moyens anti-scrofuleux, la maladie vénérienne fera des progrès rapides, et conduira bientôt le malade à sa perte: il faudra donc n'avoir recours qu'à un traitement mixte qui sera toujours très peu efficace contre l'une et l'autre de ces deux affections.

3° Les *dartres*. La complication des dartres avec la maladie scrofuleuse est marquée par la combinaison des symptômes particuliers à chacune d'elles; elle est d'autant plus fâcheuse que le traitement de l'une et de l'autre est difficile à diriger en même temps, puisque des moyens adoucissans sont indiqués pour combattre la première, tandis que pour obtenir la guérison de la seconde il faut mettre en usage un régime et des médicamens capables de déterminer et d'entretenir une excitation salutaire dans tout l'organisme.

4° La *teigne*. Cette maladie complique très souvent l'affection strumeuse, mais elle ne devient réellement fâcheuse que parce qu'il est beaucoup plus difficile de la guérir chez un sujet scrofuleux que sur un individu sain.

5° La *gale*. Cette complication n'influe en rien sur le traitement de la maladie scrofuleuse, et ne peut pas non plus donner à cette dernière un caractère contagieux, comme l'ont pensé quelques auteurs, entre autres Bordeu, qui a émis cette opinion, fondée sur l'observation d'un mari qui donna à sa jeune femme, le jour de son mariage, la gale et les scrofules pour présent de noces. Que

l'on se rappelle les principes que nous avons établis sur la nature de la maladie scrofuleuse, et l'on
verra que nulle complication ne peut rendre cette
dernière maladie contagieuse.

6° Le *cancer*. Cette complication est toujours
funeste, parce que l'état scrofuleux expose les malades à la récidive de l'affection carcinomateuse,
même après l'ablation ou l'extirpation totale des
tissus dégénérés.

7° Les *maladies éruptives et autres phlegmasies*.
Ces complications ne deviennent fâcheuses que
par la marche chronique, lente et difficile qu'elles
offrent ordinairement chez les scrofuleux; mais
elles peuvent quelquefois devenir salutaires, et
amener la guérison de la maladie strumeuse, en
déterminant dans toute l'économie une excitation
générale qui change le mode vicieux de la nutrition et lui donne l'activité qui lui était nécessaire.

8° Le *rachitis*. Devons-nous considérer, avec la
plupart des auteurs, le rachitis comme essentiellement différent de la maladie scrofuleuse, et
comme pouvant la compliquer? Nous ne le pensons pas, et même nous allons prouver qu'il n'est
autre chose que l'*état scrofuleux* agissant sur les
os, et donnant naissance à des symptômes qui ne
diffèrent de ceux que présente la maladie scrofuleuse dans les autres tissus, qu'en raison de la
structure intime et des usages particuliers du système osseux.

Parmi les auteurs qui ont décrit le rachitis
comme une complication de la maladie scrofuleuse,

les uns ont admis l'existence d'un *vice* ou *virus* rachitique particulier. Pour réfuter cette opinion, je
dirai seulement qu'il n'existe aucun fait à l'appui
de ce *prétendu virus*, et que l'on peut démontrer
le contraire par les mêmes preuves que nous
avons rapportées pour réfuter l'existence du virus scrofuleux. D'autres écrivains ont considéré
le rachitis comme la conséquence d'une autre affection ; de ce nombre se trouve M. Portal,
premier médecin du Roi, qui admet que le ramollissement des os ou rachitis est l'effet et le
symptôme de plusieurs maladies, et spécialement
de la syphilis, du scorbut, etc. Nous sommes bien
loin de nier que le rachitis ne puisse se manifester
chez un sujet affecté de scorbut ou de syphilis,
mais, avec tout le respect que nous devons au
doyen de la médecine, nous faisons observer que,
dans tous ces cas, la constitution scrofuleuse existe,
et que c'est à elle seule qu'il faut rapporter les
symptômes du rachitis, comme nous allons le
prouver, en rappelant quelques principes de notre
théorie toujours basés sur l'observation des faits.

Nous savons que les os sont composés d'une
partie organique qui leur donne la flexibilité, et
d'une partie inorganique, le *phosphate calcaire*,
de laquelle dépend leur résistance et leur dureté.
Ces deux ordres de matériaux composant le système osseux sont produits, entretenus et réparés par
le mouvement nutritif ; et si, comme nous l'avons
établi, la constitution scrofuleuse consiste essentiellement dans l'altération nutritive, il arrive un

degré ou cette altération atteint le système osseux et s'oppose à l'assimilation du phosphate calcaire. Dans ces cas, si le malade est déjà parvenu à l'âge viril, le tissu osseux se ramollit, et s'il est au contraire dans la première enfance, ses os ne peuvent pas acquérir leur solidité naturelle; dans l'un et l'autre cas, les os ressemblent à des cartilages, ils se contournent en divers sens, et si plus tard, sous l'influence d'un bon régime, le travail nutritif s'améliore au point qu'ils puissent s'assimiler le phosphate calcaire, ils se durcissent dans ces directions vicieuses, et le malade conserve des membres plus ou moins contournés, des gibbosités plus ou moins apparentes sur la colonne vertébrale, et divers autres vices de conformation, suivant les parties qui sont le siége de la maladie. Ainsi, lorsqu'elle affecte les os des extrémités, le gonflement des articulations contraste bientôt avec l'atrophie des membres; et c'est d'après cette disposition que l'on a désigné la maladie qui nous occupe sous le terme de *noueures*, à cause des nodosités que l'on observe dans ces cas. Glisson a cherché à expliquer la cause de ces incurvations, et l'a attribuée à la direction vicieuse des sucs nourriciers de l'os, qui se portent en plus grande abondance d'un côté que de l'autre; cette explication est entièrement imaginaire : comment admettre en effet cette distribution vicieuse des sucs osseux, et comment concevoir surtout que cette singulière anomalie de la nature soit toujours constamment uniforme et qu'elle détermine des courbures toujours analogues chez tous les rachitiques. Il me semble plus naturel d'admettre que ces directions vicieuses des os dépendent des contractions musculaires et du poids du corps, et l'on n'aura aucun doute sur la réalité de ces assertions, si l'on réfléchit que ces courbures se font toujours dans le sens qui correspond à l'action des muscles les plus volumineux et les plus forts; ainsi, par exemple, les extrémités du fémur se portent en arrière, et le milieu de la cuisse présente une convexité à la partie antérieure. L'on conçoit également sans peine que, lorsque les os sont mous et flexibles, le poids du corps doit contribuer à ces incurvations; aussi les observe-t-on plus fréquemment sur les membres inférieurs que sur les supérieurs qui ne sont pas destinés à servir à la station.

Lorsque le rachitis agit spécialement sur la colonne vertébrale, celle-ci peut se courber dans tous les sens; le plus généralement la région cervicale offre une convexité en avant, ce qui fait porter la tête en arrière, et la fait paraître enfoncée dans les épaules, tandis que la région dorsale présente une saillie en arrière, quelquefois à droite ou à gauche, connue sous le nom de gibbosité. Ces déviations de la colonne vertébrale produisent un vice de conformation de la poitrine qui donne lieu à diverses maladies plus ou moins graves, telles que l'hydropisie rachidienne chez les enfans, la carie des vertèbres ou maladie de Pott chez les adultes, la phthisie, des vomissemens, etc., etc. J'ai remarqué depuis long-temps que les personnes qui sont bossues à gauche, meurent le plus souvent à l'adolescence, sans doute par la gêne que le cœur doit éprouver dans ses mouvemens en pareil cas.

Lorsque le rachitis porte son action sur les os du bassin, celui-ci se déforme et diminue de capacité, ce qui, chez la femme, devient un obstacle insurmontable à l'accouchement naturel; mais il est bon de faire observer que ces déformations des os du bassin ne se manifestent que dans la première enfance, et rarement chez les personnes qui deviennent rachitiques après l'entier développement du système osseux. Aussi observe-t-on des femmes qui sont devenues bossues dans un âge déjà avancé, accoucher très heureusement malgré la difformité de leur taille; d'où nous pouvons conclure que celles qui naissent rachitiques ou qui le deviennent avant que les os aient acquis leur entière solidité, ne devraient jamais se marier, afin de se soustraire aux dangers d'une opération césarienne; et que celles au contraire qui sont devenues rachitiques dans un âge avancé, et qui ne se marient pas, retenues par cette crainte, peuvent s'exposer à devenir mères sans qu'elles aient le moindre danger à redouter ni pour elles ni pour leurs enfans, pourvu que la constitution scrofuleuse soit entièrement guérie.

Enfin, lorsque le rachitis porte spécialement son action sur les os du crâne, la tête prend un volume énorme et dispose les malades à l'hydrocéphale.

Je soutiens même qu'il est rare qu'un enfant affecté de cette dernière maladie ne le soit pas en même temps de la constitution scrofuleuse. Ce développement tient évidemment à la facilité qu'éprouvent les os à se laisser distendre, puisqu'ils sont dépourvus du phosphate calcaire, d'où dépend leur solidité : mais si, plus tard, l'ossification vient à s'effectuer par un changement heureux dans la constitution, les os conservent leur largeur et leur épaisseur ; ce qui prouve que le développement de la tête ne se fait point, comme on l'a dit, par une véritable distension avec amincissement des os du crâne.

Tels sont les divers états du système osseux que les auteurs désignent sous les dénominations de *rachitis*, d'*ostéomalaxie*, de *chartre*, de *noueures*, etc., qu'ils regardent comme une maladie de nature particulière, tandis qu'elle n'est autre chose que l'affection scrofuleuse du système osseux, offrant des variétés relatives à la structure de ce dernier ; c'est-à-dire que, sous l'influence de la constitution strumeuse, tous les autres tissus organiques s'étiolent par l'altération nutritive et par le défaut d'animalisation des molécules déstinées à régénérer tout l'organisme ; et que le tissu osseux se ramollit sous les mêmes influences, par l'altération nutritive et par le défaut d'assimilation du phosphate calcaire indispensable à la solidité des os. Cette explication ne laissera plus aucun doute sur l'identité du rachitis et de l'état scrofuleux, si l'on considère que ces deux affections offrent d'ailleurs sous tous les autres points les mêmes caractères, la même marche, et que l'autopsie cadavérique nous offre les mêmes désorganisations intérieures.

LA MALADIE SCROFULEUSE N'EST-ELLE PAS SUSCEPTIBLE D'UNE GUÉRISON RADICALE?

S'il fallait s'en rapporter au jugement que tous les écrivains ont porté sur la gravité de la maladie scrofuleuse, nous serions portés à ranger cette affection au nombre de celles qui sont réputées incurables; mais comme nous avons toujours l'habitude de baser notre opinion sur des faits incontestables, nous pouvons assurer que le jugement des auteurs est tout-à-fait en contradiction avec les résultats des nombreuses observations que ma pratique me fournit journellement. La guérison de la maladie qui fait le sujet de cet ouvrage est beaucoup plus facile à obtenir qu'on ne le pense vulgairement, et si, dans le plus grand nombre des cas, elle s'est montrée rebelle à la médecine, c'est parce que l'on n'a pas mis en usage les moyens propres à la guérir, ou bien parce qu'ils ont été mal administrés. Il n'y a pas de doute que si, pour la combattre avantageusement, l'on ne connaît d'autres moyens que de prescrire aux malades des poudres ou des élixirs, des potions ou des apozèmes, il est certain que, sous ce point de vue elle est réellement incurable; et pour peu que l'on réfléchisse sur les lois de l'organisation, l'on sentira aisément que, si la maladie scrofuleuse est une suite nécessaire d'un concours nombreux de causes différentes, il faudrait, pour que l'on pût avancer que tel ou tel médicament est capable d'en opérer la guérison, prouver d'abord que ce médicament a la propriété de détruire l'action de toutes ces causes, et que la continuation de ces mêmes causes ne puisse jamais la renouveler; ce qui serait aussi absurde que de prétendre qu'il existe un médicament qui, administré aujourd'hui, serait capable de prévenir une maladie qui ne devait arriver que quelques années après. Disons, par anticipation tout ce que les médicamens peuvent opérer de salutaire par eux-mêmes : c'est de contribuer à la guérison du mal présent, sans pouvoir garantir des rechutes, ni empêcher la maladie de se renouveler, par la suite, plus ou moins promptement, selon le régime de vie plus ou moins salutaire auquel le malade sera soumis après la guérison; et si la maladie reparaît de nouveau, ce ne sera point à cause d'un vice que le traitement n'aura pas détruit, mais parce que l'individu aura repris les habitudes vicieuses qui y avaient d'abord donné lieu.

Pour prouver que les scrofules sont susceptibles de guérison, nous n'avons qu'à rappeler le principe fondamental de notre théorie, c'est-à-dire que ces affections ne sont autre chose que l'altération nutritive des tissus; or la question se réduit, du moins pour l'état scrofuleux dégagé de toute complication, à savoir si le mouvement nutritif est susceptible d'être ramené à son état d'intégrité par des moyens convenables, et s'il est possible de redonner aux solides vivans la bonne organisation qu'ils ont perdue. D'après cela n'est-il pas facile de prouver qu'en soumettant le malade aux influences salutaires d'un régime bien ordonné et le plus propre à favoriser l'élaboration nutritive, la rénovation de ses organes par la transmutation moléculaire s'effectuera à un tel point qu'ils ne présenteront bientôt plus aucun des élémens altérés qui les constituaient auparavant; si l'on voulait récuser ces vérités, les faits nombreux qui se passent chaque jour sous nos yeux seraient là pour nous démentir. En effet, ne voyons-nous pas très fréquemment des enfans éminemment scrofuleux guérir radicalement, quelquefois même sans les secours de l'art, après la puberté, époque à laquelle tout l'organisme semble doué d'une plus grande énergie vitale? or, si la nature abandonnée à ses seules ressources a pu quelquefois triompher de la maladie scrofuleuse, il ne peut y avoir que l'entêtement de la mauvaise foi, de l'ignorance ou de l'orgueil, qui puisse se refuser d'admettre qu'en favorisant ses efforts conservateurs, par un concours de moyens basés sur l'expérience, on ne puisse débarrasser à jamais les familles d'un fléau qui les dégrade. Pour moi, je suis tellement pénétré des principes que j'ai établis, que je ne crains pas de soutenir publiquement que la constitution scrofuleuse, chez un jeune sujet surtout, peut être guérie dans tous les cas par les moyens que nous indiquerons, tant qu'elle sera dans son principe, et qu'elle sera dégagée de toute espèce de complication; et dans ces cas même, les chances de succès seront d'autant plus grandes que les lésions locales seront externes ou superficielles, et qu'elles seront plus éloignées de produire la désorganisation des tissus affectés. Mais il faut aussi avouer qu'il reste d'autant moins d'espoir, dans ces cas, que par ignorance ou par défaut de soins l'on aura laissé la maladie exercer de plus profonds ravages sur les organes intérieurs les plus importans à la vie.

Nous allons consacrer quelques lignes à l'examen des circonstances qui peuvent apporter des obstacles plus ou moins grands à la guérison des scrofules. Nous avons établi que la maladie strumeuse simple est toujours curable, surtout à son invasion, mais qu'elle peut offrir plus ou moins de gravité sous l'influence de plusieurs circonstances, et surtout lorsqu'il existe des lésions locales qui la compliquent. Ainsi, dans un pays froid et humide, où les malades se trouvent sous l'influence continuelle d'une cause qui agit sur eux de manière à perpétuer leur maladie; chez un sujet déjà dans un âge éloigné de l'enfance, où il est plus difficile de changer la constitution individuelle; chez la femme, dont l'organisation délicate et plus irritable se rapproche davantage du tempérament lymphatique et la dispose aux lésions locales, chez laquelle la menstruation, même régulière, suspend à chaque époque la marche de la maladie vers la guérison; chez le pauvre, dont la constitution est presque toujours épuisée par la privation des choses les plus indispensables à la vie; enfin chez un sujet qui par sa profession ne peut se placer au milieu des circonstances favorables à une heureuse terminaison, la maladie scrofuleuse sera bien plus difficilement combattue et se montrera bien plus rebelle que chez des malades qui se trouveront placés sous des influences opposées.

Ce ne sont pas là les seules circonstances qui aggravent la maladie scrofuleuse; les complications que nous avons indiquées sont encore plus fâcheuses; les premières, c'est-à-dire les inflammations scrofuleuses locales, et surtout celles qui se développent spontanément, ou pour mieux dire sous l'influence directe de *l'état scrofuleux*, sont celles qui apportent le plus d'obstacles à la guérison; lorsque la lésion locale se développe au contraire sous l'influence d'une cause indépendante de la constitution strumeuse, la guérison est plus facile, parce que, dans ce cas, l'affection constitutionnelle peut n'être que superficielle, tandis que, dans le second, elle est toujours profondément établie.

Toutes les lésions locales que nous avons indiquées n'aggravent pas également l'état scrofuleux; les plus fâcheuses sont l'engorgement des glandes pulmonaires et bronchiques ou *phthisie tuberculeuse:* l'engorgement des glandes mésentériques ou *carreau;* ces complications deviennent toujours mortelles lorsqu'on les laisse arriver à la dégénération scrofuleuse, parce que, dans ces cas, il ne reste d'autre moyen de salut que l'ablation de la partie désorganisée, et que cette ablation est toujours impraticable.

Viennent, en second lieu, le *vertébralitis*, la *luxation spontanée*, la *tumeur blanche*, le *pédarthrocace*; ces deux dernières complications sont un peu moins fâcheuses, parce que, dans un cas désespéré, la chirurgie peut être encore d'un grand secours.

Les hydropisies scrofuleuses, les abcès froids, etc., quoique moins fâcheux que les complications précédentes, peuvent cependant occasioner la mort, lorsqu'ils sont mal traités.

Les engorgemens des glandes externes, les catarrhes scrofuleux, les ulcères cutanés, n'exposent pas ordinairement les jours des malades, mais ils ne peuvent guérir que très lentement, quoique ces complications soient bien moins graves que toutes celles dont nous avons déjà parlé.

Enfin la maladie scrofuleuse est encore très difficile à guérir lorsqu'elle se trouve compliquée avec les autres affections indépendantes de l'état constitutionnel; telles sont la syphilis, le cancer, la teigne, etc.

D'après tout ce que nous avons établi précédemment, nous pouvons assurer que la maladie scrofuleuse peut être guérie d'une manière parfaite, en dépit des théories chimiques du dernier siècle, et quoique leurs auteurs aient avancé que *les scrofules forment des maladies qui, détruites en apparence d'une manière radicale, laissent tou-jours un germe dans les fluides lymphatiques.* Il faut espérer que de semblables explications ne seront plus mises en parallèle avec les résultats certains de l'expérience, et que, lorsqu'on verra chez un individu jadis éminemment scrofuleux, faible et étiolé, tous les symptômes caractéristiques de cette maladie remplacés par les attributs d'une constitution robuste, c'est-à-dire par une grande activité et une énergie vitale bien prononcée, par le désir ardent de faire de l'exercice, par une teinte rembrunie de la peau, un embonpoint modéré, par la dureté des chairs, la proéminence des muscles, en un mot par l'apparence de la force dans tous les systèmes et les appareils organiques; il faut espérer, dis-je, que les explications données par ces auteurs n'empêcheront plus d'admettre que le malade chez lequel des changemens aussi favorables se seront effectués ne soit aussi sain et aussi bien organisé qu'un individu qui n'a jamais été atteint de scrofule.

Ces modifications heureuses dont l'économie humaine est susceptible, et sans lesquelles la guérison de la maladie scrofuleuse ne serait jamais parfaite, sont le but que nous allons chercher à atteindre, et si nous pouvons parvenir à tracer la route qui peut y conduire, nous croirons avoir rendu un grand service à l'humanité.

CHAPITRE III.

Après avoir fait connaître l'histoire générale de
la maladie scrofuleuse je vais essayer de remplir
le principal et le plus utile objet de mes vues, en
indiquant aux personnes qui sont disposées à me
lire avec attention les moyens propres à combattre le fléau le plus redoutable, afin qu'elles
puissent mettre par là un terme à leur triste situation.

Le traitement méthodique des scrofules est
vaste et renferme des points de discussion variés
et susceptibles de grands développemens, que les
bornes de cet ouvrage ne me permettent pas de
donner. Comme je ne veux m'occuper que de la
partie la plus importante, du moins pour le malade, et qu'il s'agit plutôt ici d'indiquer les moyens
de le guérir que de raisonner sur sa maladie, il
importe peu que je me livre à de graves et longues discussions qui ne lui rameneraient pas la
santé.

S'il existe une maladie qui réclame les secours
de l'art, c'est sans contredit l'affection scrofuleuse;
et l'on en sentira facilement la raison, si l'on considère que les causes qui la produisent sont toujours débilitantes, que les symptômes qu'elle pré-

16

sente annoncent un état de langueur et d'inertie dans l'action vitale de tous les appareils. Certes, si les médicamens conseillés jusqu'à ce jour étaient aussi efficaces qu'ils sont nombreux, il n'y aurait pas de maladie plus facile à guérir que celle qui nous occupe; et si elle est encore rangée dans la classe des affections que les anciens appelaient l'opprobre de l'art, ce n'est que parce qu'ayant méconnu sa véritable nature l'on n'a jamais proportionné les moyens curatifs à l'intensité du mal: en médecine comme en bien d'autres choses il ne faut pas dépasser le but, mais il faut l'atteindre, si l'on veut obtenir des résultats heureux.

Tous les médecins qui ont écrit sur les scrofules ont conseillé des moyens curatifs différens, suivant la théorie qu'ils ont adoptée. Presque tous ont mis en usage tels ou tels médicamens, à l'aide desquels ils prétendaient guérir un grand nombre de malades; mais il est bon de faire observer que les moyens hygiéniques ont toujours été des auxiliaires indispensables à l'action de leurs prétendus spécifiques, et ces moyens ont été prescrits en effet comme seuls capables d'assurer le succès de leurs médicamens : en sorte que tous les traitemens qu'on a pompeusement décorés du nom d'anti-scrofuleux conviennent bien dans quelques cas, mais ils n'attaquent point d'une manière directe les causes du mal et n'ont réellement de spécifique que le nom. Nous devons néanmoins convenir de bonne foi que les spécifiques les plus bizarres et les plus disparates ont réussi lorsqu'on les administrait conjointement avec les moyens hygiéniques dont nous parlerons bientôt, en sorte qu'il est impossible de savoir si ce ne sont pas ces mêmes moyens hygiéniques qui de tous les temps ont été les seuls véritables spécifiques; pour moi je crois qu'il est impossible de guérir l'affection scrofuleuse au milieu des causes sans cesse agissantes qui tendent à l'entretenir ou à la développer: ainsi pour traiter les malades avec succès il faut avant tout les placer loin des causes qui ont fait naître la maladie, et s'il n'était pas possible de les éloigner complétement ce serait contre ces causes elles-mêmes et leurs effets que le médecin devrait lutter constamment. Au milieu du vague dans lequel me laissaient les ouvrages de tous les écrivains qui m'ont précédé, j'ai fait tous mes efforts pour rattacher les moyens curatifs aux causes et à la nature de la maladie que j'avais à combattre, et ce n'est que par ce moyen que j'ai pu obtenir les résultats heureux que je ferai connaître. Toutefois je n'ai pas la prétention de pouvoir tout indiquer, tout préciser dans un livre, car la maladie scrofuleuse est susceptible d'attaquer tous les organes et tous les tissus, comme si dans notre débile organisation il ne pouvait se trouver une place qui ne fût féconde pour la douleur. Ainsi, autant les caractères qu'elle présente sont variés, autant le médecin doit multiplier et varier à son tour les digues qu'il oppose à ses ravages; s'il peut arriver quelquefois que la médecine se trouve en défaut, ce ne sera jamais que par la négligence des malades. Instituée d'ailleurs pour l'universalité, la science ne peut se placer que dans des points de vues généraux ; de même que les lois politiques chez tous les peuples ont laissé des cas à prévoir, les lois médicales ne peuvent embrasser toutes les circonstances qui peuvent faire varier le traitement d'une maladie ; il existe dans notre organisation tant de puissances secrètes, que si l'on voulait s'en tenir uniquement aux livres l'on ne serait pas toujours certain du succès ; en effet la maladie scrofuleuse provenant de tant de causes différentes, et le traitement qu'elle exige étant susceptible de tant de variations, suivant les tempéramens, l'âge, le sexe, etc., il devient absolument impossible de déterminer d'avance pour tous les cas, sans connaître l'état du malade, les moyens curatifs particuliers qui lui conviennent, et qui doivent varier suivant les indications que présente chaque individu. Je ne puis donc faire connaître que les principes généraux de ma méthode de traitement, je laisse aux médecins le soin de les varier et de les modifier d'après les constitutions individuelles, le degré de la maladie, etc.

Nous avons déjà avancé que la guérison des scrofules est toujours très lente, qu'elle est même quelquefois impossible, quelque méthode de traitement que l'on ait employée, lorsqu'on laisse arriver la maladie au point de produire la désorganisation des tissus. Cette lenteur dans la guérison tient sans doute à la nature même de l'affection scrofuleuse, qui se développe très lentement sous l'influence d'un grand nombre de causes qui détériorent tout l'organisme. Il n'est pas étonnant dès-lors qu'il faille long-temps pour réparer des désordres qui ne se produisent que lentement, au lieu qu'une maladie qui se développe avec rapidité n'a pas le temps d'imprimer à toute l'économie une direction vicieuse, et devient plus facile à combattre si elle n'est pas promptement mortelle. La difficulté de guérir la maladie scrofuleuse provient surtout, comme nous l'avons dit, de ce qu'on n'a point encore connu sa véritable nature, et que par conséquent l'on n'a pu employer des agens qui eussent une action directe sur elle. Que l'on se persuade donc bien que l'étude des causes et du mécanisme de cette affection peut seule indiquer au praticien les moyens qu'il convient de lui opposer : si l'altération nutritive, le défaut d'élaboration des fluides et des solides forment ses caractères essentiels, il est incontestable que les agens les plus efficaces à employer sont ceux qui peuvent ramener la nutrition à son état primordial; il ne faut donc pas, comme on l'a dit, chercher à diminuer l'épaississement de la lymphe ou la prédominance du système lymphatique pour obtenir la guérison de la maladie scrofuleuse; il serait facile sans doute de remplir cette dernière indication à l'égard du système sanguin lorsqu'il prédomine, mais il présenterait ici des difficultés sans nombre, attendu que tous les moyens généraux que l'on pourrait employer pour diminuer directement l'énergie des vaisseaux blancs, agiraient également sur les vaisseaux à sang rouge comme sur tous les autres appareils organiques, et la faiblesse générale qui en serait le résultat donnerait lieu à des désordres irréparables.

En résumé il est impossible de porter un jugement favorable sur tous les ouvrages qui traitent de la maladie scrofuleuse, d'après la discussion sévère des causes qui l'on produite, et surtout d'après les traitemens qui ont été conseillés; au lieu de rendre hommage aux grandes vues des méthodes curatives, nous ne voyons dans les uns qu'une polypharmacie dégoûtante qui n'est point basée sur l'observation ni rectifiée par l'expérience; dans quelques autres l'on n'oppose aux ravages du mal qu'une expectation toujours funeste dans cette affection. Que du temps d'Hippocrate on ait livré les maladies aux efforts de la nature et que l'on ait laissé mourir des malades en attendant qu'une crise salutaire vînt les sauver, cela peut se croire sans étonnement, la matière médicale était alors dans son enfance, ou plutôt elle n'existait pas encore; mais que dans notre siècle, où la multiplicité des ressources thérapeutiques permet de varier les traitemens à l'infini, où le médecin instruit peut faire mille choix pour un et adapter les moyens curatifs aux constitutions individuelles et au degré de la maladie; que dans notre siècle, dis-je, faute de savoir agir, on conseille d'abandonner les scrofuleux aux seules ressources de la nature ou bien de n'employer que des demi-moyens, c'est là ce qu'on a droit d'appeler des méthodes qui reportent la médecine bien avant l'âge d'Hippocrate ; époque où l'expérience était à son aurore, l'observation un art à créer, et le sophisme l'argument avec lequel l'ignorance prétendait arrêter l'élan du savoir. L'examen des circonstances au milieu desquelles la maladie scrofuleuse se développe, ainsi que l'étude des causes qui déterminent l'invasion des lésions locales qui la compliquent, démontrent que la constitution scrofuleuse naît d'un ensemble vicieux d'influences hygiéniques ; c'est que les malades ont été mal nourris, mal vêtus, qu'ils ont respiré un mauvais air, qu'ils ont été soustraits à l'action de la lumière et du calorique solaires ; c'est encore parce qu'ils ont commis des excès dans tous les genres, que leur constitution s'est altérée ; et comme ces puissances morbifiques résistent ordinairement aux efforts de la nature, il faut nécessairement que le médecin fasse tous ses efforts pour préserver les individus de l'action de ces mêmes puissances par un régime bien ordonné, et qu'il cherche en même temps à réveiller l'action de toute l'organisation par des remèdes héroïques. Notre intention étant de développer dans ce dernier chapitre les principes fondamentaux de notre méthode curative, nous croirions n'avoir rempli que très imparfaitement la tâche que nous nous sommes imposée, si nous n'envisagions maintenant notre sujet sous ce double point de vue, et afin d'y parvenir avec plus de méthode nous diviserons le traitement en deux parties : dans la première nous donnerons, sous le titre de *Trai-*

tement préservatif, l'ensemble des moyens qui jouissent du précieux avantage de garantir l'homme des influences funestes que la maladie scrofuleuse peut exercer sur lui ; et dans la seconde nous exposerons, sous le titre de *Traitement curatif*, tous les moyens généraux capables de combattre cette fâcheuse maladie après sa manifestation.

TRAITEMENT PRÉSERVATIF.

La disposition à la maladie scrofuleuse est quelquefois un déplorable héritage que l'on est trop souvent condamné à transmettre à son tour ; d'autres fois elle se développe sous l'influence de plusieurs des causes que nous avons énumérées, et dans l'un et l'autre cas le mal se décèle avant d'avoir fait de grands ravages à l'intérieur ; son existence est annoncée par des symptômes particuliers et caractéristiques, bien avant que la maladie ne produise même des lésions locales externes, et si l'on ne cherche pas à prévenir son développement, tôt ou tard elle annoncera sa présence par des caractères d'autant plus graves que son existence aura été plus long-temps méconnue. Ces considérations font naître une question de la plus haute importance, dont la solution consiste à savoir s'il existe réellement un traitement préservatif, et s'il est au pouvoir de la médecine de maintenir et de ramener la nature dans ses voies. J'avoue que cela n'est pas toujours facile, mais ici ce n'est pas impossible ; le mal n'est encore que dans son principe, on ne peut pas même à la rigueur affirmer qu'il existe, seulement tous les organes sont disposés à en être affectés, et ce mal arrivera certainement si l'on ne se hâte de l'arrêter dans ses développemens, en neutralisant l'action des causes qui sont susceptibles de le produire; toutefois je suis loin de vouloir confondre le traitement préservatif que je préconise, avec l'usage des talismans et des amulettes approuvé par les anciens[1]. Ce serait une médecine trop facile et trop agréable que celle qui, sans peine et sans dégoût, nous délivrerait ainsi des maux qui nous menacent et nous affligent; malheureusement la nature est plus avare de ses biens, et les vertus occultes des talismans, des pratiques superstitieuses et de la plupart des spécifiques, doivent être reléguées parmi les rêves des imaginations malades; car, en toutes choses, c'est l'impuissance de connaître le vrai qui a produit le merveilleux.

Quand on supposerait l'existence d'un remède universel, ce remède n'aurait d'universel que le nom, puisqu'il faudrait admettre des degrés dans les doses, des modifications dans les procédés; à moins de confondre toutes les différences naturelles, l'âge, le sexe, le climat, et la position sociale. Je suis donc loin de croire, comme certains empiriques, qu'il existe une constitution primitive essentiellement inaltérable : aussi n'est-ce point la panacée universelle que je propose ici,

[1] Boyle, *de remediis specificis.*

parce que je sais tout ce que les indications individuelles apportent de modifications à une même
maladie, et que j'affirme presque qu'il faut une
médecine différente pour chaque malade. Je soutiens donc qu'il est possible de prévenir le développement de la maladie scrofuleuse, lorsque dès
la naissance on soumettra les enfans à un régime
salutaire et suivi sans interruption. On voit par
là que je ne veux point détourner la médecine de
son acception propre, qui est l'art de guérir, car
l'on n'a nul besoin de guérir un mal qui ne s'est
pas encore déclaré; or le traitement préservatif
que je conseille n'a d'autre objet que de soustraire
les individus aux causes capables de développer la
maladie scrofuleuse, et de s'opposer ainsi à son
invasion : l'on conviendra que cette médecine,
ainsi restreinte, rentre pourtant dans la médecine
curative, quoiqu'elle diffère par ses procédés, et
qu'elle est la meilleure quand elle est bien conçue.
Il existe par conséquent des préservatifs, non pas
universels, puisque alors il n'y aurait pas de médecine, mais il est un art de préserver, c'est-à-dire
de remettre la nature sur la voie quand elle menace de s'en écarter, de lui rendre ses habitudes
premières avant qu'elle en ait contracté de funestes, de l'aider à réagir contre des causes morbides qu'elle seconderait peut-être si on l'aban-
donnait à elle-même.

Je n'envisage donc point le traitement préservatif dans toute la rigueur de son acception gram-
maticale, car le mot lui-même n'exprimant qu'une

idée sans objet, ne serait qu'un mot sans valeur; en effet l'on ne guérit point d'un mal à venir, toute guérison suppose au moins dans le mal un premier symptôme, et ce qui distingue le traitement préservatif des traitemens ordinaires, c'est qu'il est employé dans l'intention de former une constitution forte et robuste aux personnes qui y sont soumises, plutôt que de les débarrasser d'une maladie qui n'existe point encore. Si je ne craignais pas d'allumer la fureur des grands-prêtres d'Esculape, j'avancerais un principe, que j'oserais même prouver, ce qui serait encore plus hardi : c'est que la médecine préservative est sûre, tandis que la médecine curative ne l'est pas toujours. Cette assertion pourra paraître paradoxale; à cela je répondrai qu'un paradoxe peut fort bien ne pas être une erreur. Si la médecine n'est en effet qu'une science conjecturale, si elle échoue, c'est presque toujours pour avoir méconnu ou négligé le mal dans son principe; elle n'aurait pas échoué, si elle avait appris à le combattre à sa naissance, ou plutôt à le prévenir avant son développement, pour ne pas avoir à le combattre dans sa maturité.

Le traitement préservatif des scrofules est donc un objet d'une bien plus grande importance qu'on ne le croit généralement, et il est fâcheux que les médecins soient rarement consultés pour prévenir des maux dont le développement paraît être un problème. Cependant, comme la maladie scrofuleuse s'annonce d'ordinaire par des signes précurseurs qu'il est plus ou moins facile de saisir, il est d'autant plus essentiel de la combattre de bonne heure, qu'on peut étouffer alors dans sa source une foule d'accidens qui acquerraient par la suite un très haut degré de gravité, si on laissait la maladie parcourir toutes ses périodes. Généralement parlant, l'on empêcherait certainement le développement de la maladie scrofuleuse, si l'on pouvait toujours placer les enfans sous des influences contraires à celles qui produisent cette affection, et nous verrons bientôt par quels moyens on pourrait arriver à cet heureux résultat.

D'après ce qui précède, il est évident que le traitement préservatif que je conseille n'est autre chose que l'éducation première des enfans, basée sur des principes plus conformes aux lois de la nature que ceux d'après lesquels on les élève de nos jours. En effet, si le médecin philosophe conçoit à peine cette indifférence coupable pour tout ce qui pourrait concourir au perfectionnement de l'espèce humaine, il conçoit encore moins que chez les nations même les plus policées l'on ose proposer des encouragemens et même des couronnes académiques pour l'amélioration des végétaux et des animaux, et que l'on n'ait pas à rougir de négliger entièrement l'amélioration de la race humaine, comme si elle nous touchait de moins près; comme s'il était plus essentiel d'avoir des animaux domestiques grands et forts que des hommes vigoureux et sains.

Les anciennes lois ne laissaient rien à faire à cette autre loi que l'on nomme habitude : elles embrassaient tout, l'éducation physique comme l'éducation morale, l'éducation individuelle comme celle des nations; aussi ce fut une affaire d'état pour les Lacédémoniens qu'une nouvelle corde ajoutée à la lyre. Cette prévoyante sollicitude est loin de nos mœurs; l'éducation, parmi nous, est hors du domaine de la loi, elle n'est que la culture de la mémoire et l'ornement de l'esprit; je ne dis pas que cette culture soit mauvaise, au contraire elle nous a appris à tout connaître; partout la science est la conquête du travail : mais est-ce là l'éducation des peuples? Mot solennel, qui depuis long-temps vient frapper nos oreilles comme un vain son; parce qu'apparemment nous lisons l'antiquité sans la comprendre.

A une époque où toutes les sciences en général semblent avoir pris un nouveau développement, alors que tous les esprits droits semblent diriger leur attention vers un but d'utilité publique, rien de ce qui peut contribuer au perfectionnement de la première éducation de l'enfance ne doit rester étranger à la méditation du médecin; en effet, si les préceptes de l'art de guérir sont importans lorsqu'ils ont pour objet la conservation de la santé d'un individu, ils le sont bien plus encore alors qu'ils sont relatifs à la santé et au bonheur des nations. En voulant retrancher de la médecine cette partie si importante et si négligée de son do-maine, on la priverait de ce qu'elle a de plus

attrayant et de ce qui peut être le plus fécond en
résultats utiles. Réduite à l'étude des fonctions et
maladies, la science du médecin est encore la plus
étendue et la plus importante que nous puissions
cultiver ; mais si on l'isole de ses branches accessoires, si on néglige surtout d'en déduire des
conséquences générales applicables au perfectionnement des sociétés civilisées, elle perd tout l'intérêt qu'elle inspire au philosophe. Dans ces derniers temps on s'est beaucoup plus occupé de
l'éducation première des enfans considérée sous le
rapport hygiénique individuel, que de l'influence
exercée par l'ensemble de cette éducation sur les
facultés des hommes et sur l'amélioration de l'espèce. Serions-nous donc réduits, malgré tant de savans efforts, à regretter de nos jours les anciennes
lois de Lycurgue, tout incomplètes qu'elles étaient,
relativement à la première éducation des Lacédémoniens ? ou bien, oserait-on mettre en doute le
pouvoir de cette éducation ? Ce serait vouloir nier,
contre l'expérience, la force des habitudes ; elle
peut changer en effet les mœurs et les constitutions
d'un peuple entier dans l'espace de quelques années ; chez les Spartiates elle avait vaincu la nature même : pour se faire une idée de l'influence
que l'éducation peut exercer sur les hommes, l'on
n'a qu'à remarquer les énormes différences que
présente chaque peuple suivant ses habitudes,
ses mœurs, et suivant le climat qu'il habite. Nous
voyons en effet que le corps du Lapon diffère
beaucoup de celui du Nègre, que la physionomie

du Kalmouk et du Nogaïs n'est point celle d'une Vénus grecque ou d'une odalisque géorgienne. Croit-on que le système nerveux d'un Orphée nourri des fruits délicats de la douce Ausonie, ressemble à celui d'un farouche Tartare engraissé de la chair et du sang de cheval? Le genre d'habitation et de vêtemens comme la différence de la nourriture agissent à la longue sur la constitution des peuples ; un Chinois, par exemple, s'engraisse avec un régime qui nous ferait dépérir en nous réduisant au thé et au riz. D'ailleurs, si l'on a trouvé l'art de perfectionner certains animaux domestiques et de les changer en des races plus fortes, pourquoi ne trouverait-on pas les moyens de perfectionner celles des hommes, et de créer dans l'espèce humaine des générations plus vigoureuses ? Espérons que l'avenir, éclairé par tant de recherches, profitera des erreurs passées, et que nous n'aurons plus à regretter les institutions insuffisantes des peuples que les progrès de nos connaissances ont laissés bien loin derrière nous.

Puisque nous sommes nés dans des temps de décadence, précurseurs des temps de renouvellement; puisque nous avons abjuré des règles anciennes pour en prendre de nouvelles; en attendant qu'un de ces génies supérieurs qui retrempent l'humanité vienne nous tirer du sommeil inquiet de l'indifférence, je crois que le devoir de tout homme de bien serait de chercher autour de lui, dans nos institutions détruites et dans nos

institutions naissantes, dans nos croyances rui-
nées et dans nos systèmes nouveaux, quelque chose
d'utile, qui pût servir de base provisoire pour
régler nos devoirs et enchaîner nos passions. Ce
n'est pas à moi qu'il appartient d'en donner un
plan détaillé, moi qu'on accusera peut-être de té-
mérité pour avoir osé seulement l'indiquer aux
maîtres des peuples. C'est donc à vous que je m'a-
dresse, pilotes tout puissans des nations; comme
nous obligés de descendre un fleuve qui nous entraîne malgré nos efforts à travers tant d'écueils,
daignez prêter une oreille attentive à la voix de
l'obscur passager qui vous implore pour le bonheur de tous; et le gouvernail en main, dirigez
votre nacelle vers le but qu'il vous fait entrevoir,
c'est le plus sûr moyen d'affranchir notre passage
de tout ce qui peut le rendre difficile et douloureux.

Si nous pouvions donner à cette partie de notre
travail toute l'étendue que son importance exige-
rait, et que nous considérassions ce sujet non-
seulement en médecin, mais encore en philosophe
et en moraliste, il serait facile de prouver que si
les anciens peuples ne s'occupaient que de l'éducation physique, au préjudice de l'éducation morale, les progrès de la civilisation, funeste sous ce
rapport, nous ont fait tomber de nos jours dans
un excès tout-à-fait contraire; cependant il est de
la plus haute importance de ne pas sacrifier entièrement les forces physiques au développement
du moral, car l'enfant, comme l'a dit Cicéron,

doit être élevé pour lui-même avant de l'être pour les autres. Mais en blâmant les excès de la civilisation je ne veux pas dire pour cela avec J.-J. Rousseau : « Toute notre sagesse consiste en préjugés « serviles, tous nos usages ne sont qu'assujettisse- « mens, gêne et contrainte. L'homme civil naît vit « et meurt dans l'esclavage ; à sa naissance on le « coud dans un maillot, à sa mort on le cloue dans « une bière, tant qu'il garde la figure humaine il « est enchaîné par nos institutions. » Ainsi parle un brillant écrivain, admirateur exclusif de la nature, et pourtant beaucoup moins guidé par elle que maîtrisé par son imagination ; j'ai de la peine à croire en effet que les bienfaits de la simple nature et la vie sauvage, au milieu des forêts où l'homme ne se nourrit que de fruits agrestes et ne connaît point le luxe, soient préférables à notre mode d'éducation civile. Je veux supposer qu'il se trouve heureux de son état faute d'en concevoir un meilleur ; mais est-on mieux couché à terre sous un arbre, exposé aux intempéries de l'atmosphère, que sous un toit protecteur et dans un lit qui défend des rigueurs des climats ? ne peut-on, sans perdre de vue la tempérance, préfé- rer des alimens salubres et apprêtés avec soin, à des chairs crues et saignantes ou à des nourritures malsaines comme en usent les ours ? Sera-t-on plus sain en vivant exposé aux intempéries des saisons qu'en apprenant à s'en garantir ? Sommes- nous exposés à des maladies parce que nous ne vivons pas comme des orang-outangs, ou bien parce que nous sommes doués de la faculté de penser et de réfléchir, comme le prétend J.-J. Rousseau? Certes le sauvage aussi se courbe sous le poids des maladies, et les animaux domestiques subissent des maux plutôt par leur genre de vie que par l'étendue de leur réflexion. Gardons-nous bien de suivre ses conseils sous ce rapport, et préférons toujours l'éducation civile dégagée de ses abus à cette éducation sauvage qui tendrait à rapprocher l'homme de la brute.

Si nous rectifions les idées que J.-J. Rousseau a exposées dans son *Émile*, que l'on ne croie pas que nous voulions nous ériger en censeur déclaré d'un talent aussi sublime. En ce qui concerne l'éducation de l'enfance, comme en politique et en morale, ses opinions sont justes au fond, et ne deviennent fausses que parce qu'elles sont outrées: dépasser le but n'est pas l'atteindre. Peut-être en mettant de l'exagération dans la vérité même, ce profond philosophe a-t-il voulu frapper avec plus de force que de justesse et nous porter au-delà de la vérité, certain de notre indifférence coupable pour la goûter et pour la suivre. C'est sans doute ce motif-là qui a porté le philosophe de Genève jusqu'à regarder l'allaitement maternel comme un devoir auquel il n'est permis à aucune mère de se soustraire, et jusqu'à dire que *l'enfant ne peut avoir de nouveau mal à craindre du sang dont il est formé.* Mais jamais paradoxe ne serait plus facile à réfuter.

Descartes a dit: « Si l'espèce humaine peut être

« perfectionnée, c'est dans la médecine qu'il faut
« en chercher les moyens. » J'ajoute moi que l'application des préceptes salutaires au développement de notre espèce ne doit pas être exclusivement confiée aux médecins, c'est aux parens surtout
qu'il faut apprendre à secouer le joug des préjugés
dans la manière d'élever leurs enfans, en éloignant
d'eux tout ce qui leur est funeste et en les entourant
de tout ce qui peut concourir à l'entier développement de leur faible organisation. Les soins que
réclame la première enfance ne peuvent donc être
donnés que par les parens, et l'histoire nous fournit plusieurs exemples qui démontrent que cette
vérité avait été sentie dans des temps bien éloignés
de nous : Caton ne dédaigna pas de surveiller dans
tous ses détails l'éducation qu'il faisait donner à
son fils. La mère des Gracques, cette femme célèbre
sous tant de rapports, regardait surtout l'éducation de ses enfans comme la plus essentielle de
ses occupations ; et fière de les voir près d'elle
croître dans une santé parfaite, elle les mon-
trait avec orgueil comme ses plus beaux ornemens.
Mères tendres, vous chercheriez en vain un plus
beau modèle !... Écoutez enfin la voix de la nature
et de l'amour, sacrifiez tous les vains plaisirs du
monde au bonheur de n'être pas mères à demi, et
vous recevrez chaque jour le prix de vos soins
affectueux, en voyant croître dans vos bras des
enfans robustes et sains.

« Du soin des femmes, a dit J. J. Rousseau, dé-
« pend la première éducation des hommes ; des

« femmes dépendent encore les mœurs de l'homme,
« ses passions, ses goûts, ses plaisirs, son bonheur
« même. » Les mères doivent donc être les premiers médecins de leurs enfans, et puisqu'elles
ont une telle influence sur ceux qui leur doivent
le jour, il est indispensable de leur apprendre ici
tout ce qu'elles doivent faire ou éviter pour remplir exactement la tâche importante que la nature
leur impose.

J'ose donc adresser de salutaires avis aux mères
qui s'inquiètent surtout lorsque la plus légère
indisposition menace leurs enfans, et qui dorment
dans une paisible indifférence à l'approche de la
maladie scrofuleuse, qui est le fléau le plus terrible qui puisse affliger l'espèce humaine; c'est à
elles à profiter des avis que je leur offre pour en
garantir les objets de toutes leurs affections.

Pendant toute la durée de son existence,
l'homme se trouve constamment entouré par une
floule de circonstances qui exercent sur lui des
influences salutaires ou funestes, d'après l'usage
qu'il sait en faire et les modifications qu'il leur
imprime; mais ces résultats ne sont jamais plus
appréciables que dans la première enfance de
l'homme, où la mollesse extrême de ses organes, la sensibilité et la délicatesse de sa frêle machine se trouvent profondément affectées par
des influences extérieures, dont elle n'a point
encore contracté l'habitude; nous voyons d'après
cela que c'est dans l'enfance que doivent s'établir
les bases d'une bonne ou d'une mauvaise consti-

tution, et que la source la plus féconde des infirmités humaines se trouve dans les vices de l'éducation des enfans et dans les erreurs des écrivains de notre siècle. C'est donc spécialement à l'éducation de l'homme naissant qu'il faut accorder tous nos soins, puisqu'elle seule peut fortifier, perfectionner sa fragile organisation, et transmettre à la postérité des hommes robustes et fortement constitués.

Depuis l'immortel Rousseau un grand nombre d'auteurs ont écrit sur l'éducation des enfans, mais aucun traité de ce genre n'est aussi remarquable que l'*Émile*. Il faut distinguer dans cet ouvrage deux grandes divisions, relatives l'une au physique, l'autre au moral. Dans la première on trouve beaucoup d'idées lumineuses au milieu de principes dangereux, souvent même en contradiction manifeste avec les lois de la nature, et cependant le philosophe de Genève semblait avoir pris la nature pour idole!... La seconde, qui a rapport à l'éducation morale, et que nous considérons comme un rêve brillant et ingénieux, renferme pourtant quelques principes qu'il est important de connaître, et que nous citerons sans prévention et sans partialité. L'on ne saurait lire cet écrivain sans éprouver un enthousiasme qui semble moins dû à l'arrangement des mots qu'à la vérité des sentimens; et d'ailleurs son style est tellement séduisant, qu'il n'est peut-être donné qu'à des têtes refroidies par l'âge de le juger avec sagesse et sans entraînement. Quoique jeune encore, je

crois qu'il est de mon devoir de réfuter en partie
le système impraticable d'éducation qu'il a donné;
système qui tendrait à constituer l'homme en état
de guerre contre la société, à le révolter contre
toute règle et institution en l'engageant à ne suivre
que les principes qu'il se fait lui-même et que son
intérêt ou sa vanité peuvent lui inspirer. Mais je
dois ajouter aussi que J.-J. enseigna, dans cet élo-
quent ouvrage, une foule de vérités méconnues. L'enfance n'eut plus autant à gémir sous les punitions
rigoureuses qui contraignaient le développement
de ses facultés; elle retrouva l'heureuse liberté que
bannissait une sévérité déplacée; et les mères, qui
depuis long-temps avaient abandonné le soin le
plus doux de la nature, se chargèrent elles-mêmes
de l'éducation du premier âge, et regardèrent
comme une jouissance l'accomplissement d'un devoir sacré.

Tous les soins que nous devons accorder aux
enfans doivent donc se rapporter à l'éducation
physique et à l'éducation morale; les premiers
sont tous ceux qui peuvent spécialement concourir à développer et à perfectionner tous les tissus
et tous les appareils organiques; les seconds n'ont
rapport qu'aux facultés intellectuelles. Il est important de bien connaître les principes généraux
de ces deux parties de l'éducation pour les faire
marcher dans des proportions convenables, mo-
difiées selon l'âge, le sexe et la constitution de
chaque individu.

Nous allons maintenant passer en revue tous

les moyens qui doivent concourir à l'éducation et dont l'ensemble constitue notre traitement préservatif.

L'éducation physique de l'homme comprend l'ensemble des soins indispensables au développement parfait de sa constitution. Et si le lecteur se rappelle que nous avons avancé que l'enfant peut contracter la maladie scrofuleuse dès l'instant de sa formation, il concevra sans peine que les préceptes donnés pour cette éducation ne doivent pas s'appliquer exclusivement à l'enfant après sa naissance; mais qu'ils doivent même s'étendre au fœtus renfermé dans le sein maternel, puisqu'il est prouvé que la frêle existence de l'homme n'a jamais besoin de plus grands ménagemens que dans les premiers temps de sa formation.

Ainsi dès l'instant que la femme est devenue mère, lorsqu'un nouvel être commence à se développer dans son sein, avec quelle précaution ne doit-elle pas éviter tout ce qui pourrait contrarier son accroissement, et avec quels soins ne doit-elle pas rechercher tout ce qui peut le favoriser. Nous voyons par malheur tout le contraire dans nos grandes villes; les femmes, surtout pendant les premiers mois de la grossesse, ne veulent en aucune façon renoncer à celles de leurs habitudes sociales qui peuvent être le plus contraires à la situation où elles se trouvent; elles continuent même à se livrer à des plaisirs capables d'altérer leur santé à une époque où l'embryon plus délicat et plus frêle aurait besoin des plus grands mé-

nagemens. Que résulte-t-il de semblables impru-
dences? Ou bien l'avortement aura lieu, ou bien
le fœtus, ne recevant de la mère qu'un sang vicié par
des excès, se nourrit mal, n'acquiert qu'une constitution débile, et naît avec la disposition scrofuleuse. Si l'on fixe un instant son attention sur les
femelles des animaux même les plus sauvages, on
les voit, pendant la gestation, sacrifier tous leurs
goûts au sentiment intérieur qui les avertit des
obligations qu'elles ont alors à remplir envers la
nature; et les progrès de la civilisation pourraient-
ils faire oublier aux femmes ce même sentiment?
J'ose me flatter, pour l'honneur de notre espèce,
qu'il n'en est point ainsi, et que les femmes aban-
donneraient tous leurs plaisirs pour ne sónger
qu'à remplir tous les devoirs de la maternité, si les
docteurs à la mode, chargés de les diriger, ne cher-
chaient pas plutôt à flatter leurs goûts et leurs
penchans, qu'à leur indiquer les devoirs souvent
pénibles mais toujours sacrés qu'elles ont à remplir. Ainsi, dès l'instant qu'une femme pourra supposer qu'elle est enceinte, elle devra se confiner
sans restriction au genre de vie que son état réclame, qui n'offre rien de pénible, et que l'amour
maternel doit rendre toujours agréable. La femme
évitera avec le plus grand soin tout ce qui peut
développer des passions tristes ou réveiller des
désirs que la nature alors désavoue; elle choisira
un appartement élevé, situé au midi, et dans lequel l'air puisse facilement se renouveler. Ses vêtemens doivent être plus chauds que ceux dont

elle se couvre habituellement, et surtout ils ne doivent exercer aucune pression sur l'abdomen, pour ne pas s'opposer au développement du fœtus; il faut changer souvent le linge de corps, et favoriser la transpiration par des frictions sèches faites sur la peau avec de la flanelle.

La femme enceinte doit éviter surtout les veilles prolongées, elle dormira une ou deux heures de plus que dans l'état ordinaire. Elle ne s'abstiendra pas entièrement de faire de l'exercice, comme on l'a conseillé, il faut au contraire qu'elle se promène à pied, surtout avant le repas, et jamais immédiatement après; mais elle doit éviter tous les exercices qui exigent de grands efforts et qui peuvent occasioner des secousses violentes. La femme enceinte doit renoncer à toutes les substances alimentaires indigestes ou trop excitantes. Elle doit surtout résister à ces goûts bizarres qui se manifestent pendant la grossesse, sans craindre que l'enfant soit exposé à toutes les monstruosités qui, dit-on, peuvent être la conséquence de ces envies non satisfaites. Les repas doivent être moins copieux, mais en plus grand nombre que dans l'état ordinaire. Les boissons trop excitantes, les liqueurs, le café sont également nuisibles pendant la grossesse.

En suivant les simples préceptes que nous venons d'indiquer, la femme enceinte n'aura besoin de faire usage d'aucun médicament, car l'état de grossesse n'est une maladie que pour celles qui négligent les précautions indiquées par la nature;

ainsi les saignées, les purgatifs, les émétiques sur-tout, accrédités jadis par l'ignorance, et de nos jours encore si scrupuleusement mis en usage, sont le plus souvent funestes à l'enfant. La saignée seulement peut être quelquefois utile, surtout chez les personnes pléthoriques; mais il faut re-garder comme dangereux ces médicamens de pré-caution, puisque la grossesse elle-même n'est pas considérée comme une maladie. Si toutes les femmes pouvaient concevoir l'influence salutaire qui résulte pour elles, et surtout pour les enfans, de cette conduite régulière et d'un régime de vie simple, il n'en est aucune qui ne pût dompter ses goûts les plus impérieux pour les adopter exclusi-vement et assurer ainsi à la postérité des hommes robustes et d'une constitution athlétique.

Les soins que réclame l'enfant après sa naissance ne sont ni moins utiles ni moins importans, ils sont relatifs à l'air atmosphérique, aux vêtemens et au lit le plus convenable, aux soins de pro-preté, aux alimens, au sommeil, à l'exercice, et enfin au moral.

L'air atmosphérique le plus propre à l'enfant doit être pur, sec et tempéré; il faut sous ce rap-port choisir un juste milieu entre l'opinion des auteurs qui veulent accoutumer de suite le nou-veau-né à braver le froid le plus rigoureux et les préceptes de ceux qui, par des précautions exagé-rées, conseillent de le tenir constamment dans une atmosphère chaude; l'un et l'autre de ces excès est également dangereux.

Il faut autant que possible placer l'enfant dans un lieu élevé et toujours éloigné des rassemble-mens d'hommes ou d'animaux; et c'est parce que Lycurgue était persuadé que l'atmosphère des champs présentait ces caractères favorables aux nouveau-nés, qu'il ordonna de les tenir à la cam-pagne jusqu'à leur cinquième année. Il ne faut donc exposer les enfans qu'avec beaucoup de précaution aux vicissitudes atmosphériques et aux influences salutaires de la lumière et du calo-rique solaire; on leur choisira un appartement spacieux et bien aéré, que l'on chauffera en hi-ver au moyen d'un feu de cheminée, et jamais par la chaleur d'un poêle toujours très dangereuse.

Les vêtemens les plus convenables au nouveau-né doivent être assez larges pour ne gêner en au-cune manière les mouvemens de ses membres; de tous les abus qui existent sur la manière de les vêtir, aucune pratique n'est aussi funeste que celle du maillot; pratique barbare que l'habitude a propagée jusqu'à nous. L'enfant n'est pas plus tôt sorti du sein maternel, à peine jouit-il de la liberté de se mouvoir et de s'étendre, qu'on lui donne de nouvelles entraves; on l'emmaillotte avec plus ou moins d'art, on le couche la tête immobile, les jambes allongées, les bras serrés à côté du corps par des bandages qui ne lui permettent pas de faire le plus léger mouvement, fort heureux en-core si on ne l'empêche pas de respirer. L'enfant ainsi garrotté se trouve entièrement privé de cet exercice partiel, indispensable au développement

de ses forces et à la nutrition de ses organes; ses
membres alors si faibles et si flexibles, retenus
dans une extention permanente et comprimés par
ce genre de vêtement, deviennent roides et inha-
biles aux mouvemens.

Parmi les auteurs qui ont écrit sur l'éducation
physique du premier âge, les uns veulent que
l'on ne donne au nouveau-né que des vêtemens
très minces, très légers, afin qu'il s'habitue de
bonne heure à supporter le froid. Lycurgue et
Locke sont de cet avis, un médecin anglais a été
même jusqu'à conseiller le bain froid dès les premiers jours de la naissance, et J.-J. Rousseau ren-
dit ce conseil plus dangereux encore en lui prêtant
les charmes de son éloquence. Nous signalerons
bientôt les dangers de ces pratiques imprudentes.
Les autres au contraire veulent que le nouveau-
né soit surchargé de vêtemens pour le préserver
avec le plus grand soin des impressions du froid.

C'est en prenant un juste milieu entre ces opinions exagérées que l'on trouvera des principes
avantageux; ainsi l'enfant qui passe subitement de
la chaleur uniforme du sein de la mère dans la
température variable de l'atmosphère, doit nécessairement être soustrait à ces variations du chaud
au froid par des vêtemens qui entretiennent autour de lui une température douce et toujours
égale, sans solliciter une transpiration qui ne
pourrait que l'affaiblir.

Le lit le plus convenable à l'enfant doit être
spacieux pour que ses mouvemens ne soient en-

travers en aucune manière ; la couche ne doit pas être trop molle, un lit de plume en effet entretient autour de l'enfant une chaleur excessive et une transpiration habituelle, qui donne toujours lieu au dérangement des fonctions intérieures et à l'affaiblissement général. « Il importe, dit J.-J. Rousseau, de s'accoutumer dabord à être mal couché, « c'est le moyen de ne plus trouver de mauvais « lit.... » Sans adopter exclusivement les idées de ce philosophe, nous conseillons de ne jamais coucher l'enfant sur un lit de plume ni de duvet, mais plutôt sur un matelas de laine ; on évitera par là tous les inconvéniens que nous venons d'indiquer.

Je ne saurais trop m'élever ici contre cette funeste habitude qu'ont les mères de tenir le jeune sujet près d'elles, dans le même lit, pendant les premiers jours de la naissance. Il est facile de concevoir en effet que les émanations fétides qu'exhale le corps de la femme en couche, la fièvre de lait qui survient peu de jours après, sont autant de circonstances d'autant plus nuisibles au nouveau-né que l'absorption cutanée étant alors plus active, il reçoit avec plus de facilité les influences morbifiques exercées sur lui ; il faut également bien se garder d'enfermer sous les couvertures le jeune enfant, comme le font beaucoup de femmes, dans l'intention de le soustraire à l'action du froid, attendu qu'il ne peut respirer ainsi qu'un air vicié et peu vivifiant.

Les soins de propreté consistent d'abord à laver le nouveau-né pour le débarrasser de l'enduit muqueux adhèrent à la surface de sa peau. Ces lotions doivent être faites avec une eau savonneuse et légèrement aromatique, et surtout employée à la température du corps. Il est aussi très important de surveiller les différentes excrétions et de changer le linge autant de fois que la propreté l'exige. Dans un âge plus avancé on habituera l'enfant à rendre ses excrémens à des époques régulières, et l'on veillera surtout à ce qu'elles ne se suppriment pas; on facilitera la transpiration par des bains tièdes et même légèrement aromatiques; on emploiera des frictions sèches, faites avec une flanelle sur la colonne vertébrale, et sur les membres pour fortifier ces derniers, et rendre par là leurs mouvemens plus assurés et plus faciles; les linges doivent être fréquemment renouvelés et toujours employés très blancs et très secs. Il faut toujours faire usage pour les lotions, que l'on doit renouveler fréquemment d'une eau tiède et légèrement spiritueuse. C'est à tort que les médecins modernes pensent que les bains froids conseillés par Locke et Rousseau sont fortifians par la réaction vitale qu'ils occasionent; ce moyen ne doit jamais être mis en usage pour le jeune enfant, dont la constitution encore trop faible est incapable de fournir aux frais de cette réaction; le froid est comme nous l'avons dit essentiellement débilitant, il faut pour résister à son action, et pour qu'elle tourne au profit de l'économie, un certain degré d'énergie et de force dont les enfans disposés aux scrofules manquent même dans un âge plus avancé. Nos contemporains invoqueront-ils en faveur des bains froids la coutume des anciens peuples? Il est vrai que les jeunes Spartiates étaient plongés dans les eaux glacées de l'Eurotas, et sans doute que celui qui résistait à cette épreuve devait être robuste et endurci; mais combien d'autres aussi, plus faibles et plus délicats, ne pouvaient y survivre! dans les républiques anciennes un être valétudinaire était un fardeau pour l'État; incapable de le défendre dans des guerres où la force du corps décidait seule de la victoire, les législateurs du temps n'avaient pas cru commettre un acte de barbarie en condamnant à la mort tout enfant qui, dès sa naissance, n'annonçait qu'un être faible et débile. Dans nos sociétés modernes nous leur prodiguons au contraire plus de soins, persuadés qu'un enfant, quelque débile qu'il soit lorsqu'il vient de naître, peut devenir par la suite un homme fort et vigoureux, si par une éducation convenable on cherche à favoriser le développement de tous ses organes. « Laissons, dit *Galien*, aux *Sarmates* et « aux *Germains*, aux *ours* et aux *lions* non moins « barbares qu'eux, l'usage de plonger les nouveau-« nés dans l'eau glacée, ce n'est point pour eux « que j'écris. »

C'est lorsque les organes développés et affermis sont dans le cas d'exercer toutes leurs fonctions, lorsque tout le corps est animé du feu de la jeunesse, de la force et de la santé, que les bains froids sont profitables par le mouvement de réaction qu'ils excitent.

De tous *les alimens* le plus convenable à l'enfant c'est le lait : mais combien d'abus n'existe-t-il pas sur les diverses manières de l'administrer ! Et doit-on s'étonner de la fréquence des affections scrofuleuses, surtout chez les jeunes victimes que l'on abandonne aux soins des nourrices mercenaires ? généralement les enfans naissent vigoureux et robustes, et conserveraient sans doute leur bonne constitution, si par une éducation convenable l'on favorisait leur accroissement ; mais combien au contraire la routine et les préjugés ne contribuent-ils pas à enlever même aux plus robustes la bonne organisation qu'ils tenaient de la nature ! Sans entrer dans de plus longues discussions à ce sujet, nous dirons seulement que l'allaitement maternel présente le plus d'avantages à l'enfant ; c'est le seul approuvé par la nature, à moins que la mère ne se trouve dans l'impossibilité de remplir ce devoir sacré ; mais les obstacles qui peuvent s'opposer à l'accomplissement de cette fonction ne sont pas aussi nombreux qu'on le pense généralement dans le monde, on a donné une extension trop exagérée aux circonstances qui peuvent empêcher la mère d'allaiter son enfant ; pourvu qu'elle ne soit pas affectée d'une maladie susceptible d'être communiquée, il n'est pas nécessaire qu'elle ait un tempérament athlétique, surtout en prenant les précautions que nous indiquerons. Si les femmes pouvaient se faire une idée de tous les maux auxquels elles sont exposées, elles et leurs enfans, en renonçant aux devoirs de la maternité, on en verrait beaucoup moins se dispenser de cette obligation sacrée, sous le vain prétexte d'une santé trop délicate, et pour le désir moins excusable encore de se livrer aux plaisirs du monde.

Outre que le premier lait de la mère convient mieux aux besoins de l'enfant par les qualités que ne possède plus celui d'une nourrice étrangère, celle-ci ne donnera jamais à l'être faible qui lui est confié tous les soins qui lui sont si nécessaires à cet âge, et qu'il ne peut trouver que sous l'égide de l'amour maternel. Mères sensibles et tendres qui ne connaissez pas l'importance des obligations que vous impose la nature, voyez seulement de quelle manière sont traités vos enfans par ceux qui ne s'en chargent qu'à prix d'argent, et je suis persuadé que vous n'aurez plus le courage de vous séparer d'eux aussitôt après leur naissance : toutes les femmes qui font le métier de nourrices sont en général pauvres, mal nourries, obligées de se livrer aux travaux pénibles des champs; les soins de leurs propres enfans leur font négliger le dépôt sacré dont elles sont responsables; ni les cris ni les pleurs de l'enfant ne les touchent, et par la quantité d'alimens qu'elles lui donnent en une ou deux fois elles s'imaginent pouvoir suppléer aux heures auxquelles il serait plus à propos de les lui donner. Quelquefois affectées de maladies qu'elles dissimulent, ces femmes ne peuvent avoir qu'un lait de mauvaise qualité, rendu souvent funeste par une grossesse qu'elles déguisent dans la crainte de perdre le nourrisson, et voilà pourtant celles qui doivent prodiguer au nouveau-né tous les soins qu'il devrait trouver auprès de sa mère. Je suppose même que l'on ait le bonheur de rencontrer une bonne nourrice; quand même elle ne partagerait pas son lait avec un ou deux autres enfans, et qu'elle ne gorgerait pas trois ou quatre fois par jour d'une bouillie toujours funeste au nourrisson, au point de lui faire vomir ce qu'elle lui fait avaler de force; peut-on avoir la faiblesse de croire qu'elle remplira dans toute son étendue, par l'appât d'une récompense pécuniaire, les devoirs importans que l'amour maternel lui refuse? devoirs qui présentent à la mère une source de bonheur, mais qui ne sont jamais qu'une tâche pénible pour une femme étrangère. La mère ne peut donc sans raisons légitimes se dispenser d'allaiter elle-même son enfant; mais il ne suffit pas qu'elle remplisse cette fonction, il faut encore qu'elle suive tous les conseils de la prudence et se soumette à toutes les obligations de la nature, car le lait est de tous les fluides de l'économie animale celui qui est le plus susceptible de s'améliorer par un bon régime, comme d'éprouver des altérations profondes par une vie déréglée. D'après ces considérations, malgré les avantages incalculables que l'on obtiendrait si l'allaitement maternel était généralement répandu, il est des circonstances dans lesquelles le médecin doit le proscrire, parce qu'il serait aussi nuisible à la mère qu'à l'enfant. Ces circonstances se présentent lorsqu'il existe chez ce dernier des dispositions morbides, susceptibles d'être aggravées par le lait que lui donnera la mère, ou bien lorsqu'il existe chez celle-ci des affections morales ou physiques incompatibles avec l'allaitement.

Les affections physiques et morales ne sont pas les seuls obstacles qui s'opposent à l'allaitement, d'autres beaucoup plus graves, et plus universellement répandus dans nos grandes cités, rendent cet acte impraticable; et bien que nous ayons la plus grande prédilection pour l'allaitement maternel, nous sommes cependant obligés de dire qu'il est généralement impossible aux femmes qui appartiennent à la haute société de nourrir leurs enfans, elles ne sauraient même se livrer à ce devoir sacré sans compromettre la santé du nouvel être. Comment pourraient-elles en effet se livrer aux plaisir factices mais énervans des salons, et supporter les fatigues de l'allaitement? quel aliment offriraient-elles à leurs enfans, ces femmes qui passant les nuits dans les jeux et les plaisirs de tous les genres ne prennent que pendant le jour un repos imparfait? La nature exige des habitudes plus douces, des mœurs plus simples pour arriver à son but. Il faut donc pour goûter toutes les douceurs de la maternité être capable de sacrifier à des sentimens si tendres les vaines jouissances de l'amour-propre et de la frivolité; il faut pouvoir se plaire au milieu des soins et des agitations inséparables de l'état de nourrice.

Ainsi, lorsque par des causes physiques ou morales la mère se trouve dans l'impossibilité de nourrir elle-même son enfant, et qu'elle est forcée de confier ce soin à des mains étrangères, quelle attention ne doit-elle pas apporter dans le choix de la nourrice qui doit la remplacer !... Une santé parfaite, un moral paisible, une conduite régulière sont autant de circonstances indispensables; mais il est tellement difficile de les trouver réunies chez les femmes du peuple, lorsque surtout elles vivent éloignées de la surveillance des parens, que la prudence, je dirai même le devoir, ordonne à la mère de ne jamais perdre de vue l'enfant qu'elle confie à une inconnue. Ses propres soins ne sont jamais à dédaigner, et lorsque par des circonstances malheureuses elle est forcée de renoncer à nourrir elle-même, du moins elle doit faire allaiter son enfant sous ses yeux, et s'il perd par là l'influence salutaire que le séjour de la campagne pourrait exercer sur tout l'organisme, il en sera dédommagé d'un autre côté par une foule de soins indispensables, que la nourrice néglige toujours lorsqu'elle n'est pas surveillée par la mère; le parti le plus convenable serait donc que celle-ci pût aller habiter avec son enfant dans une campagne bien située, où elle pourrait le faire allaiter auprès d'elle. Comme toutes les femmes ne sont pas également propres à être nourrices, voici les conditions principales que doit présenter celle qui doit remplir cette fonction importante : il faut d'abord qu'elle soit jeune encore, et accouchée peu de jours avant la mère, afin que son lait se rapproche autant que possible de celui qui convient le mieux à l'enfant. Les mamelles doivent être convenablement développées et le mamelon ni trop saillant ni trop enfoncé; le lait doit être légèrement sucré, sans odeur, d'une couleur bleuâtre et assez consistant pour se maintenir en petites gouttes sur des corps polis que l'on incline légèrement. Mais comme les caractères physiques du lait varient suivant l'époque plus ou moins éloignée de l'accouchement, et que ce liquide devient d'autant plus épais, plus blanc et plus sucré qu'il est plus ancien, il convient d'avoir égard à cette circonstance dans l'appréciation que l'on fait de ses qualités.

Quel que soit d'ailleurs le jugement que l'on ait porté sur l'excellence du lait d'une femme, quelque favorables que soient les caractères qu'il présente, on devra changer la nourrice si ce premier aliment occasione des dérangemens dans la santé de l'enfant, et surtout s'il ne fournit pas en suffisante quantité les matériaux utiles à la nutrition.

Aux qualités physiques dont nous venons de parler, et qui sont indispensables pour constituer une bonne nourrice, il faudrait qu'elle fût douée d'une gaîté habituelle et d'une tranquillité d'ame qui la mît à l'abri des agitations funestes excitées par les passions vives. Jeunes femmes! prêtez toute votre attention à ces quelques lignes.... Le caractère de la nourrice qui doit allaiter et élever vos enfans n'est pas indifférent au développement de leurs facultés intellectuelles et à la direction de leurs penchans. De la conduite et du caractère de la nourrice dépendent les qualités morales de l'enfant, qui développées avec l'âge doivent en former un citoyen utile à la société.

Les anciens avaient, à ce sujet, une opinion qui diffère entièrement de celle qui est généralement répandue parmi nous. Platon recommande aux nourrices de ne jamais répéter aux enfans une foule d'histoires et de contes ridicules et absurdes, de peur, dit-il, que les préjugés ne donnent une fausse direction à leur esprit. Que dirait aujourd'hui ce grand philosophe s'il pouvait entendre les contes que l'on fait non-seulement aux enfans, mais encore aux hommes déjà vieux ?....

Je ne saurais surtout assez répéter aux parens de ne pas accepter trop aveuglément et avec tant de confiance une nourrice présentée par les bureaux d'indications; quelle que soit l'espèce de surveillance que l'on exerce dans ces établissemens, rien n'est plus commun que d'y rencontrer des femmes âgées, d'un aspect repoussant, et dont les mamelles flétries ne promettent au nouveau-né qu'un aliment mal préparé; plusieurs d'entre elles font depuis plus de vingt ans le métier de nourrices, et leur constitution détériorée doit faire craindre les accidens les plus graves pour les jeunes infortunés qu'on leur confie. En signalant ces abus nous avons rempli notre devoir, c'est maintenant à la police à faire le sien.

D'après les considérations auxquelles je viens de me livrer sur les difficultés de se procurer une bonne nourrice, je préférerais toujours qu'un enfant fût allaité par un animal que par une femme, lorsque la mère ne pourra pas le nourrir elle-même de son lait; et si l'on y réfléchit bien l'on verra bientôt que ce genre d'allaitement est le plus avantageux pour le nouveau-né, parce qu'il est plus facile de diriger à volonté le régime et les passions d'un animal, et par conséquent d'obtenir un lait sain et constamment semblable, conditions que l'on ne peut jamais obtenir dans l'allaitement par une femme étrangère.

L'on peut employer pour l'allaitement artificiel le lait d'ânesse, de vache ou de jument, en ayant soin de le faire prendre au pis de l'animal, afin qu'il soit doué de la chaleur naturelle; de cette manière le liquide présente une saveur et des qualités qu'il perd dès qu'il est exposé au contact de l'air. Néanmoins la chèvre, par la bonté de son lait, par sa docilité, par la facilité avec laquelle le nourrisson peut saisir la mamelle, me paraît mériter la préférence sur les autres animaux; et ce genre d'allaitement offre des avantages qui devraient le faire propager, puisqu'il est d'ailleurs peu dispendieux, qu'il donne à la mère la douce satisfaction de voir croître près d'elle l'objet de ses plus tendres affections, et qu'il procure à l'enfant le précieux avantage des tendres soins maternels. En fixant le choix de l'animal que l'on doit préférer pour l'usage que nous indiquons, notre intention n'est pas de nous arrêter sur les idées fabuleuses de l'antiquité sur les propriétés spéciales attribuées au lait de certains animaux, nous n'examinerons point si le lait d'une tigresse peut donner à l'homme un cœur féroce et cruel, si les fondateurs de Rome ne durent leur courage et leur force qu'à celui d'une louve: toutes ces opinions ne doivent être considérées que comme des rêveries que les traditions populaires et l'histoire nous ont transmises.

Lorsque l'on se trouve dans l'impossibilité d'élever les enfans par l'un ou l'autre mode d'allaitement naturel que nous venons d'indiquer, on peut les nourrir par l'allaitement artificiel; ce dernier est loin de présenter les avantages que nous offre l'allaitement naturel, mais je le préférerais encore dans la maison paternelle à celui fourni par une nourrice éloignée: et si ces vérités étaient une fois bien senties, les parens ne verraient plus leurs enfans, victimes d'un abandon impardonnable, revenir près d'eux maigres et pâles, contrefaits ou scrofuleux, par le défaut de soins que réclame dans le premier âge leur délicate organisation.

Quel que soit d'ailleurs le mode que l'on adoptera pour élever un enfant, l'allaitement suffit d'une manière exclusive dans les deux ou trois premiers mois; mais à cette époque le lait seul n'est plus un aliment suffisant, il faut alors des substances qui donnent aux organes plus de consistance et de fermeté. Ici s'offrent des abus et des préjugés à combattre; les bouillies faites avec de la farine délayée dans le lait sont presque exclusivement employées dans les campagnes, mais cet aliment est à mon avis le plus indigeste et le plus malsain. Un homme bien portant, dont l'estomac jouit de toute son activité digestive, ne pourrait en faire usage pendant quelque temps sans tomber dans l'affaiblissement et la langeur, et cependant c'est avec un pareil aliment que l'on gorge au-delà même du besoin un jeune enfant dont tous les organes sont encore faibles et délicats. On ignore que cette substance farineuse non fermentée, et que l'on ne fait cuire qu'à demi, au lieu de développer les forces des jeunes sujets, contribue puissamment, à cause de ses qualités peu stimulantes, à la production du tempérament lymphatique, et par la suite l'enfant devient replet, mou, boursouflé et sans activité, la nutrition s'affaiblit, s'altère, et la constitution scrofuleuse s'établit d'autant plus vite que l'enfant sera environné de causes générales plus capables de favoriser le développement de cette maladie. Si les parens pouvaient se faire une idée des inconvéniens qui sont le résultat de l'usage des bouillies et voulaient en affranchir les nouveau-nés, on verrait assurément diminuer par la suite le nombre des scrofuleux et des rachitiques; mais les préjugés ont tant de force sur l'aveuglement opiniâtre du vulgaire, qu'il est difficile de les combattre, même avec les armes de la vérité.

Je ne veux pas conseiller par là aux mères de laisser leurs enfans à l'usage exclusif du lait pendant toute la première année, comme quelques auteurs l'on conseillé, car en suivant cette pratique les jeunes sujets deviennent plus gélatineux, bouffis, et comme transparens, ils offrent une blancheur qui ressemble à de la cire, et que les nourrices désignent sous le nom de chair de lait. Les parens se félicitent alors de voir ces formes arrondies, cette peau fine incolore, cette fraîcheur apparente; mais qu'ils cessent de s'abuser, et qu'ils apprennent enfin que cette apparence de santé est le symptôme précurseur de la maladie la plus redoutable pour l'espèce humaine. Le jeune sujet qui présente cette organisation sera presque toujours affecté de scrofule, à moins que l'une ou l'autre des maladies de l'enfance ne vienne le ravir à la tendresse maternelle, et ne donne pas à l'affection scrofuleuse le temps de manifester sa présence par des signes extérieurs bien évidens.

Il faut donc accorder à l'enfant des alimens plus faciles à digérer, capables de donner à sa constitution plus de force et d'énergie; mais il faut également éviter de passer d'un excès dans un autre, c'est par degré qu'il faut faire usage d'alimens plus nutritifs et plus excitans. Vers le troisième mois, on secondera l'allaitement par des crèmes légères de salep ou de gruau torréfié; on passera ensuite à l'emploi des panades faites avec la croûte de pain de froment recuite au four, le lait, le beurre et les jaunes d'œufs; quelques mois plus tard on y ajoutera le suc des viandes blanches, et enfin de bœuf. Lorsque l'enfant pourra manger, on fera succéder de la même manière l'emploi des légumes, des viandes blanches, enfin des viandes rouges, en évitant toujours les ragoûts. L'on arrivera à l'usage du vin en suivant la même gradation que pour les alimens, afin que ce liquide puisse favoriser le développement de la chaleur et de l'accroissement.

En suivant la marche que nous venons d'indiquer pour le régime, il faut pourtant continuer l'allaitement au moins jusqu'au dixième mois, avec l'attention de diminuer graduellement la quantité de lait, et d'augmenter dans la même proportion les autres alimens : de cette manière l'enfant passera par degrés insensibles à l'usage exclusif de ces derniers, et ne sera pas exposé à tous les accidens du sevrage ; par cette méthode sagement administrée on obtiendra des sujets robustes et sains. Ayant fait élever un grand nombre d'enfans d'après ces principes, je puis assurer par expérience que jamais aucun d'eux n'a présenté le moindre symptôme de la maladie scrofuleuse, même dans la capitale, où ils étaient environnés de tant de causes insalubres.

Le *sommeil* et l'*état de veille* de l'enfant méritent également de fixer notre attention ; sans cesse excité par tout ce qui l'environne, le nouveau-né fait nécessairement pendant la veille une dépense considérable de forces vitales dont le sommeil peut seul réparer les pertes, aussi a-t-il besoin de dormir plus long-temps qu'un adulte ; mais il ne faut pas cependant tomber dans l'abus de ce moyen, qui amenerait un état de mollesse et d'apathie physique et morale; il faut régulièrement coucher le nouveau-né à sept ou huit heures du soir et le lever le matin aux mêmes heures; dans le jour, il faut lui permettre un sommeil de deux ou trois heures, et ne jamais le provoquer par l'usage funeste que l'on a de bercer les enfans, ce mouvement imprime des secousses au cerveau, dérange la digestion, amène le vomissement et donne lieu à des accidens graves.

L'exercice est l'un des plus puissans moyens pour développer les forces de l'homme, surtout dans les premiers temps de son existence; il faut donc, au lieu d'emprisonner le jeune sujet dans un maillot qui paralyse tous ses mouvemens, lui laisser la liberté de ses membres et l'abandonner à ses propres efforts. Pendant le jour, on le laisse libre, sur un tapis par exemple, en l'observant avec vigilance, au lieu de le placer dans un chariot, ou de l'exercer à la progression au moyen de la lisière; le premier de ces moyens présente l'inconvénient de fatiguer l'enfant qui est obligé de rester constamment debout, et de lui déformer la taille en relevant ses épaules. Le second est d'un usage encore plus dangereux, par la compression de la poitrine qui rend la respiration difficile, et par une foule d'autres accidens auxquels il donne lieu.

Pour bien apprécier combien l'exercice en général est nécessaire, surtout dans la première enfance,

nous n'avons qu'à porter un instant nos regards
sur la structure du corps humain, et spécialement
sur cet assemblage de vaisseaux de différens cali-
bres, entrelacés et repliés sur eux-mêmes, au travers desquels différens liquides doivent circuler
sans cesse pour porter la force et la vie dans toutes
les parties du corps. Il résulte de là plusieurs
autres avantages qui contribuent à l'accomplissement régulier des principales fonctions : la digestion, premier travail réparateur, en est plus complète; le foie comme toutes les autres glandes
destinées à sécréter différens liquides remplissent
leurs fonctions plus librement, et toutes les parties reçoivent plus efficacement l'influence d'un
suc nutritif mieux élaboré, et par conséquent plus
réparateur. Les voies de l'absorption et des sécrétions en sont plus libres, en un mot le corps se
procure par l'exercice un embonpoint et une force
qu'il attendrait en vain des secours de la pharmacie. Pour se convaincre de cette assertion, que
chaque individu compare ses deux bras, et il verra
que celui dont il se sert le plus souvent est plus
gros et plus fort que celui qu'il laisse habituellement dans le repos. Cette observation étant con-
cluante, on ne doit pas être surpris si je conseille
aux parens de ne s'occuper que de l'éducation
physique de leurs enfans jusque vers leur dixième
année, et d'employer d'abord tous les moyens capables de leur donner une forte constitution, qu'ils
ne peuvent jamais acquérir lorsque avant cet âge
on les tient enchaînés dans les salles sombres et

souvent humides des colléges et des pensionnats,
où ils pâlissent sur des livres inintelligibles pour
eux; et certes, quels fruits peuvent-ils retirer de
cette contention des facultés physiques et morales
dans l'âge des impressions mobiles et du développement? Est-ce la vertu que l'on croit leur inspirer
par une éducation au rebours de la nature, qui
comprime ses moindres élans, et qui punit le rire
comme un crime? les nobles sentimens ne naissent
pas d'une trop grande crainte. Est-ce la science,
dans laquelle on trouve du moins le faible dédom-
magement de ces infirmités? mais tous ces grands
talens qu'on cherche à leur faire acquérir ne sont
jamais qu'un dépôt mal conçu, toujours incom-
plet et souvent inutile; d'ailleurs il faut savoir
penser avant de parler, et dans les colléges on
apprend à parler avant de penser. Ainsi l'enfant
qui commence ses classes à dix ans avec un tempérament robuste et une constitution bien for-
mée sera plus avancé à vingt, s'il est bien dirigé,
que celui dont le tempérament aura été énervé
dès ses premières années par des travaux intellectuels au-dessus de ses forces.

Si le lecteur pouvait ignorer encore combien le
défaut d'exercice est susceptible de s'opposer au
développement de notre organisme, et de produire
le dérangement de toutes nos fonctions, il serait
convaincu, je l'espère, après avoir lu l'observation
suivante: Vingt demoiselles se trouvaient réunies
dans un pensionnat, où elles joignaient des alimens sains et nutritifs, un logement commode, à

un exercice journalier, auquel elles se livraient aux heures de récréation dans un jardin spacieux et bien situé ; en suivant un pareil régime elles jouirent toutes de la meilleure santé pendant plusieurs années. Mais au commencement de l'hiver de l'année 1826, le jardin ayant cessé de faire partie de l'établissement, ces jeunes personnes furent obligées de passer leurs heures de récréation dans la salle d'étude ou dans leurs chambres, et se trouvant tout-à-coup privées de l'exercice salutaire auquel elles se livraient auparavant, elles éprouvèrent toutes un dérangement dans leur santé, et douze d'entre elles offrirent bientôt tous les symptômes de la maladie scrofuleuse, qui ne se dissipèrent que lorsque ces jeunes personnes eurent repris leur exercice habituel.

Il est donc bien évident que le genre de vie auquel sont soumis les jeunes gens des deux sexes dans les colléges et les pensionnats, est tout-à-fait en opposition avec les lois de la nature : cet état de contrainte continuelle, cette contention d'esprit, cette inaction à laquelle ils sont condamnés, porte atteinte au moral comme au physique ; des hommes faits résisteraient à peine à la vie sédentaire à laquelle on assujettit des êtres frêles et délicats, il n'est pas naturel qu'ils demeurent assis pendant cinq à six heures dans des lieux bas et humides, souvent mal éclairés et toujours remplis d'un air vicié par le grand nombre de personnes que renferment ces établissemens, dans lesquels, je le dis à la honte des chefs qui les dirigent, la nature des alimens ne répond jamais aux belles promesses que l'on fait aux parens. Il serait temps enfin que le gouvernement daignât s'occuper de faire disparaître les abus que je signale, et qu'il changeât le mode d'éducation auquel les enfans sont soumis dans tous les établissemens destinés à les instruire.

Le moral de l'enfant est la partie la plus importante de l'éducation, surtout lorsque l'on sait diriger convenablement les passions de l'ame en même temps que les facultés intellectuelles.

Le caractère que l'homme doit offrir en grandissant dépend du genre d'éducation qu'il aura reçu; naturellement porté à l'imitation, il prendra les mœurs et les habitudes de ceux avec qui il aura passé sa jeunesse : de là l'indispensable nécessité de ne confier l'éducation morale d'un enfant qu'à des personnes capables de lui inspirer la gaîté, l'enjouement et la sécurité de l'ame; il faut surtout s'appliquer à faire naître en lui ces sentimens heureux de douceur, de tendresse et d'amitié qui seuls peuvent faire le charme de la vie. Les impressions agréables à cette époque contribuent à rendre l'exercice de toutes les fonctions de l'économie plus libre et plus régulier, et concourent puissamment au perfectionnement du physique; mais si au contraire l'ame devient le siége habituel d'un sentiment de tristesse et d'amertume, bientôt toutes les fonctions languissent et la constitution s'épuise insensiblement.

En ce qui a rapport aux facultés intellectuelles, l'on ne peut voir jusqu'à quel point on contrarie,

de nos jours, les vœux de la nature, par l'instruction prématurée que l'on s'efforce de donner à la
plupart des enfans; il suffira, je pense, de faire
observer les funestes conséquences d'une éducation aussi défectueuse pour en bien apprécier les
dangers. D'après les principes de l'éducation actuelle, l'on enrichit le moral aux dépens du physique; on se félicite, d'un côté, des talens précoces
des enfans, mais de l'autre l'on gémit sur la délicatesse de leur constitution qui les tient toute
leur vie dans un état valétudinaire : je dis plus,
cette méthode vicieuse est toujours incapable de
réaliser les espérances qui la font adopter; en effet
le cerveau, constamment exercé avant d'avoir acquis son entier développement, s'épuise bientôt,
et tel enfant, qui avait beaucoup de dispositions à
dix ans, n'est souvent qu'un idiot à vingt. La nature veut que les enfans soient enfans avant que
d'être hommes, a dit J.-J. Rousseau; si nous voulons pervertir cet ordre, nous produirons des fruits
précoces qui n'auront ni maturité ni saveur, et
qui ne tarderont pas à se corrompre.

Tous les médecins observateurs sont d'accord
sur les dangers que présente l'éducation intellectuelle prématurée, et sur l'incapacité que présentent
pour la méditation les sujets trop jeunes, quels
que soient leurs moyens; j'aimerais autant exiger
qu'un enfant eût cinq pieds de hauteur que du
jugement à dix ans, a dit le philosophe de la nature. Une jeune fille, dit Tissot, qui lit à dix ans
au lieu de courir, est à vingt une femme à vapeurs,

une mauvaise nourrice. Il est donc indispensable au bonheur et à la santé de l'homme que l'on s'occupe du perfectionnement de son physique, avant de songer au développement de son intelligence. L'éducation morale, sous le rapport des facultés intellectuelles, ne doit commencer qu'à la dixième année, et si l'on veut donner, avant cet âge, quelques notions préliminaires aux enfans, il faut toujours le faire sans travail, sans contrainte, et sous forme d'amusement. J.-J. Rousseau vient encore ici à l'appui de mes principes : « Qu'on laisse long-temps agir la nature, a dit ce profond philosophe avant de vouloir agir à sa place, de peur de contrarier ses opérations. L'on connaît le prix du temps, et l'on ne veut point en perdre, mais l'on ne voit pas que c'est bien plus le perdre d'en mal user que de n'en rien faire, et qu'un enfant mal instruit est plus loin de la sagesse que celui qu'on n'a point instruit du tout. » Platon, dans sa République qu'on croit si austère, n'élève les enfans qu'en fêtes, jeux, chansons, passe-temps; on dirait qu'il a tout fait quand il leur a bien appris à se réjouir; et Sénèque parlant de l'ancienne jeunesse romaine : « Elle était toujours debout, dit-il, on ne lui enseignait rien qu'elle dût apprendre assise; en valait-elle moins, parvenue à l'âge viril ? »

« Que faut-il donc penser, dit plus loin le phi-
« losophe de Genève, de cette éducation barbare
« qui sacrifie le présent à un avenir incertain,
« qui charge un enfant de chaînes de toute espèce,
« et commence par le rendre misérable pour lui

« préparer au loin, je ne sais quel prétendu bon-
« heur, dont il est à croire qu'il ne jouira jamais?
« Quand je supposerais cette éducation raisonnable
« dans son objet, comment voir sans indignation
« de pauvres infortunés, soumis à un joug insup-
« portable, et condamnés à des travaux continuels
« comme des galériens, sans être assurés que tant
« de soins leur seront jamais utiles? L'âge de la
« gaîté se passe au milieu des pleurs, des châti-
« mens, des menaces, de l'esclavage; on tourmente
« le malheureux pour son bien, et l'on ne voit pas
« la mort qu'on appelle et qui va le saisir au mi-
« lieu de ce triste appareil. Qui sait combien d'en-
« fans périssent victimes de l'extravagante sagesse
« d'un père et d'un maître?»

La privation des jeux chez les enfans n'entraîne
pas seulement avec elle la perte d'un exercice salutaire; elle comprime en outre les passions gaies
qu'il serait si utile de réveiller chez eux pour
les préserver de la maladie scrofuleuse. Ainsi la
vue riante des champs, un air salubre, des alimens simples, mais purs et abondans, une liberté
modérée et de l'exercice; c'est ainsi qu'en conser-
vant leur santé, vous pourrez travailler au perfectionnement de leur esprit; c'est ainsi qu'ils ap-
prendront très bien, en jouant, ce que vous leur
auriez très mal enseigné à force de travail et de
contention; car il est un moyen de concilier
la raison et les jeux : n'est-ce pas au milieu des
amusemens de l'enfance que nous avons appris
notre langue maternelle? Depuis la naissance jus-

qu'à la mort nos sens sont susceptibles de perfection, mais la nature l'amène d'une manière insensible et douce; elle fait de la vie une étude continuelle: il faut du temps avant que nous sachions
écouter, goûter, regarder, comparer, etc. les
jeunes campagnards n'ont pas l'esprit subtil, et
raffiné de vos prisonniers maigres et pâles, mais
ils ont plus de franchise, et moins d'orgueil; ils
jouissent d'une santé florissante, toutes leurs facultés n'ont pas été sacrifiées à une seule, on n'a
point rendu leurs corps paralytiques pour rendre
leurs cerveaux plus actifs.

L'on m'accusera sans doute d'indifférence pour
la plus noble partie de nous-mêmes, comme si,
uniquement jaloux de la santé du corps, j'abandon-
nais au hasard la culture de l'esprit pour le moins
aussi précieuse. Je veux au contraire que l'on ré-
pande l'instruction à pleines mains, et ceci s'adresse
encore aux maîtres des nations : un peuple pur,
sans instruction, vaut mieux sans doute qu'un
peuple instruit et corrompu; mais je frémis surtout à l'idée d'un peuple également privé de vertus
et de lumières. Ma pensée n'est donc point que
l'on sacrifie l'éducation intellectuelle à l'éducation
physique, mais qu'on les concilie au lieu de les
séparer et qu'on imite la nature au lieu de la contrarier : développons toutes les facultés en même temps,
car elles ne nous les aurait pas données si elle avait
pu prévoir qu'elles fussent nuisibles l'une à l'autre;
ne transformons pas nos jeunes gens en paysans,
mais empruntons à ces derniers leur régime sain,

et leurs fréquens exercices. Lorsque vos enfans sont malades, mères affectueuses, vous accourez inquiètes, vous assemblez toute la faculté, vous épuisez toutes les pharmacies; veillez plutôt à ce que des pédagogues inhumains ne les accablent pas de travaux et d'études au-dessus de leurs moyens, donnez-leur la nature pour médecin, et pour pharmacie l'air et l'exercice; et vous ne verrez jamais l'harmonie de leurs fonctions se déranger, ni leur santé s'altérer.

D'après tout ce qui précède, nous voyons que l'éducation actuelle n'est pas plus en rapport avec nos mœurs qu'elle n'est favorable à notre santé; après avoir essuyé toutes les fatigues et l'ennui des colléges, et des pensions, la jeunesse se trouve dans la nécessité d'apprendre en quoi consistent les devoirs et les besoins les plus pressans et les plus communs de la vie.

Ce n'est donc qu'en changeant le mode d'éducation actuelle et en l'établissant sur une base fondée sur le système des connaissances humaines et des lois de la nature, que l'on peut parvenir à soustraire les générations futures aux maux qui nous affligent. Les principes généraux que nous venons d'exposer nous paraissent les plus convenables pour l'éducation de l'enfance, en modifiant leur application suivant les lieux et les circonstances dépendantes du sujet lui-même, c'est-à-dire, que les fonctions organiques comme les facultés intellectuelles, offrant au lieu d'un développement simultané, une marche successive et réglée par la nature, de telle sorte que chacune prédomine à son tour dans les différentes périodes de l'accroissement; c'est sur cette loi physiologique importante à connaître qu'il faut baser les règles de l'éducation physique et morale de laquelle dépend la santé, la force et le bonheur de l'homme; c'est par cette première éducation que nous pouvons espérer de perfectionner l'espèce humaine, et c'est elle seule qui constitue par conséquent le véritable traitement préservatif de la maladie qui fait le sujet de cet ouvrage.

TRAITEMENT CURATIF.

Avant d'émettre les principes du traitement curatif des scrofules, il était indispensable de bien connaître le véritable caractère de cette maladie, et l'on trouve la meilleure preuve de cette nécessité dans les moyens qu'une superstition aveugle mit jadis tant en crédit, ainsi que dans cette foule de médicamens tour-à-tour vantés comme des spécifiques puissans, et abandonnés ensuite comme dangereux.

Lorsqu'on se charge de traiter un malade, le but principal est, avant tout, de chercher à connaître la nature de la maladie et de n'administrer les moyens curatifs que sur des indications bien déterminées, autrement l'on agirait toujours au hasard, sans guide certain et jamais sans danger. Dans le second chapitre de notre ouvrage nous avons donné tous les développemens que réclamait ce point important; nous avons vu que ce but et ces indications doivent émaner du caractère et de la nature de la maladie, et non pas d'une circonstance accessoire ou de quelque symptôme prédominant. Ce n'est donc qu'au défaut de ce point de départ fixe et invariable sur la nature de l'affection scrofuleuse qu'il faut attribuer la cause principale de ces oppositions manifestes entre les moyens conseillés par les différens auteurs, et c'est enfin ce qui nous porte à conclure que le traitement de la maladie scrofuleuse n'a jamais été établi que sur des fondemens ruineux, ou bien entièrement livré à la routine et à l'empirisme.

Parvenus aujourd'hui à des données plus simples et plus vraies, nous allons employer tous nos efforts pour indiquer aux personnes affectées de scrofules, des moyens en même temps plus naturels et plus efficaces pour la guérison des maux qui les affligent, en leur faisant grace toutefois de l'énumération de cette foule innombrable de pratiques inutiles et de médicamens dangereux que la superstition et la polypharmacie nous ont transmise.

Les principales indications que nous avons à remplir dans le traitement curatif de la maladie scrofuleuse simple sont bien faciles à saisir, si, comme nous l'avons établi précédemment, cette affection n'est autre chose qu'une altération notable dans la nutrition, déterminée le plus souvent par le défaut d'énergie de l'appareil biliaire,

et si elle n'est qu'un état d'imperfection consécu-
tive dans l'élaboration et l'animalisation des liquides et des solides vivans. Il n'y a pas de doute
que, s'il en est ainsi, il faut avant tout, pour obtenir des effets salutaires, donner à tout le système épatique plus de force et plus d'activité, afin
que la sécrétion biliaire s'effectue comme dans
l'état naturel, et que le liquide qui en est le résultat, possède toutes les qualités propres à donner aux élémens nutritifs le degré *d'animalisation*
et de *maturation* sans lequel ils ne sauraient
concourir à la régénération et à l'entretien des
tissus organiques, sans lequel aussi on ne saurait
rendre à la nutrition sa direction et son activité
naturelles, ni changer la constitution du malade,
seul but que l'on doit chercher à atteindre.

Mais par quels moyens peut-on espérer de
remplir ces conditions indispensables, sans lesquels on ne peut espérer la guérison de la maladie
scrofuleuse? Nous ne possédons, pour le faire,
aucun *secret merveilleux*, aucune *panacée spécifique;* bien loin de là, nous affirmons au contraire
qu'il n'en existera jamais, et qu'il sera toujours
hors du pouvoir de la médecine de combattre la
maladie scrofuleuse dans un temps très cou....
tant qu'elle bornera ses moyens à l'usage excl...
sif de quelques médicamens, prétendus spécifiques.
connus sous le nom d'anti-scrofuleux. Mais nou:
pouvons affirmer aussi que l'on obtiendra constamment des résultats heureux, par un ensem
ble bien combiné de moyens hygiéniques et mé-

dicamenteux, basés sur la nature même de la maladie, employés sans interruption pendant long-temps, et modifiés suivant l'âge, le sexe, le tempérament du malade, et surtout suivant le degré plus ou moins avancé de l'altération générale, si le médecin apporte beaucoup de prudence et d'attention, et si le malade offre, de son côté, assez de constance et de docilité.

Depuis long-temps livré à des recherches spéciales sur la maladie scrofuleuse, j'ai pu me convaincre par ma propre expérience que, si la nature de cette maladie avait été mieux connue, les personnes qui en sont affectées ne seraient pas aussi inhumainement abandonnées, ou bien ne seraient pas exposées à subir l'épreuve de remèdes pernicieux, prétendus spécifiques qu'on administre au hasard; enfin s'il était prouvé que, si la médecine a souvent le pouvoir de sauver un malade d'un état critique passager, par des moyens pharmaceutiques, elle n'a pas les mêmes prérogatives lorsqu'il est question de changer le tempérament, d'établir une constitution forte et une santé durable, l'on sentirait à coup sûr, le ridicule de l'opinion que l'on a généralement de cette science, si l'on était persuadé de cette vérité; que depuis plus de deux mille ans qu'elle est exercée avec plus ou moins de régularité, l'on n'a pas encore découvert un remède certain pour aucune maladie. En effet, si dans une même affection, il faut changer de traitement, de méthode, de remède à chaque changement de situation du malade, s'il arrive que l'un de ces médicamens à telle époque puisse le soulager ou le guérir, et à telle autre porter atteinte à sa santé, qui osera avancer qu'il y ait un seul remède dont l'efficacité soit indubitable? Et, d'après ces considérations, que doit-on penser des spécifiques universels, tant vantés par les empiriques? L'idée que l'on attache communément aux médicamens est mal fondée; un plan de vie régulier, un régime hygiénique bien ordonné et suivi sans interruption, c'est là le spécifique véritable des maladies qui nous occupent. Je sais bien que ceux qui ne connaissent point les moyens que la nature emploie dans l'accroissement et la conservation des êtres organisés, s'agitent et s'inquiètent pour trouver des secrets capables de les faire vivre long-temps et en bonne santé; mais c'est se former une idée bien étrange et bien erronée des maladies, en imaginant que chacune d'elles soit d'une espèce toute différente, et qu'il n'y en ait pas une qui ait son remède particulier propre à la détruire; aussi tous les soins des personnes dont je parle se réduisent-ils à connaître le nom de leurs maladies, bien persuadées que la médecine va leur découvrir un remède certain dont elles vont à l'instant éprouver l'efficacité. Je demande maintenant à tout homme raisonnable s'il est possible de concevoir qu'il existe des remèdes capables de tenir lieu des moyens que nous fournit l'hygiène, par exemple, l'action et la réaction de tous les muscles; et de faciliter ainsi le mouvement circulatoire en agitant le sang

dans les vaisseaux? Mais, diront quelques ignorans, les toniques, les stimulans, les cordiaux, etc.,
n'ont-ils pas la même propriété?... Je répondrai à
cela que tous ces médicamens peuvent bien exciter
les mouvemens du cœur, les contractions des
vaisseaux, et augmenter ainsi la circulation pour
quelques heures; mais que, leur action n'étant pas
de longue durée, le malade retombera aussitôt
dans l'état où il était auparavant; il faudrait donc
répéter continuellement l'usage de ces médicamens, et bientôt ils aggraveraient l'état du malade,
fussent-ils administrés avec la plus grande réserve.
Il est donc bien constant qu'il n'existe aucun remède qui puisse concourir à l'exercice de certaines
fonctions organiques avec autant d'efficacité que
ne le fait la nature elle-même, et que l'on cher-
cherait en vain dans les secours de l'art les précieuses ressources que l'hygiène nous fournit.

Celui qui a approfondi l'étude des sciences médicales, celui qui connaît la nature de l'homme,
n'ignore point que, si les différentes drogues produisent quelquefois des effets salutaires, cet avantage est ordinairement de peu de durée; que le
fréquent usage que l'on fait des médicamens ne
peut que détruire les tempéramens, même les
plus robustes, que leurs secours ne doivent être
employés qu'avec la plus grande circonspection;
et que jamais un malade n'a dû le rétablissement
de sa santé uniquement à leur pouvoir; quelle que
soit d'ailleurs la méthode d'après laquelle on les
administre, ils ne produiront jamais l'efficacité

des opérations de la nature sagement dirigée par les conseils d'un médecin instruit; et il serait bien à désirer que les hommes eussent enfin assez de bon sens pour préférer son action constante, simple et facile à des moyens artificiels et violens; car enfin n'est-il pas plus commode de donner de l'activité au corps par l'exercice que par un vomitif ou par une médecine? Les avantages sont bien plus certains et plus durables dans la route que tient la nature; il se fait une transmutation constante, une succession régulière d'un état à l'autre des liquides, au point que nous ne pouvons pas vivre deux fois vingt-quatre heures en santé avec les mêmes fluides, et que, sans ce renouvellement continuel des matériaux nutritifs, le corps ne pourrait pas réparer les pertes qu'il fait chaque jour. Ainsi les principaux moyens de régénérer une constitution chancelante dépendent donc essentiellement du changement entier du régime de vie, de la conduite, de l'action des facultés du corps et du choix prudent et combiné que le médecin doit faire des agens hygiéniques et des médicamens, comme nous le prouverons plus tard.

L'on m'objectera peut-être qu'il vaut mieux garder son mal que de prendre tant de peine et de se soumettre à une discipline aussi rigoureuse; à l'entendre, dira-t-on, il faudrait passer une moitié de sa vie à prévenir les douleurs de l'autre moitié. Je ne disconviens pas qu'il serait préférable de vivre à son aise, de satisfaire tous ses penchans et de ne s'imposer aucune privation; les riches surtout trouveront fatiguant et ennuyeux le régime que nous allons prescrire; ils préféreraient d'une main donner une bourse, et de l'autre recevoir la santé; mais je dois leur montrer le danger, persuadé qu'ils ne pourront pas se débarrasser de leurs maux à des conditions aussi faciles, car nous ne devons la santé qu'à nos propres soins, et quiconque préférera l'acheter, ne la possédera pas long-temps, quoiqu'elle lui soit vendue fort cher.

L'on pourrait aisément se garantir de beaucoup de maux, si l'on était bien convaincu que ce n'est point dans les excès que l'on trouve la santé, comme ce n'est point en courant après le plaisir et en s'étudiant de mille façons à se le procurer qu'on réussit à en jouir véritablement : la santé, le plaisir comme le vrai bonheur, ne consistent point dans une vie déréglée; ceux qui s'y livrent sont peu satisfaits que je leur offre pour remède, avant tout, un régime hygiénique bien ordonné, et le plus convenable à leur situation, et que je leur déclare que sans ces conditions indispensables il est impossible de réveiller des sensations tout-à-fait anéanties, ni de régénérer une constitution entièrement délabrée, car tout en nous n'est qu'habitudes; des habitudes nous dépravent, des habitudes nous réparent; les bonnes comme les mauvaises s'identifient en nous avec une facilité étonnante, ce qui devrait nous rendre plus scrupuleux observateurs de celles que nous nous créons journellement, afin de distinguer les habitudes qui tendent à affermir notre santé d'avec celles qui ne sont propres qu'à la détruire; ce ne sont pas quelques excès momentanés, ni l'influence délétère de quelque agent hygiénique passager, qui nous préjudicie considérablement; c'est ce que nous faisons chaque jour, c'est l'usage fréquent et habituel des mêmes choses, répété pendant long-temps qui nous fait du mal ou du bien, et qui nous rend valétudinaires ou bienportans toute notre vie. Ce n'est donc point l'usage de tel ou tel médicament qui nous donnera une santé inaltérable; au surplus, je ne m'occupe ici que des agens hygiéniques : dans le paragraphe suivant, j'évaluerai au juste l'utilité que l'on peut attendre des secours des remèdes, et je prouverai qu'il est dans la nature des ressources au moyen desquelles bien des tempéramens ruinés par les scrofules peuvent être ramenés à une santé parfaite.

Je ne prétends assujétir personne à ma façon de penser, quoique j'aie pour garans des principes que j'ai établis, l'observation la plus réfléchie, et l'expérience de toute ma vie; mais je ne doute pas non plus que quiconque réfléchira sans partialité ne soit forcé d'avouer que, s'il est constant que la maladie scrofuleuse tire son origine des principales sources que j'ai essayé de développer, c'est une bien grande erreur de croire que l'on puisse opérer des guérisons parfaites et régénérer une constitution par l'usage exclusif des drogues, qui ne peuvent jamais remplir qu'imparfaitement le but que le médecin se propose, tant que le malade, par un régime sévère et approprié à son mal, ne secondera pas l'effet des médicamens.

Les considérations auxquelles nous venons de nous livrer nous amènent à distinguer les agens curatifs de la maladie scrofuleuse en deux classes. Nous comprenons dans la première, sous le titre d'agens hygiéniques, tous ceux qui sont accordés par la nature pour nos usages habituels et dont l'emploi bien dirigé doit concourir à l'entretien et au perfectionnement de notre individu. Nous comprenons dans la seconde classe, sous le titre d'agens pharmaceutiques, les médicamens que la matière médicale peut nous fournir, et qui ont une action plus ou moins directe sur nos organes et sur leurs fonctions.

PREMIÈRE CLASSE.

Agens hygiéniques.

Tous les caractères de la maladie scrofuleuse annoncent, comme nous l'avons vu, un état d'atonie et de faiblesse générale dans tous les systèmes organiques, ayant pour causes des erreurs prolongées dans le régime; or, s'il existe des moyens pour la combattre efficacement, il faut les chercher parmi ceux qui jouissent de la propriété d'exciter et de soutenir d'une manière stable et permanente l'énergie des forces vitales; en aidant toutefois l'action de ces moyens, par l'usage des

médicamens qui peuvent concourir au même but
et que nous indiquerons dans le paragraphe suivant.

Les moyens hygiéniques ont une puissance in-
calculable sur l'économie animale; ils peuvent la
modifier, la changer même en totalité suivant la
direction qu'on leur donne. Ainsi nous avons indiqué dans l'examen des causes de la maladie
scrofuleuse, comment ils donnent lieu à cette affection, lorsqu'ils agissent sur notre économie
d'une manière vicieuse, et nous allons les voir ici,
en les employant d'une manière salutaire, constituer la base principale, je dirai même la partie la
plus efficace du traitement de cette maladie; et si
l'on cherchait à réfuter cette assertion, je laisse-
rais mes graves aristarques argumenter tout à
leur aise, et, pour leur répondre victorieusement,
je me bornerais à exposer quelque chose de plus
certain et de plus incontestable que leurs argumens, c'est-à-dire des succès.

Parmi les agens que l'hygiène nous fournit,
l'on doit comprendre spécialement les localités,
les habitations, l'air atmosphérique, les alimens,
les vêtemens, l'exercice et le repos, le sommeil et
la veille, les excrétions, les passions de l'ame et
les fonctions intellectuelles.

Parmi ces agens nombreux qui influent d'une
manière avantageuse ou nuisible sur la santé de
l'homme, il en est peu qui exercent une puissance
plus directe que les localités et les habitations; la
situation, la construction et diverses autres circon-

stances relatives à la salubrité intérieure et extérieure, de ces dernières surtout, sont autant d'objets dignes de fixer l'attention du médecin, lorsqu'il veut combattre la maladie scrofuleuse. Mais malheureusement le choix des lieux où les sociétés se sont établies, a été presque toujours fondé sur des considérations tout autres que la salubrité : créer des relations commerciales et industrielles, profiter des avantages d'une position pour résister à toute invasion ennemie; tels furent toujours les motifs qui décidèrent les hommes à se fixer sur telle ou telle partie du globe plutôt que sur telle autre. Cependant personne n'ignore l'influence que les localités, proprement dites, exercent sur le physique et le moral de notre espèce; ce sont elles qui donnent lieu aux maladies endémiques, qui déterminent le caractère national, et si l'on remonte à l'origine de ces causes, si l'on considère les effets généraux auxquels elles donnent lieu, l'on verra que les mœurs, les coutumes et même la forme du gouvernement, dépendent des dispositions du sol et du climat; les Romains étaient tellement convaincus de l'influence des localités et du sol sur l'économie, qu'avant de fonder une ville, ils exploraient la salubrité du lieu, par diverses épreuves, dont une des principaples consistait à examiner si les viscères et surtout le foie des animaux élevés sur ce lieu étaient intègres.

Puisque le médecin n'a jamais été consulté lorsque l'on a élevé des maisons dans des lieux où il n'en existait pas, il doit réunir tous ses efforts pour faire connaître aux scrofuleux, parmi les habitations déjà formées celles qui leur sont convenables et celles qui pourraient leur être nuisibles. Je n'hésite donc pas à donner pour conseil à ceux qui désirent s'environner de toutes les circonstances les plus favorables à leur guérison, de renoncer pendant quelque temps au séjour des grandes villes, je les engage à choisir un asile champêtre, sans être solitaire éloigné des rassemblemens d'hommes et d'animaux; je les engage à se fixer dans une campagne élevée, sur un sol pierreux et bien ouvert quoique parsemé d'arbres, dans un climat sec, dont la température soit douce et peu variable; c'est là le séjour le plus convenable aux scrofuleux, c'est là que pouvant se livrer à des promenades salutaires au sommet des collines, exposées aux rayons solaires, ils trouveront une foule d'avantages que l'opulence même ne saurait se procurer au sein des grandes cités.

Le plus précieux de ces avantages est relatif à l'air atmosphérique que nous devons considérer sous les divers rapports de sa pureté, de sa température et de son état hygrométrique; nous avons vu que l'air impur introduit des principes nuisibles dans l'économie par l'absorption pulmonaire et cutanée, et qu'il ne produit qu'une rénovation imparfaite du sang veineux pendant la respiration. Il faudra donc placer les scrofuleux dans une atmosphère riche en oxygène, et jamais corrompue par des miasmes putrides; on choisira les lieux où l'air puisse se renouveler avec facilité par des courans qui n'auraient pas eux-mêmes été infectés en traversant des lieux malsains.

Nous avons également vu que l'air humide et froid ralentit toutes les fonctions, et entretient une sorte de langueur et d'inertie dans tout l'organisme. Il est donc indispensable de placer les malades dans une atmosphère chaude et sèche, afin que tous les organes soient constamment dans un état d'excitation favorable à leur nutrition; sous ces influences le foie surtout présente une activité bien plus grande, et sécrète de la bile en abondance et de bonne qualité; les absorbans intestinaux sont doués d'une très grande énergie. Nous attribuons principalement ces effets salutaires à l'action du calorique et de la lumière solaire que nous considérons comme les plus puissans moyens pour combattre la maladie qui nous occupe; et, si l'on pouvait douter de cette assertion, que l'on compare les peuples qui vivent habituellement sous un ciel brûlant où l'atmosphère est sèche, avec ceux qui ne respirent qu'un air humide et froid, et l'on verra chez les premiers une teinte foncée de la peau, des chairs fermes, en un mot tous les caractères du tempérament bilieux et sanguin; tandisque les derniers ne présentent jamais qu'une peau fine, blanche, les cheveux blonds, les chairs molles, enfin tous les caractères du tempérament lymphatique, aussi l'on ne confondra jamais un Anglais avec un Espagnol, comme l'on distingue toujours le Hollandais de l'habitant de la Provence.

20.

L'on doit en conséquence fixer l'habitation des scrofuleux dans un lieu plus sec et plus chaud que celui dans lequel ils ont vécu jusqu'alors ; leur appartement sera dans la partie la plus élevée de la maison, exposé au midi, afin qu'il reçoive directement les rayons solaires ; en hiver on le chauffera par un feu de cheminée, on y brûlera tous les jours des plantes aromatiques, des baumes, des résines, etc., l'on exposera à découvert toutes les parties du corps, excepté la tête, aux rayons d'un soleil bienfaisant, même pendant les plus grandes chaleurs de l'été, afin que le malade éprouve les effets salutaires de la lumière et du calorique en même temps.

Alimens. Si l'on se rappelle tout ce que nous avons dit sur la nature des alimens qui peuvent concourir au développement de la maladie scrofuleuse, l'on doit connaître ceux qu'il est indispensable de proscrire et ceux qu'il convient d'employer. Ils doivemt être essentiellement nutritifs et toniques, ils doivent surtout contenir sous un petit volume beaucoup de molécules nutritives; il faut toujours éviter les substances grossières, visqueuses et de difficile digestion. Ainsi les alimens farineux et féculens, tels que les légumes secs; les alimens sucrés et mucilagineux, tels que les fruits aqueux; les substances gélatineuses, telles que les viandes blanches; les alimens huileux et gras, tels que les noix, les olives et certains poissons; les alimens albumineux, tels que les œufs, le lait, les divers fromages; enfin tous les végétaux aqueux doivent être également considérés comme essentiellement contraires aux personnes scrofuleuses; par la raison que la digestion de ces substances est accompagnée de moins d'irritation et de chaleur que si les malades étaient nourris avec des substances plus azotées.

Les scrofuleux éviteront surtout les viandes et les poissons salés de toute espèce, car ces alimens sont si compactes et d'une texture si serrée qu'ils ne peuvent se dissoudre dans l'estomac même le plus vigoureux; les mêmes sels, les mêmes assaisonnemens qui les ont préservés de la putréfaction avant qu'ils servissent de nourriture, les empêchent d'être bien élaborés lorsqu'ils sont dans le corps; de sorte que ne pouvant jamais être bien digérés, ils ne peuvent fournir que des sucs impropres à la nutrition des organes.

Les alimens les plus convenables sont ceux qui contiennent une plus grande quantité d'azote, parce que leur digestion s'accompagne toujours d'une excitation et d'une chaleur générale, ils stimulent tous les organes, et remontent leur force et leur activité. Tels sont les plantes crucifères, les viandes rouges et les viandes noires, en un mot toutes les chairs fortement animalisées, et tous les végétaux qui contiennent un principe tonique, aromatique et amer; substances dont la digestion développe une grande proportion de chaleur, et compense par une irritation intérieure l'influence des causes débilitantes qui ont produit la maladie.

La manière de préparer les alimens est le point

le plus important dans le traitement de la maladie scrofuleuse. Les végétaux ne doivent jamais être mangés à l'état de crudité, excepté le cresson que l'on pourra permettre quelquefois en salade, lorsque surtout le malade est dégoûté des autres alimens. Les viandes rouges et noires dont les scrofuleux feront leur nourriture doivent être légèrement faisandées afin qu'elles soient en même temps plus stimulantes et plus faciles à digérer. L'assaisonnement devra toujours être simple, légèrement aromatique, et jamais surchargé de graisse, d'huile ni de beurre.

Cependant les règles que je viens de prescrire relativement au choix des alimens ne sont pas tellement rigoureuses que l'on ne puisse y déroger quelquefois; nous savons en effet que la digestion est d'autant plus facile et plus prompte qu'elle s'exerce sur des alimens qui sont le plus en rapport avec le goût ou avec l'appétit. Ce principe est très important à connaître dans la pratique, car il est bien des circonstances où le médecin doit respecter des goûts bien décidés et permettre des alimens contraires en apparence et qui deviennent salutaires par cela seul qu'ils sont désirés vivement. Nous savons d'ailleurs que dans chaque espèce d'animal la faculté digestive n'a d'action que sur telle ou telle substance, en sorte que si tel animal vient à prendre une substance qui ne soit pas en rapport de nature avec lui, cette substance reste long-temps dans son estomac et en est ensuite rejetée sans présenter aucune altération; voilà ce qui détruit toutes les explications physiques et chimiques, que l'on a données sur l'action digestive, et ce qui prouve qu'il existe en nous des moyens d'action absolument nécessaires dont nous ne connaissons pas le mécanisme. Nous savons enfin qu'il est des personnes qui ont des aversions décidées pour tel ou tel aliment, que leur estomac ne peut pas digérer, et qu'il rejette sans que cette substance alimentaire ait éprouvé la moindre élaboration. Ce sont ces idiosyncrasies ou sensibilités spécifiques qui rendent les organes incapables de s'habituer à l'action des substances même les plus innocentes, et ce sont ces anomalies des forces vitales, si difficiles à apprécier qui ont fait dire à Galien que leur connaissance exacte l'égalerait à un dieu.

Comme il est un régime plus propre à chaque climat, puisque chaque peuple a son tempérament et ses habitudes, par la même raison il est un régime pour chaque individu ; telle substance alimentaire ou médicamenteuse qui serait un baume bienfaisant chez telle personne, peut être très nuisible à une autre d'un tempérament opposé ; c'est pourquoi il importe que la prescription des alimens soit appropriée autant que possible à la susceptibilité de l'estomac ; de là vient qu'on peut permettre n'importe quel aliment, pourvu que ce soit celui que l'estomac s'approprie le mieux, c'est la nutrition qui importe, et non pas la qualité de ce qui sert à la nutrition ; tout cela, j'en conviens, s'écarte de l'usage, mais la première loi, c'est le succès, comme l'espérance est le premier guide. La même remarque s'applique exactement aux boissons et aux médicamens, comme nous le verrons plus tard. Nous connaissons tous la scrupuleuse attention des législateurs de l'antiquité sur le choix des alimens, nous savons aussi que dans toutes les contrées de l'Orient la loi religieuse est une loi sanitaire et médicale : c'est pour soustraire le peuple aux maladies épidémiques qui le ravageaient si souvent pendant les chaleurs de l'été, que Moïse établit quarante jours d'abstinence à l'approche du printemps.

Mais ici, comme en bien d'autres choses, le précepte dégénère quelquefois en abus, et la pratique en superstition. Pline, par exemple, dit que l'usage des lentilles procure de la tranquillité à l'esprit[1]. D'après cela nous ne devons plus nous étonner du marché d'Esaü. Il est sans doute un régime plus propre à chaque climat, puisque chaque peuple et même chaque province a son tempérament propre comme sa physionomie; il est encore un régime pour chaque individu, suivant son idiosyncrasie particulière qu'il importe de bien connaître pour ne baser ses prescriptions hygiéniques et pharmaceutiques que sur ces particularités de constitution.

La boisson la plus convenable aux scrofuleux est l'eau qui coule habituellement sur un lit sablonneux mêlée avec de bon vin vieux. Les bières, les cidres mal fermentés, les eaux stagnantes, mal aérées, etc., sont autant de boissons que l'on doit

---

[1] PLIN., *lib.* 18, *art.* 12.

soigneusement interdire; les infusions légères faites avec les plantes amères et aromatiques coupées avec du bon vin sont les plus salutaires.

Les *vêtemens* doivent être légers et chauds, principalement dans la saison froide et humide le malade doit soigneusement observer sous ce rapport les variations de la température. Les vêtemens ne doivent jamais être serrés ou étroits au point de gêner la circulation et le jeu des organes. Le linge doit être souvent renouvelé afin que la transpiration cutanée soit plus facile; le malade devra porter des chemises de flanelle imprégnées de vapeurs aromatiques, immédiatement appliquées sur la peau, afin que l'excitation tonique du système cutané exerce une influence salutaire sur tous les autres organes et principalement sur les vaisseaux lymphatiques; pour concourir au même but l'on pourra exercer sur toute la périphirie du corps des frictions sèches, avec des brosses ou des flanelles imbibées de liqueurs aromatiques; l'on pourra également imprégner les draps du malade avec des fumigations de même nature. Les scrofuleux entretiendront surtout la chaleur des pieds, au moyen de chaussures qui les garantissent de l'action du froid et de l'humidité.

Exercice. Il paraît que le dessein de la nature a été que tous les hommes travaillassent chacun pour eux-mêmes, et s'il en est quelques-uns d'assez riches pour acheter le travail des autres, c'est un pur hasard par rapport à chaque individu. Les

grands et les riches ont tellement étouffé cette première loi de la nature, que renonçant à tout travail
corporel, comme indigne de leur rang, ils en négligent les avantages jusqu'au point de ne pas penser à lui substituer le moindre exercice; c'est ainsi
que sacrifiant leur santé à la mollesse et à la dignité, loin de jouir du bonheur qui semble attaché à la supériorité de leur état et de leur fortune,
ils deviennent souvent plus malheureux que celui
que le travail et la fatigue journalière ne cessent
d'accabler.

Nous avons démontré que le repos et l'inaction
ont beaucoup d'influence sur le développement
de la maladie scrofuleuse et par conséquent l'exercice doit concourir puissamment à la guérison de
cette maladie; mais comme les scrofuleux ont un
penchant irrésistible à la paresse et au repos il est
bon de les tirer de cette apathie physique qui leur
est si chère et si funeste, en leur faisant connaître
les avantages précieux qu'ils pourront retirer en
menant une vie active.

D'abord il est prouvé qu'un individu est d'autant
plus fort, qu'il a les chairs d'autant plus animalisées, et que son tempérament est d'autant plus opposé à la constitution scrofuleuse , que cet individu fait un exercice plus fréquent et plus soutenu.
Comparez en effet le campagnard dont la constitution s'affermit par le travail à l'habitant de
nos grandes villes qui languit au sein de la mollesse et de l'inaction. Comparez même dans nos
cités ceux qui par état sont toujours assis, tels

que les tailleurs, les cordonniers, etc., avec ceux qui se livrent à un exercice fatigant, et vous verrez les premiers pâles, bouffis, scrofuleux, et les seconds présenter une constitution robuste. Pour donner encore plus de certitude à mon opinion je dirai que le même phénomène s'observe même chez les animaux; comparez en effet un animal qui vit dans l'état sauvage à un autre de la même espèce vivant dans l'état de domesticité. L'on observe chez le premier des chairs fermes, noires et très azotées, tandis que chez le second elles sont pâles, plus molles, blafardes et moins animalisées.

L'exercice journalier pris modérément, surtout en plein air, et un degré d'activité qui puisse exciter la circulation du sang dans les vaisseaux capillaires est très nécessaire, et lorsque le malade ne pourra se livrer à aucune espèce d'exercice, des domestiques intelligens seront occupés à le frotter dans son lit, sur toute l'étendue de la peau avec des gants de flanelle imbibés de vapeurs ou de teintures aromatiques plus ou moins actives, suivant les tempéramens, ce qui contribuera beaucoup à fortifier les fibres, et mettre le sang en mouvement sans fatiguer le malade.

Ces précautions paraîtront ridicules à ceux qui ne se sont pas donné la peine d'y réfléchir, elles sont néanmoins de la plus grande conséquence, et leurs effets sont surprenans surtout chez les malades trop faibles pour se procurer par eux-mêmes des mouvemens musculaires; une seule friction ne produit aucun effet, mais répétées souvent et continuées long-temps elles facilitent la circulation et la transpiration. Si le malade peut supporter la voiture, qu'il s'y fasse traîner tous les jours jusqu'à ce qu'il se sente fatigué; qu'il se livre à tous les genres d'exercice que son état pourra lui permettre de supporter, et s'il a la patience de continuer quelque temps je garantis qu'il éprouvera du soulagement, et qu'il sentira bientôt ses forces renaître par degrés, surtout s'il a la précaution d'augmenter chaque jour la friction et la promenade en proportion des effets salutaires qu'il aperçoit.

Nous devons conclure qu'un exercice modéré, et toujours proportionné à l'âge, au sexe, au tempérament, aux forces de l'individu convient essentiellement dans le traitement des scrofules, puisqu'il entretient une grande activité dans toutes les fonctions assimilatrices et par conséquent dans l'animalisation des tissus. Il faut cependant ne pas épuiser les malades par des travaux au-dessus de leur forces, il faudra varier les genres d'exercices, et s'arrêter plus spécialement à ceux qui peuvent être les plus agréables, et pris toujours à l'air libre et sous l'influence des rayons solaires, même les plus ardens, puisqu'ils sont toujours les plus favorables.

Un *sommeil* trop prolongé est nuisible en ce qu'il entretient cette apathie physique et morale que présentent les scrofuleux; l'état de veille au contraire entretient une excitation générale dans l'économie; il faut donc habituer les scrofuleux à ne prendre que le repos indispensable à la réparation de leurs forces. Mais en évitant un excès il ne faut pas tomber dans un autre : les veilles trop prolongées épuisent les malades. L'état moyen pour les enfans est de dix à douze heures, et pour les adolescens et les adultes de sept à neuf heures ; mais les scrofuleux ont un amour si ardent pour le repos et le sommeil qu'il faudra leur faire violence de bonne heure, afin que le sacrifice ne devienne pas de jour en jour plus pénible et plus difficile. Il ne faudra jamais faire usage des lits de plumes ; la couche la plus convenable aux scrofuleux est un matelas et un sommier remplis de plantes aromatiques, de fougère, de lavande, de sauge, de thym, de romarin et autres substances odoriférantes de la même nature que l'on renouvelle tous les trois mois.

Excrétions. Il ne se fait point d'élaboration dans notre corps, a dit Hallé, qui n'ait à la fois un produit utile qui sert à la réparation de nos organes, et un produit excrémentitiel qui deviendrait dangereux s'il n'était épuré du reste de nos humeurs. On évitera donc avec soin toutes les causes capables de diminuer les excrétions naturelles, on les augmentera même en employant des moyens analogues à chaque espèce d'excrétion tels que les laxatifs toniques, les diurétiques, les sudorifiques, etc.; il faut toujours balancer l'action de ces remèdes avec les divers degrés de force des organes, et surveiller surtout avec beaucoup d'attention l'excrétion des matières alvines et des sueurs, car il est aussi indispensable de tenir le ventre libre et de prévenir la constipation que de s'opposer aux diarrhées qui pourraient survenir.

L'influence que le système cutané exerce sympathiquemen tsur tous les organes, et principalement sur le système lymphatique qui est le siége principal de la maladie scrofuleuse, nous indique les avantages que lon pourra tirer en réveillant l'action tonique de la peau, pour entretenir la régularité de la transpiration. On y parvient toujours par les soins de propreté, par des frictions sèches sur toute la périphérie du corps, soit avec des brosses, soit avec des flanelles imprégnées de vapeurs aromatiques, de benjoin, d'ambre jaune, du storax, etc. Sydenham recommande de faire des frictions avec un liniment composé avec les feuilles des plantes odorantes les plus actives. Ces moyens remplissent le double but de réveiller l'action de la peau, de favoriser la transpiration insensible, et de suppléer au défaut d'un exercice convenable. Les bains froids sont toujours funestes aux scrofuleux parce que leur organisme n'a pas les forces suffisantes pour fournir aux frais de la réaction. Le bain chaud peut être permis quelquefois, mais comme moyen de propreté seulement.

Le *moral.* Les observations que Pinel a faites à la Salpêtrière sur la nostalgie, dont les enfans abandonnés de leurs parens sont quelquefois attaqués, prouvent que cet âge n'est pas à l'abri de l'influence des passions. Mais c'est surtout dans l'âge viril et la vieillesse qu'elles exercent leur empire, et sont portées au plus haut degré de développement. Nous avons observé que les passions lentes, en concentrant le principe vital, diminuent l'énergie des fonctions organiques et contribuent au développement des scrofules, il faudra donc que les personnes qui sont affectées de cette maladie les évitent avec le plus grand soin.

Le traitement moral est donc un puissant auxiliaire aux moyens hygiéniques déjà indiqués; en effet les scrofuleux sont naturellement enclins aux passions tristes, et le plus sûr moyen de les soustraire à cette mélancolie qui peut seule entretenir leur maladie, consiste à développer en eux des passions gaies qui semblent produire l'expansion du centre à la circonférence. La joie par exemple favorise l'exercice régulier de toutes les fonctions, aussi avons-nous vu souvent des personnes, depuis long-temps malades de chagrin, guérir bientôt après la possession d'un objet vivement désiré. Il ne faut donc présenter à l'imagination des scrofuleux que des idées riantes et variées, relever leur courage abattu, éloigner d'eux toute idée de devoir et de contrainte; il faut leur faire aimer l'exercice et les porter à s'y livrer de leur plein gré; enfin l'on doit ménager leurs distractions de manière à remplir tous les instans de la journée par une activité continuelle, afin de ne laisser aucune place aux réflexions pénibles et à l'ennui.

L'on ne doit pas non plus fatiguer les scrofuleux par des études soutenues et pénibles, l'on ne doit leur permettre que quelques heures de lecture, plutôt pour les amuser et les distraire que dans l'intention de les instruire, puisque nous avons prouvé que les travaux intellectuels sont essentiellement contraires à la digestion et à la nutrition, et s'opposent ainsi au développement du physique.

Si l'ensemble des principes que l'hygiène nous fournit, ne produisent pas généralement autant d'efficacité que nous devons en attendre, cela dépend de ce qu'on néglige les précautions qui peuvent en assurer le succès et surtout de ce qu'on n'en varie pas assez les applications suivant l'âge, le sexe, le tempérament, la profession du malade et le degré de l'affection constitutionnelle

En réfléchissant aux effets que les agens hygiéniques produisent sur les divers appareils organiques et aux modifications qu'ils apportent dans l'exercice des fonctions, on reste convaincu que c'est spécialement sur la contractilité fibrillaire, qu'ils portent leur influence, qu'ils augmentent et fortifient cette faculté départie aux organes vivans, qu'ils ajoutent à son énergie et à son activité, en même temps qu'ils affermissent les parties organiques et les rendent plus robustes et plus vigoureuses. Leur action est donc essentiellement fortifiante, et c'est une méthode curative tonique que le médecin institue, quand il conseille l'emploi de tous les moyens que l'hygiéne met à sa disposition; en effet, cette série d'agens tend à perfectionner les digestions, à produire un chyle pourvu de bonnes qualités, or ce premier avantage conduit de suite à un second : un bon chyle doit redonner au sang sa constitution naturelle ; les organes y puiseront des principes nutritifs mieux conditionnés ; leur activité et leur vigueur renaîtront ; dès-lors l'énergie vitale remplacera partout la langueur ; la fermeté succédera à la laxité ; l'appétit chassera le dégoût ; au lieu d'un teint pâle, jaunâtre, on verra une figure colorée ; en un mot, toute l'économie vivante semblera métamorphosée, heureux présage d'une guérison radicale.

Aussi, en conseillant l'emploi de ces moyens, je ne me propose pas une action fugace et passagère, je cherche au contraire à lutter avec énergie contre un mal qui a déjà poussé de profondes racines, et à opposer la toute-puissance de l'art à la tendance vicieuse des mouvemens désorganisateurs qui sapent les fondemens de la vie ; je cherche à produire dans l'économie une transmutation intime, un changement profond ; à retremper, en quelque sorte, le corps, et à lui donner une constitution nouvelle, avec laquelle deviendront incompatibles les affections scrofuleuses dont auparavant il ressentait les atteintes funestes. Cette sorte de régénération organique s'opère d'une manière lente, graduée et insensible. Les propriétés des agens hygiéniques ne produisent point ces phénomènes d'exaltation vitale et ces mouvemens fébriles auxquels donnent lieu les moyens pharmaceutiques.

Le médecin a rempli sa tâche lorsqu'il a prescrit ce qu'il convient de faire; mais les parens croient avoir exécuté ses prescriptions quand ils ont contraint l'enfant à aller s'ennuyer une heure à une promenade publique, et quand après beaucoup de peine ils l'ont décidé à se priver de tel ou tel aliment dont il faisait usage; on dit alors que l'on a employé et le régime et l'exercice inutilement. Cependant l'on n'a rien fait de convenable, l'on n'a employé que des demi-moyens qui ne procurent pas même des demi-guérisons, et c'est ainsi que les procédés les plus rationnels et les plus efficaces perdent tout leur crédit.

La combinaison des exercices gymnastiques, d'une alimentation salutaire, d'un air vif et pur, des vêtemens convenables et fréquemment renouvelés, de la dissipation, de la gaîté, forme un ensemble de moyens à l'action desquels la constitution scrofuleuse ne résisterait jamais, s'ils étaient bien observés; car l'emploi de tous les moyens hygiéniques que nous venons de conseiller n'offre pas autant de difficulté qu'on pourrait le croire d'abord. Il suffit souvent d'abandonner une ville ou une contrée mal exposée pour se fixer non loin de là dans un lieu plus salubre; lorsque le déplacement est impossible il suffit quelquefois de changer soit de quartier, soit de maison, ou même d'abandonner un rez-de-chaussée, un appartement bas et humide, pour se placer dans un autre plus élevé, mieux aéré et convenablement exposé. Mais il est des personnes que tout changement effraie, pour qui tout est impossible, et qui se persuadent surtout que toutes les maladies doivent guérir par la seule action des médicamens; que celles-là se condamnent donc à voir leurs enfans dévorés par les affections scrofuleuses, notre art ne peut rien pour eux; car si nous passions en revue toutes les substances médicamenteuses qui ont été conseillées contre les scrofules depuis l'origine de la médecine, nous ne laisserions aucun doute que les agens hygiéniques dont nous venons de parler constituent les plus puissans et les seuls véritables anti-scrofuleux.

D'après cela il est facile de concevoir que la classe indigente des grandes villes, et chez laquelle la maladie scrofuleuse s'observe le plus fréquemment, se trouve dans l'impossibilité de se faire guérir : espérons que le gouvernement sage et prévoyant sous lequel nous vivons arrachera à une mort certaine et prématurée ces nombreuses victimes, en fondant, à quelques lieues des grandes villes, des hôpitaux exclusivement consacrés au traitement des scrofuleux. Pour remplir ces grandes vues philanthropiques il est indispensable que ces établissemens soient très vastes et situés dans une exposition salubre et bien aérée, qu'ils offrent des jardins spacieux, enfin qu'ils soient dirigés d'après les principes que nous venons d'établir; c'est-à-dire qu'au lieu d'une pharmacie abondamment fournie de drogues de toute espèce, ils doivent présenter toutes les ressources que l'hygiène nous fournit, et spécialement des moyens d'exercice, des jeux gymnastiques de toute espèce, un bon air, des alimens salubres, des travaux champêtres, etc., le tout varié suivant l'âge, le sexe, les forces des malades, etc. En suivant ces principes, j'ose prédire d'avance et soutenir publiquement que l'on parviendra à guérir radicalement tous les malades attaqués de scrofules, si toutefois cette affection n'a point encore désorganisé un ou plusieurs viscères importans à la vie, lorsque ces malades seront placés dans des établissemens tels que ceux que je propose de fonder, et qui exerceraient une influence tellement salutaire sur la population, que j'ose espérer de la bonté de notre monarque de voir réaliser le vœu que je forme pour le bonheur de l'espèce humaine, et auquel je m'offre de concourir de tout mon pouvoir et de tous mes moyens. Si le public juge ce projet utile, j'aurai payé mon tribut à la société; et quand même le gouvernement le trouverait impraticable et ne daignerait pas s'en occuper, je n'aurai que le ridicule, un peu rare dans ce siècle, d'avoir rêvé le bien.

DEUXIÈME CLASSE.

Agens pharmaceutiques.

Si nous jetions un coup-d'œil sur les monographies des scrofules en général, nous serions bientôt convaincus, malgré la résistance que cette maladie oppose encore aux efforts de la médecine, qu'il en est peu néanmoins pour la guérison desquelles on ait conseillé un aussi grand nombre de remèdes héroïques ; toutes les drogues les plus actives, toutes les préparations chimiques qui ont le plus d'énergie sur l'économie animale ont été passées en revue et ont joui d'une grande vogue, chacune en particulier dans telle ou telle autre région du globe ; de manière que chaque pays a, pour ainsi dire, ses médicamens de prédilection, que certains auteurs ont célébrés comme spécifiques. Ainsi en Angleterre on emploie spécialement les purgatifs et les fondans, l'antimoine, la limaille d'acier, le calomel, la ciguë et les bois sudorifiques. En Allemagne on fait beaucoup de cas du carbonate de fer et des purgatifs les plus drastiques. En Italie et en Espagne les médecins prodiguent les préparations mercurielles associées aux diaphorétiques. En Hollande et dans les Pays-Bas les préparations ferrugineuses, sulfureuses, antimoniales, et le spécifique de Vanderlynden sont généralement adoptés. En Danemarck et en Suède on emploie particulièrement les sudorifiques et les cordiaux. En Pologne l'on fait beaucoup usage du verre d'antimoine, du turbith minéral, de la poudre des coquillages calcaires, etc. Enfin les médecins français, après avoir employé tous ces moyens et une foule d'autres remèdes analogues, ont mis en usage les incisifs de toute espèce, les alcalins, les astringens, etc. Désabusés ensuite de la manie des spécifiques tant vantés, ils ont voulu appliquer chaque remède selon que leur paraissait l'exiger la situation du malade ; mais faute de règles certaines et de connaissances positives sur la nature de la maladie scrofuleuse, ils errèrent souvent au hasard et prirent des inspirations spéculatives pour des indications naturelles.

Avant d'aller plus loin, je dois dire deux mots sur la médecine mystique, pour faire sentir combien il serait absurde aujourd'hui de vouloir appliquer ce moyen à la guérison des scrofules.

A une époque où la philosophie était encore à naître; où les rêves de l'astrologie judiciaire et de l'alchimie occupaient tous les esprits ; où l'on croyait généralement aux sorciers, ainsi qu'aux loups garous; où il eût été dangereux de révoquer en doute l'existence des possédés et la puissance des exorcismes; alors il s'élevait de sérieuses contestations sur la question de savoir dans laquelle des deux familles royales de France où d'Angleterre se perpétuait le don miraculeux de guérir les écrouelles par le simple attouchement, ainsi que sur une infinité d'autres chimères : telles que de consulter le cours des astres; de porter au cou, en forme d'amulette, la peau d'un serpent, ou bien un lézard vert; de boire dans un crâne humain ; d'appliquer la main d'un cadavre sur les tumeurs scrofuleuses; de porter des vêtemens bénits en l'honneur de tel ou tel saint; d'avaler une couleuvre, etc., etc. Que dans ces temps de barbarie, d'ignorance et de superstition, l'on ait osé mettre en usage de pareils moyens, on peut le croire sans étonnement; mais que de nos jours l'on ait la pensée de recommander différens pélerinages, et, ce qui nous paraît encore plus fort, que certaines

personnes aient la bonhomie de se livrer à des
pratiques aussi ridicules, voilà ce qui aurait lieu
de nous étonner, si nous ne savions pas que l'i-
gnorance se prend aisément aux mêmes piéges et
se laisse entraîner par les mêmes pratiques dans
tous les siècles et chez toutes les nations.

Toutes ces pratiques accréditées par la superstition sont plus insignifiantes que dangereuses
au fond; mais cependant elles peuvent le devenir,
en ce qu'elles détournent les malades de mettre
en usage d'autres moyens plus salutaires, leur
font perdre en conséquence un temps précieux
qu'ils pourraient mieux employer, et permettent
ainsi à la maladie scrofuleuse de s'établir plus
profondément dans tout l'organisme. Ce seul mo-
tif est, suivant nous, suffisant pour nous engager
à les proscrire avec la plus grande sévérité.

Je regarde comme également inutile et rarement
sans danger l'usage de ces recettes infaillibles,
de ces précieux spécifiques achetés par le crédule
vulgaire; je ne conseille que des médicamens dont
on peut facilement calculer le mode d'action, et
dont les heureux effets sont certains. Les erreurs
relatives au régime et au traitement des scrofuleux tiennent aux fausses idées que l'on avait et que
les médecins conservent encore sur la nature de
cette affection. C'est pour corriger un prétendu
vice des humeurs, que l'on a vu adopter l'usage des
moyens propres à remédier à cet être de raison.

Il est temps enfin de détruire le règne de toutes
ces pratiques inutiles, et de tous ces médicamens

dangereux qui abreuvent les malades de dégoûts
et ne les sauvent pas de la mort; ces moyens ne
sont pas les miens : en les conseillant on se joue de
la crédulité des malades, on les endort dans une
sécurité trompeuse; mais lorsqu'on ne fait que
contrarier la nature, qui ne peut se faire entendre
parce qu'on ne sait pas l'écouter, est-ce là savoir?

Je ne prétend pas à la vérité posséder une découverte miraculeuse; autant de fois qu'il le faudra, je ne crains pas d'en faire l'aveu, ma méthode
consiste dans une pratique simple et méthodique.
Mon traitement est progressif, régulier et basé sur
l'expérience, parce que j'aime à étayer les raisonnemens par les faits, persuadé qu'ils reçoivent
d'eux toute leur autorité. Il est impossible que dans
la multitude des malades que je traite, je fasse
usage des mêmes moyens; mais si les médicamens
changent, l'esprit dans lequel ils sont employés est
toujours le même, et un peu de bonne foi de la
part du lecteur suffira pour décider si ma théorie
est le fruit de la méditation aidée de l'expérience,
ou si j'ai bâti un système sur des hypothèses qui
ne conduisent jamais qu'à l'erreur.

Si, depuis plusieurs siècles, les médecins n'a-
vaient pas perdu leur temps à discuter sur la nature du prétendu virus scrofuleux, s'ils s'étaient
bornés à en rechercher les causes premières, au
lieu de recourir à une analyse impuissante pour
en dévoiler les principes, l'on aurait acquis des
notions beaucoup plus exactes, et l'on n'aurait pas
été réduit, pendant plusieurs siècles, à ne con-

naître ce fléau que par ses foudroyantes invasions et ses incalculables ravages.

Il ne faut donc pas s'étonner, d'après les théories bizarres auxquelles ces recherches ont donné lieu, que l'on ait successivement conseillé des moyens plus bizarres encore pour combattre cette maladie. Tout ce qu'une imagination déréglée peut mettre au jour, a été conseillé; les attouchemens comme les exorcismes, les pélerinages comme les amulettes, l'intervention céleste comme le pouvoir des démons; c'est que l'on croyait alors à la puissance de la magie, et c'est en conséquence d'une idée aussi absurde que l'on se livrait à une pratique aussi ridicule.

Les médicamens que je conseille sont de deux sortes, internes et externes. Les uns et les autres, les premiers surtout admettent des modifications dans leur emploi, qui varie suivant la constitution du malade et la période de la maladie; mais c'est ici l'affaire du médecin plus que de la médecine, et de la pratique plus que de la théorie. Ils ne doivent point être trop énergiques, surtout dans les tempéramens irritables; il faut toujours invoquer le temps, qui détruit tout, mais aussi qui répare tout, et dire que les remèdes par excellence sont ceux qui agissent le plus lentement et d'une manière presque insensible, ceux qui minent sourdement le mal, qui rétablissent l'équilibre, qui concourent à régénérer tous les tissus et changent ainsi la constitution.

D'après mes principes, la principale indication à

remplir dans le traitement de la maladie scrofuleuse consiste à ranimer l'activité des organes et spécialement celle de l'appareil biliaire. Il faut donc chercher les agens thérapeutiques parmi ceux qui peuvent porter leur action tonique et excitante sur tous les systèmes et sur le foie en particulier. Les toniques produisent une excitation lente et peu énergique, mais durable; leur action semble se borner à réveiller la circulation capillaire et la nutrition; les excitans, au contraire, activent les contractions du cœur, déterminent une irritation plus générale, plus forte et plus soutenue; il est bon de préciser d'avance cette différence d'action des médicamens que nous devons employer; car les excitans proprement dits pourraient être dangereux chez les tempéramens très irritables auxquels les toniques pourraient encore convenir.

Les médicamens toniques que l'on peut employer dans le traitement de la maladie scrofuleuse sont très nombreux; nous considérons comme tels, dans le règne végétal, toutes les plantes qui contiennent un principe amer, et dans le règne minéral nous indiquons de préférence les préparations ferrugineuses. Mais tous ces médicamens toniques ne doivent pas être employés sans choix et sans discernement; nous ferons bientôt connaître ceux qui méritent la préférence, et nous indiquerons également le mode de préparation que nous croyons préférable, celui du moins qui nous a constamment réussi.

L'usage des médicamens excitans, même de ceux qui ont eu la plus grande vogue, doit être réservé pour un bien plus petit nombre de cas. Ils peuvent cependant être employés lorsque la maladie scrofuleuse est encore dans son principe, lorsqu'elle n'est point encore compliquée par une irritation locale, lorsqu'il n'existe point de fièvre, et surtout lorsque le malade, peu irritable, présente une constitution sans vigueur et sans énergie. Dans le cas contraire l'emploi des excitans donne toujours lieu à la fièvre et détermine une irritation dans le point de l'économie le plus disposé à répondre à l'action du *stimulus*, et particulièrement dans les ganglions pulmonaires ou mésentériques, d'où naissent les complications les plus graves. Voilà la raison pour laquelle nous n'employons jamais l'élixir de Peyrilhe, et toutes les préparations de cette sorte, dans les constitutions irritables et surtout chez les jeunes sujets. D'ailleurs le médecin ne doit jamais prescrire pour tous les malades des médicamens préparés d'après une formule générale; il faut au contraire qu'il en modifie lui-même la composition, et qu'il en varie les doses et l'activité suivant l'âge, le tempérament du malade et l'intensité de la maladie.

Le sirop antiscorbutique et la tisane de houblon, voilà le cortége ordinaire que les médecins opposent à la maladie scrofuleuse, et c'est même là un dispensaire que les bonnes femmes savent par cœur. Mais ce qu'elles ne savent pas, c'est qu'il est des proportions secrètes que l'étude seule, et une longue étude, apporte dans les symptômes et dans la marche de la maladie scrofuleuse ; ce qu'elles ignorent ce sont ces gradations et ces modifications que l'art essaierait en vain de décrire et de déterminer, et qui sont l'apanage du médecin qui a su acquérir des notions spéciales sur le tempérament et la constitution de chaque malade qu'il a à traiter, plutôt que de celui qui se borne à recueillir des traditions sur le caractère de la maladie en général.

Tous les médicamens que je conseille peuvent être employés à l'intérieur et à l'extérieur ; dans le premier cas on les donne en décoctions, en potions, en sirop, en pilules, en lavemens, etc. ; mais il faut ici apporter dans leur usage beaucoup de prudence et de circonspection. Dans le second cas on les emploie en fumigations, en frictions, en bains, etc. Ce sont principalement les remèdes excitans que j'emploie ainsi, et je prouverai plus tard combien cette méthode offre d'avantages.

Voici les moyens que je mets le plus généralement en usage, en faisant observer que leur préparation doit varier suivant les indications individuelles.

Le premier de mes moyens curatifs est une tisane composée avec les substances amères et aromatiques, telles que la gentiane, le houblon, l'écorce d'orange, la cannelle, etc., etc., à laquelle on ajoute les ferrugineux en grande proportion, et les laxatifs toniques qui portent plus spécialement leur action sur la sécrétion biliaire. Cette tisane doit servir exclusivement de boisson au malade, même à ses repas, en y ajoutant alors un peu de bon vin. Cette boisson préparée et administrée d'après mes procédés modifie d'une manière salutaire les propriétés vitales et les fonctions de l'économie animale; elle donne de l'énergie et de la force au système digestif; sous son influence le travail que nécessite l'élaboration des alimens et leur conversion en chyle, s'opère avec plus d'aisance; les douleurs sourdes, les pesanteurs épigastriques, les flatuosités qui accompagnent les digestions lorsque l'appareil est dans le relâchement, cet état de gêne qui se prolonge plusieurs heures après les repas, cesse par l'usage de cette tisane. Le tissu de l'estomac et des autres organes se trouve raffermi, l'action vitale reprend son énergie; on éprouve alors à la région de l'estomac un sentiment de force et de bien-être qui semble se répandre ensuite dans tout le corps. L'atonie des intestins, qui entretient un état de constipation opiniâtre, quelquefois de diarrhée, disparaît, le cœur éprouve sympathiquement, ou par d'autres voies, l'influence salutaire de cette boisson médicamenteuse, ses contractions deviennent plus vigoureuses et plus énergiques, le pouls devient plus fort, le système capillaire général se fortifie et sa tonicité augmente avec la circulation. L'absorption du système lymphatique s'exerce avec plus d'activité, la force tonique des vaisseaux absorbans augmente, leur contractilité se ranime et décide la résolution de ces engorgemens chroniques et de ces amas de sérosité qui ne devaient leur origine qu'à la faiblesse et au relâchement de cet appareil. En général l'usage de cette tisane unie au sirop de notre formule, presse l'action des glandes; elle active le travail sécrétoire, la salive est augmentée, la bile coule avec profusion, toutes les parties de l'économie prennent de la force et de la vigueur, le sang prend une couleur plus foncée, une concrescibilité plus forte, une température plus élevée; les chairs deviennent plus denses, plus fermes; les membres regagnent de la dureté, de la solidité; la bouffissure, la pâleur et la mollesse des parties disparaissent; enfin la guérison est assurée, si l'on fait un usage long-temps continué de cette boisson salutaire.

Indépendamment de cette tisane nous prescrivons aux scrofuleux l'usage du sirop de notre formule, composé avec les substances suivantes : cresson, beccabunga, chicorée, fumeterre, laitue, saponaire, cochlearia, trèfle d'eau, raifort, bigarades, douce-amère, squine, sassafras, gaïac, jalap, follicules de séné, salsepareille, sulfure d'antimoine, sulfate de magnésie, brou de noix (*cette dernière substance doit en former la base*), le tout macéré dans du vin d'Espagne, et mis en sirop d'après les procédés d'usage.

Il est inutile que je fasse observer que je ne précise pas les doses des différentes substances qui entrent dans la composition des médicamens que je conseille, attendu qu'elles doivent varier pour tous les malades, c'est aux médecins à savoir les adapter aux cas particuliers qui se présentent.

Lorsque l'estomac est dérangé, lorsque la nutrition ne se fait plus, je conseille des demi-lavemens avec du lait ou du fort bouillon de bœuf, auxquels on ajoute quelques gouttes de teinture thébaïque.

Je prescris surtout des bouillons et des bains que je rends médicamenteux, et que j'approprie à l'âge, aux formes du tempérament et au degré de la maladie, avec toutes les modifications que les indications individuelles peuvent seules régler; je les rends plus ou moins actifs, suivant que la constitution est plus ou moins détériorée par la diathèse scrofuleuse; je compose ordinairement ce s bouillons avec une grande proportion de viandes rouges et noires, entièrement dépouillées de leurs graisses et coupées menu, j'ajoute les sucs de cresson, de chicorée, etc., etc., pour les tempéramens ordinaires, les extraits amers et aromatiques pour les constitutions froides et sans énergie, les crucifères pour les scorbutiques, etc., le tout cuit au bain-marie pendant long-temps dans une boule d'étain.

La composition de ces bouillons peut se varier à l'infini, mais l'essentiel est de faire toujours dominer le goût que l'estomac du malade réclame et adopte de préférence. Ce que ces bouillons offrent de plus précieux, c'est que l'on peut les appliquer à chaque complication et à chaque degré du mal en les modifiant comme nous le dirons plus loin.

Les bains doivent être saturés de substances

aromatiques, de lavande, de sauge, etc., les lave-mens sont d'un effet salutaire pourvu qu'on leur imprime également le caractère médicamenteux, au degré et aux formes du mal. Les bains ammoniacaux, les bains hydro-sulfureux, soit liquides, soit en vapeurs, et surtout les bains de sable de mer sont d'un très grand avantage en déterminant une excitation salutaire sur le tissu cutané qui réagit ensuite sur toute l'économie.

Chez les personnes très lymphatiques dont la fibre molle et relâchée manque de ressort pour l'entier rétablissement des organes, je prescris des pilules composées avec les extraits amers et toniques, surtout l'extrait de brou de noix qui doit prédominer et en faire la base ; j'y fais entrer les extraits purgatifs, toniques, le diagrède savonneux, j'ajoute quelquefois l'hydriodate et le chlorate de potasse, le sulfure d'antimoine ; le malade fait usage de ces pilules avant chaque repas.

Indépendamment des remèdes que je viens d'indiquer, je mets en usage un grand nombre des moyens externes, surtout chez les individus irritables ; j'évite par ce moyen les accidens qui pourraient résulter de l'emploi des excitans internes, tels que le muriate de baryte par exemple, que l'on n'a osé administrer, même en substance, sans craindre de détruire et de ruiner à jamais l'estomac. Mais nous avons vu de tout temps que les plus savans n'ont pas toujours été les mieux inspirés.

Quoique l'observation nous démontre que les substances médicamenteuses introduites dans l'estomac agissent sur la force nerveuse, que cette action s'irradie ou se répète sympathiquement sur les autres parties du corps, qu'une portion plus ou moins considérable de ces substances soit évidemment absorbée, et que parvenue dans les secondes voies elle y exerce une action plus ou moins sensible, nous ne pouvons apprécier les changemens qu'éprouvent ces substances, ni déterminer dans quelles proportions elles sont absorbées ou rejetées, et par conséquent nous ne pouvons pas en régler les doses dans le traitement de la maladie scrofuleuse aussi bien que nous pouvons le faire en les administrant par la voie de l'absorption cutanée. Et d'ailleurs la sympathie et les rapports des viscères abdominaux avec la peau étant trop manifestes pour que l'on puisse les nier, nous sommes également obligés d'admettre une sympathie et des rapports entre la peau et les organes intérieurs. En effet, plus on réfléchit sur la structure et les fonctions de la peau, sur sa sensibilité, sa perméabilité et sur ses rapports sympathiques ou consensuels avec les parties intérieures, plus on la trouve propre à recevoir ou à transmettre l'action et les principes des remèdes qu'on y applique.

La méthode d'administrer par cette voie même les médicamens que l'on est dans l'usage de prescrire à l'intérieur, me paraît principalement indiquée dans la maladie scrofuleuse. Les remèdes introduits par cette voie agissent directement sur le système absorbant, et ils pénètrent dans le tissu cellulaire sans éprouver la moindre altération.

Les médicamens appliqués sur la peau agissent les uns par la sympathie nerveuse, les autres par absorption, il est donc fort utile de distinguer dans l'emploi de cette méthode quels sont ceux qui agissent le plus de l'une ou de l'autre manière, afin d'en faire un usage méthodique et bien entendu.

Comme l'on a en vue dans cette maladie de donner de l'énergie à tout l'organisme en général, et au système hépatique en particulier, il faut choisir les parties extérieures du corps qui ont le plus de sensibilité, et les rapports sympathiques les plus étendus ou les plus intimes avec ces parties intérieures sur lesquelles on veut agir; il faut ici faire ces applications sur les parties les plus perméables ou les plus pourvues de vaisseaux absorbans, et réduire à l'état de la plus grande divisibilité possible, les substances qu'on emploie; les incorporer et les dissoudre dans les véhicules appropriés, bien nettoyer la peau pour la rendre plus perméable; enfin augmenter la force du système absorbant par les frictions faites le soir surtout, parce que l'absorption est plus marquée pendant la nuit que pendant le jour.

Cette méthode présente encore un degré d'utilité manifeste lorsque l'appareil digestif trop irritable ne peut supporter la présence des médicamens, ou bien lorsque le malade trop jeune encore éprouve une répugnance invincible à avaler des remèdes; au lieu que par la voie de l'absorption cutanée l'on peut administrer les remèdes les plus stimulans, tels par exemple que le muriate de baryte et tant d'autres qui, administrés à l'intérieur, donnent toujours lieu à des inflammations qui dégénèrent le plus souvent en lésions organiques; tandis que l'on évite toujours ces inconvéniens en administrant ce remède à l'extérieur, en frictions, après l'avoir incorporé dans une pommade. On sait que les vaisseaux lymphatiques ont leur origine à la surface de la peau, et qu'en absorbant ce médicament ils reçoivent directement son action, qui de là se propage sans danger dans tous les autres systèmes d'organes.

Je fais pratiquer également sur toute l'étendue de la peau des frictions avec une brosse imprégnée de vapeurs aromatiques; des embrocations toniques ou excitantes sur le trajet de la colonne vertébrale et à la partie interne des membres sur le trajet des gros vaisseaux, avec un liniment ammoniacal ou bien avec une pommade composée avec le galbanum, la gomme ammoniaque dépurée, le camphre, l'opium, le tout réduit en poudre et incorporé dans du baume de muscade ou d'huile de baies de laurier.

Le traitement que je viens d'indiquer pour guérir le scrofule simple, offre un grand nombre de variations, dont les principales sont relatives à l'âge, au tempérament, à la saison, etc. Ainsi lorsque le malade est trop jeune et qu'il est encore à la mamelle, il faut soumetttre la nourrice au régime anti-scrofuleux, ou plutôt faire allaiter l'enfant par une chèvre que l'on nourrirait de plantes aromatiques. Lorsque l'enfant est un peu plus avancé en âge, il faut apporter beaucoup de prudence dans l'administration des médicamens, mais l'on doit plutôt avoir recours aux moyens hygiéniques.

Chez les individus d'un tempérament peu irritable on peut stimuler plus fortement; dans le cas contraire, c'est-à-dire lorsque la sensibilité physique et morale est très développée, l'on ne doit pas employer les médicamens excitans; l'usage des toniques même légers doit être surveillé avec attention, et être suspendu aussitôt qu'ils donnent lieu à la plus légère irritation. C'est parce qu'on a trop négligé ces précautions indispensables que l'on a vu des scrofuleux succomber sous l'influence même du traitement; ce qui n'arrivera jamais en proportionnant l'action des remèdes au degré de l'affection et aux forces du malade.

Le traitement doit varier encore, avons-nous dit, suivant la saison; en effet, plus la saison est humide et froide, plus il faut augmenter l'énergie des excitans externes et diminuer celle des excitans internes, attendu que pendant l'hiver la sensibilité des organes est plus vive et que toutes les forces semblent alors se concentrer à l'intérieur; il faut donc se borner à stimuler le tissu cutané par les moyens que nous avons indiqués.

On doit faciliter l'action de tous les moyens dont l'ensemble constitue le traitement curatif de la maladie scrofuleuse simple, par des alimens substantiels, par des sucs de viandes rôties, par un bon air; en un mot, par tous les moyens hygiéniques que nous avons énumérés. Le succès d'un pareil traitement ne sera pas long-temps douteux, s'il est bien suivi; les malades sentiront bientôt l'harmonie des fonctions se rétablir, et lorsque l'espoir de guérison renaît enfin, qu'ils continuent sans relâche tous les principes de notre méthode curative, jusqu'à ce que leur santé soit entièrement rétablie.

Lorsque la constitution strumeuse se trouve compliquée avec une lésion locale, le médecin doit remplir deux indications opposées: c'est-à-dire fortifier tout l'organisme pour rendre à la nutrition sa direction naturelle, calmer en même te mps et détruire l'inflammation strumeuse. Par quels moyens peut-on arriver à ces résultats opposés? tel est le point important que les auteurs n'ont pas assez approfondi. Il faut dans ces cas marcher avec prudence et circonspection, il faut avoir égard aux circonstances individuelles, et balancer les moyens qui conviennent à l'état scrofuleux constitutionnel avec ceux que réclame l'irritation locale. Il faut exciter suffisamment pour entretenir la nutrition dans un état d'activité convenable, mais non point assez pour augmenter l'inflammation scrofuleuse; les modifications à apporter dans l'ensemble des moyens curatifs sont donc relatives au traitement général de la constitution strumeuse, et au traitement local de la phlogose scrofuleuse.

Quel que soit l'organe affecté d'inflammation strumeuse, il faut dans tous les cas remplir en même temps les deux indications opposées que présente le traitement curatif; c'est-à-dire agir directement sur l'organe lésé, afin de combattre l'irritation locale en même temps que l'on agit sur toute l'économie pour détruire la constitution strumeuse, en modifiant toutefois les moyens curatifs d'après la lésion de tel ou tel organe : ainsi par exemple dans l'irritation scrofuleuse des organes extérieurs, dont la lésion n'est pas très dangereuse, tels que les glandes du cou, la peau, etc., l'on peut employer dans le plus grand nombre de cas les excitans généraux et locaux à l'intérieur et à l'extérieur, contre la diathèse scrofuleuse et même pour soutenir l'activité languissante des tissus phlogosés. Mais lorsque l'irritation scrofuleuse affecte des organes intérieurs très irritables, et chargés de remplir une fonction importante à la vie, tels que les poumons, les glandes mésentériques, etc., il faut alors n'employer que les excitans généraux qui conviennent au tempérament du malade et au degré de l'affection constitutionnelle; mais surtout il faut garantir la partie qui est le siége de la lésion locale, de l'action directe de ces moyens, en même temps qu'on la soumet à des influences douces et variées, selon le siége et l'intensité de l'inflammation. Ainsi par exemple, dans l'irritation scrofuleuse des glandes mésentériques, les moyens curatifs qui peuvent convenir au tempérament, à l'âge du sujet ainsi qu'à l'état de la maladie, peuvent être employés par toutes les voies, excepté par le tube digestif, sur lequel, dans le cas cité, on ne doit agir que d'après les indications que présente l'irritation locale, et non pas d'après celles qu'offre l'affection strumeuse constitutionnelle. La même remarque est applicable à l'irritation des glandes pulmonaires et à tous les cas analogues. L'essentiel dans ces circonstances délicates est de procéder avec la plus grande circonspection, il faut renoncer aux excitans internes et n'administrer que les toniques les moins propres à augmenter le mouvement inflammatoire.

Lorsque la maladie scrofuleuse est compliquée de la lésion locale des organes les plus importans à la vie, il ne faut pas un grand effort de raisonnement pour comprendre que les moyens curatifs doivent échouer s'ils ne sont que des moyens ordinaires; car ce n'est plus une seule maladie que l'on a à combattre, mais plusieurs à la fois, se combinant les unes avec les autres, quoique ayant des caractères différens, et présentant des indications opposées; dans ces cas il est impossible d'indiquer toutes les particularités du traitement qui conviennent à chacune d'elles, je me bornerai donc à établir les principes qui forment la base de ma méthode curative.

Le traitement général de l'inflammation scrofuleuse des ganglions, du tissu cellulaire et des vaisseaux lymphatiques externes, est le même que celui de la constitution strumeuse simple, en proportionnant toujours le degré d'activité des moyens internes à l'état inflammatoire des parties spécialement affectées.

Dans le traitement local on ne doit avoir en vue que la résolution des engorgemens scrofuleux quand elle est encore possible, et prévenir ou combattre les accidens de la suppuration lorsqu'elle s'est manifestée. On remplira la première indication en ramenant les organes affectés d'engorgemens au mode naturel de vitalité, en favorisant la circulation des fluides qui doivent les traverser, par des stimulans locaux, dont les plus salutaires sont l'électricité, la lumière et le calorique solaires En effet, ces engorgemens ne dépendent que de l'épaississement dans les parois des vaisseaux lymphatiques et dans les tissus des organes, dans lesquels ils se distribuent; tissus qui déjà sont profondément altérés par la constitution strumeuse, constitutionnelle, et qui reçoivent, par l'effet de l'irritation locale, une trop grande quantité de fluides, relativement à leur faiblesse, ce qui les met dans l'impossibilité de s'en débarrasser.

La remarque que nous venons de faire au sujet des engorgemens superficiels est entièrement applicable aux engorgemens intérieurs; mais ici le traitement doit éprouver plusieurs modifications, dont les principales consistent à diminuer l'irritation des ganglions intérieurs lorsqu'elle est trop forte, et à augmenter au contraire leur activité lorsqu'elle n'est point suffisante pour favoriser la résolution. On conçoit dès-lors qu'il ne faut pas se livrer à un empirisme aveugle, en employant dans tous les cas certains médicamens vantés sous le nom de désobstruans, et qu'il importe au con-

traire de varier l'activité des moyens curatifs, suivant la période et l'état présent de l'irritation locale.

Les excitans externes peuvent avoir ici de très
grands avantages, soit en augmentant l'énergie de
tout l'organisme, soit en déplaçant l'irritation profonde pour la fixer sur les parties superficielles.
J'ai toujours obtenu des résultats heureux en pareil cas par l'emploi des frictions aromatiques
et des embrocations excitantes, par l'usage des
rubéfians, et surtout par l'application de quelques boutons de feu promenés sur la peau, et par
l'application de l'électricité, surtout chez les personnes peu irritables et peu nerveuses.

Il faut l'avouer, l'on a trop négligé l'usage des
moyens externes dans le traitement de la maladie
scrofuleuse; leur action repose sur la puissance
de l'absorption cutanée, puissance qu'il ne faut
que comparer à celle de la digestion, pour juger
de quel côté sont les avantages; il est facile de
voir que l'absorption cutanée envoie plus promptement l'auxiliaire au poste qu'il doit occuper, et
qu'elle ne l'expose pas à un trajet hasardeux. Dans
les traitemens internes c'est l'estomac d'abord
qu'il faut séduire, ce médiateur bizarre, qui a des
antipathies sans cause, et rejette souvent ce qui
est salutaire pour admettre ce qui est nuisible.

Dans l'inflammation scrofuleuse des tissus
blancs articulaires, quelle que soit l'articulation
affectée, les bases du traitement sont les mêmes.
Les moyens généraux sont ceux qui conviennent
dans la maladie scrofuleuse simple, proportionnés

toujours au degré de l'inflammation locale.

Dans le traitement local, on doit avant tout cher-cher à combattre l'inflammation strumeuse, pour prévenir l'ankilose de l'articulation malade, enfin pour éviter l'amputation, qui devient nécessaire toutes les fois que les parties désorganisées peu-vent compromettre l'existence du malade.

Le traitement de l'inflammation scrofuleuse des membranes séreuses et des muqueuses, du tissu cutané, etc., se divise encore en traitement gé-néral et en traitement local.

Les modifications que le traitement général doit éprouver sont relatives à l'état du malade; il faut toujours proportionner l'activité des moyens anti-scrofuleux au degré et à la disposition actuelle de l'irritation locale, savoir mitiger leur action et augmenter ou diminuer les doses suivant les ef-fets qui résultent de leur emploi.

Le traitement local présente dans le premier cas des variétés relatives aux membranes affectées; dans le second à la profondeur des ulcères cutanés, à l'état d'altération ou d'intégrité des os sous-jacens.

Les principales indications que l'on a à remplir dans le traitement local des ulcères scrofuleux, consistent à calmer l'inflammation de la partie affectée, lorsqu'elle est trop forte; donner à la peau phlogosée l'activité suffisante aux frais de la phlegmasie; détruire les fongosités et ne jamais laisser cicatriser la peau sur des bases calleuses; favoriser le recollement des bords amincis, et enlever enfin ceux qui ne peuvent plus se recoller.

Lorsque les os sont cariés, il ne faut pas se borner à faire des injections, il faut mettre la carie à découvert par des incisions, et cautériser avec le fer rouge sur toute l'étendue de la partie cariée; et si par des applications de ce moyen réitérées avec prudence l'on ne parvient pas à borner la maladie, l'amputation, lorsqu'elle est praticable, est le seul parti qui reste à prendre pour sauver le malade. Mais il ne faut jamais se proposer d'autre but dans le retranchement des parties scrofuleuses, que de débarrasser le malade d'une masse de tissus altérés, dont la présence peut faire craindre les dangers d'une extension ultérieure et de compromettre l'existence. Dans toute autre circonstance les opérations sont toujours inutiles, et fréquemment dangereuses.

Au milieu de tous les désordres qui peuvent résulter des lésions scrofuleuses locales, lorsque les forces sont épuisées, lorsque les fluides comme les solides sont affectés, lorsque le corps tout entier n'est plus qu'un débris de lui-même, le médecin doit trouver ses moyens curatifs dans une combinaison profonde et rigoureusement observée d'alimens et de médicamens; car il ne faut pas seulement ramener la nature dans ses voies, mais il faut la rétablir tout entière; ce n'est pas une restauration mais une régénération qu'il faut opérer, voilà pourquoi il importe ici plus que jamais de rendre les remèdes nutritifs et les alimens médicamenteux. C'est dans cette vue que le praticien doit diriger son traitement de manière à ce qu'il embrasse toutes les fonctions de l'économie, pour qu'il y ait ensemble dans les moyens réparateurs comme dans les moyens destructeurs, et qu'ils se soutiennent et se balancent les uns par les autres. Quelles précautions le médecin ne doit-il pas apporter alors dans l'emploi des médicamens ! Si la dose est trop faible elle ne produit rien contre le mal, si elle est trop forte elle l'augmente. Voilà sur quoi n'ont pas assez réfléchi ceux qui administrent des remèdes héroïques, qui enlèvent au corps affaibli ses facultés réactives : aussi à mesure que le remède opère, la maladie augmente ; le malade s'en plaint, on lui répond aussitôt comme dans Sganarelle : *accroissement de douleur, signe de guérison.* Cependant le malade finit par mourir du remède ou de son mal, car il faut qu'il meure de l'un ou de l'autre.

C'est dans ces cas surtout que les moyens externes, trop négligés de nos jours, opèrent des miracles ; les topiques ont de grandes vertus, attendu que l'on peut juger de leurs effets, et apprécier la naturalisation des élémens qu'ils envoient à la masse des humeurs. Telle n'est point la médecine qui procède par les potions et les apozèmes, il y a toujours dans sa marche quelque chose d'équivoque qui s'allie très bien avec l'ignorance et la routine.

C'est surtout lorsque la fièvre lente existe, que les moyens externes conviennent le mieux : ils se composent de teintures aromatiques et stimulantes, de baumes et de linimens de toute espèce, selon la nature du tempérament et l'état des forces, car c'est toujours là la base de mes procédés.

Les alimens sont encore ici un des plus puissans auxiliaires des remèdes, c'est dans cette intention que j'ai rendu médicamenteuse la boisson de tous les repas. Puisque le régime alimentaire nuit ou profite au développement des organes, il faut y chercher plus qu'ailleurs des remèdes contre nos maux; puisqu'il nous forme il peut nous transformer, puisqu'il altère les tissus dont se compose notre corps il peut les épurer. Les traitemens qui conviennent à chaque complication particulière doivent donc être modifiés pour chacun, il s'agit de régler le choix des alimens et des médicamens qui peuvent leur être appliqués, et de le mettre en harmonie avec la cause constituante du mal, par un régime alimentaire et médicamenteux en même temps; car le médecin qui a à combattre une lésion quelconque, s'il sait ou s'il veut employer ces deux grands auxiliaires, la nature et le temps, ce médecin sera pour le malade comme une autre Providence; instruit des fonctions que les alimens remplissent dans l'économie et de leurs assimilations, c'est dans le régime alimentaire qu'il cherchera un principe réparateur; il combinera les alimens avec les médicamens les plus convenables à l'état du malade et surtout aux forces digestives, et il imprimera ainsi des qualités salutaires aux moindres élémens de la vie.

Les auteurs qui considèrent la maladie scrofuleuse comme étant l'effet d'un vice ou virus qui altère les fluides de l'économie n'ont pas manqué de conseiller les cautères, les vésicatoires, les sétons, etc., dans l'intention d'évacuer par une issue facile ce qu'ils appellent l'humeur morbifique. Mais nous avons déjà démontré que l'état scrofuleux ne dépend jamais d'un principe susceptible d'être éliminé par un émonctoire. Nous considérons dès-lors ces moyens comme entièrement inutiles et souvent nuisibles, à cause de la douleur qui les accompagne, de l'irritation qu'ils entretiennent et de l'épuisement qu'occasione la suppuration dont ils sont le siége.

Mais l'usage, ce despote impérieux, en ordonne autrement, et c'est toujours contre l'usage que la vérité doit diriger ses coups, et contre ces beaux esprits qui pensent qu'un sarcasme est un argument. L'on place des vésicatoires au bras d'un enfant déjà épuisé par la suppuration de plusieurs ulcères scrofuleux; nous ne voyons que cela, les mères ne consultent plus sur ce point; c'est une chose reçue, on l'entretient pendant des mois, et même des années, en présence et sous les auspices du docteur; c'est là le moyen d'épuiser plus vite des malheureux déjà conduits au premier degré du marasme. Que nos grands hommes laissent une fois la routine qui n'est que le partage des sots, qu'ils suppriment cet exutoire inutile, précisément par sa durée, et dangereux par cela seul qu'il est inutile. Si quelquefois il devient nécessaire, ce n'est que momentanément, et ce n'est pas une raison pour qu'il le soit toujours. Ma théorie, fondée sur la considération des forces vitales et non sur l'existence d'un vice ou virus, s'accorde ici de nouvau avec les résultats de l'expérience et de l'observation; nous avons établi que l'on pouvait quelquefois favoriser la résolution d'une irritation par des moyens irritans; mais on ne détruit jamais une débilitation par une autre, parce que l'auxiliaire indispensable de tous les agens curatifs, est cette force vitale, cette puissance occulte qui, à l'apparition d'un agent destructeur, tend à le repousser; or, si l'on prive la nature de cet auxiliaire, on la rend impuissante contre le mal; il faut donc, dans la maladie scrofuleuse, fortifier au lieu d'affaiblir, restaurer le sang au lieu de l'appauvrir, et se borner à suivre pas à pas la marche de la nature, qui ne décompose et ne recompose que par des moyens insensibles et progressifs; n'aspirons pas à la surpasser, c'est déjà bien assez pour nos faibles yeux de l'épier et de la suivre dans sa route mystérieuse.

Lorsque la maladie scrofuleuse est compliquée de rachitis, quelques auteurs on conseillé la garance, comme ayant une action toute particulière sur la consolidation du tissu osseux; d'autres ont conseillé l'usage de la chaux, du phosphate calcaire, etc., pour remplir la même indication, mais nous savons aujourd'hui que les combinaisons nutritives ne s'effectuent pas à la manière des combinaisons chimiques; et d'ailleurs il est bien facile de concevoir, d'après tout ce que nous avons déjà dit sur le ramollissement des os ou rachitis, que le traitement général de cette affection doit être absolument semblable à celui de la constitution strumeuse; il faut néanmoins, dans ce cas comme dans toutes les autres lésions locales, employer en même temps des moyens convenables pour combattre les symptômes particuliers qui compliquent l'état constitutionnel.

Dans la complication syphilitique, il faut agir avec beaucoup de prudence et de discernement. Dans les constitutions trop faibles et trop détériorées, il faut que les anti-scrofuleux forment la base du traitement; l'on peut associer pourtant avec avantage une faible dose de sublimé à notre sirop; dans les constitutions plus fortes il faut, au contraire, combattre d'abord la maladie vénérienne; mais avec quelle précaution le mercure ne doit-il pas être employé! Il faut toujours préférer l'usage du sublimé à l'intérieur, uni aux amers et aux dépuratifs, chez les sujets lymphatiques et voisins de la cachexie, à moins qu'il n'y ait une irritation dans l'estomac et sur les glandes mésentériques et pulmonaires; dans ces cas le mercure en friction doit être préféré, l'usage des médicamens et des alimens trop stimulans doit être entièrement suspendu jusqu'à la guérison de la syphilis.

Lorsque le virus syphilitique est ancien, lorsqu'il a envahi tous les organes, lorsque les humeurs et les os en sont saturés, il faut alors changer le sang et régénérer en un mot l'économie tout entière. Dans ce cas, j'introduis dans la boisson des

repas un quinzième de grain de sublimé par pinte ;
si les forces sont épuisées, je prescris un régime
succulent et les bouillons médicamenteux adaptés
à la maladie scrofuleuse, dans lesquels je fais entrer
la même dose de muriate suroxigéné ; j'ajoute à
mon sirop un grain par bouteille ; je prescris des
bains toniques, dans lesquels je fais dissoudre à
des doses variables le même minéral ou d'autres
substances appropriées aux forces du malade ; les
doses peuvent être plus fortes chez les personnes
lymphatiques, à fibre molle et relâchée, mais elles
doivent être plus faibles pour les constitutions
maigres et irritables. Chez ces derniers il ne faut
administrer les moyens curatifs qu'avec les plus
grands ménagemens ; mais pour les uns et pour
les autres il faut toujours imiter la nature, qui
n'improvise rien ; comme elle amène la destruction
graduellement, il faut amener la guérison par des
progrès insensibles, il faut avancer avec précaution,
combiner les bouillons et les bains médicamenteux,
les boissons et les sirops avec de légères additions
de sublimé ; il ne faut être ni trop prodigue ni
trop avare, ne donner rien au hasard, n'administrer aucun remède qui ne soit basé sur la nature
du tempérament et le degré de la maladie ; surtout
que le régime serve de principal auxiliaire : il faut
tirer des alimens un des principaux moyens de
guérison ; tout serait donné à pure perte sans cette
précaution de rigueur. Je prescris encore ici un
régime nourrissant à la fois et médicamenteux ;
j'incorpore dans les alimens et dans les boissons

de très petites doses de muriate, et je rends ainsi
salutaire et innocent un remède tout-à-fait contraire et nuisible aux scrofuleux lorsqu'il est administré sans réserve. Il arrive quelquefois que
l'estomac fatigué repousse telle ou telle substance
alimentaire ou médicamenteuse; il faut insister
alors sur les moyens externes et sur toutes les
substances qui sont bien digérées, il faut administrer des lavemens, des bains, etc; car il faut que
la nutrition s'opère, qu'il y ait réparation, que les
forces digestives se remontent avant tout: dire précisément par quels moyens, on ne le peut dans un
livre; il y en a cent, il y en a mille de généraux,
il n'en est qu'un peut-être qui soit approprié à
tel tempérament ou à telle situation. Si de telles
cures sont rares, si la nature est souvent impuissante, il ne faut en accuser que la négligence du
médecin et l'impatience ou l'indocilité du malade.

Dans la complication scorbutique l'on doit préférer l'usage des végétaux crucifères aux viandes
noires ou trop faisandées. C'est surtout dans cette
complication que le sirop de notre formule convient, en ayant le soin de le modifier suivant les
circonstances individuelles. Ici comme partout,
les principes généraux de ma méthode sont invariables; c'est toujours le temps que j'invoque à
mon aide, surtout lorsque la diathèse scorbutique
affecte les organes; le traitement général doit alors
prendre un caractère anti-scorbutique; j'ajoute à
la composition de mes bouillons les sucs des plantes crucifères du meilleur choix.

Dans la complication dartreuse, il faut retrancher du traitement anti-scrofuleux les excitans proprement dits, les viandes noires, etc., pour insister de préférence sur l'usage des amers, du soufre et des bains hydro-sulfureux. Ici, comme dans toutes les autres complications, il faut toujours procéder avec ordre, ne rien précipiter, et ne jamais oublier que les agens curatifs ainsi que le régime doivent toujours être relatifs à l'état des forces, au degré de la maladie constitutionnelle, et à la nature de la complication.

Il n'est pas rare de voir plusieurs des maladies que nous venons d'indiquer exister ensemble chez le même individu; dans ces cas, le traitement doit prendre un double caractère, de manière cependant que les anti-scrofuleux en forment toujours la base, parce que les autres maladies ne sont généralement qu'accessoires et qu'elles tirent leurs forces de l'affection constitutionnelle. Enfin chaque tempérament a ses circonstances et ses phénomènes qui doivent faire suspendre ou précipiter les effets des moyens curatifs selon que la nature les recueille ou les repousse, augmenter ou diminuer les doses selon que leur action est lente ou rapide; il faut exciter ou ralentir, d'après une foule de besoins qu'il n'est donné à personne de déterminer d'avance avec une rigoureuse précision, parce que toutes les constitutions diverses se combinent les unes avec les autres et s'empruntent des analogies que l'art doit poursuivre et modifier avec des combinaisons réciproques comme leurs diffé-

rences; l'essentiel est de savoir se rendre maître
des agens curatifs pour les bien diriger. Tout est
inutile, si l'action des remèdes paralyse les mouvemens organiques, ou si l'action des puissances
internes détruit celle des remèdes: voilà toute la
science du médecin, et les brillantes doctrines
de plusieurs savans ne valent pas ce précepte.

J'en ai dit assez, je pense, pour éclaircir et ma
théorie et ma méthode : comme j'ai donné pour
principe à la maladie scrofuleuse une altération
des fonctions nutritives provenant du défaut
d'action du système hépatique, d'où résultent
l'affaiblissement de tous les appareils organiques et le défaut d'animalisation de tous les
tissus; je donne pour principe à mon traitement
d'augmenter l'action organique de tous les systèmes en général, et de l'appareil biliaire en particulier, afin de ramener la nutrition dans son
état primordial, et de concourir ainsi à la régénération de tout le corps: en effet toutes les parties de mon traitement se rapportent à ce principe
curatif; régime hygiénique, médicamens internes
et externes, rien n'est employé qu'en vertu d'un
calcul dont ce principe est la base; toutes les fonctions sont dirigées vers un but prévu d'après lequel il est impossible que l'on ne parvienne pas,
avec le temps, à transformer le tempérament le
plus délicat, à régénérer la constitution même
la plus délabrée, et par conséquent à guérir les
scrofules.

Voilà tout ce que j'avais à dire sur la nature,

les progrès et le traitement d'une maladie qui a moissonné tant d'espérances. C'est beaucoup, si j'ai su la réduire à ses véritables caractères; car la montrer ce qu'elle est, c'est presque l'avoir guérie, mais surtout c'est avoir indiqué les moyens de se préserver de ses atteintes funestes. Quelques personnes m'adresseront sans doute des objections ou plutôt des injures, car où se montre l'évidence il reste peu de place pour les objections. Cette crainte ne m'a point effrayé, et c'est même avec une juste confiance que je fais part de ma méthode au public impartial; il y trouvera, je l'espère, le témoignage des sentimens qui m'animent dans mes recherches et dans mes travaux pénibles: le désir d'être utile à la société plutôt que de me rendre célèbre; et si mes veilles peuvent tourner au profit de l'humanité, si je puis contribuer à débarrasser l'espèce humaine du fléau qui la dégrade, je me féliciterai toute ma vie d'avoir pu arriver à des résultats aussi heureux, et d'avoir tracé une marche inconnue entre la confusion des systèmes et l'aridité des routines.

OBSERVATIONS

PRÉSENTÉES A L'ACADÉMIE ROYALE DES SCIENCES (INSTITUT DE FRANCE) AU SUJET DE DIVERSES MALADIES SCROFULEUSES GUÉRIES D'APRÈS LES PRINCIPES DE MA NOUVELLE THÉORIE.

Première observation.—Mademoiselle A*** P***, âgée de vingt ans, née d'une mère scrofuleuse, fut affectée de cette maladie dès son enfance. Les médecins consultés à différentes époques prescrivirent divers traitemens anti-scrofuleux qui furent suivis avec beaucoup d'exactitude, et cependant ils ne produisirent aucune amélioration dans l'état de la malade.

Je fus consulté pour la première fois au mois d'avril 1825, et j'observai les symptômes suivans : 1° inflammation scrofuleuse aux deux yeux, qui existait depuis plus de dix ans; 2° croûtes dartreuses très épaisses, couvrant tout le cuir chevelu ainsi qu'une partie de la figure; 3° gonflement des extrémités articulaires de presque toutes les premières phalanges des deux mains, avec déviation de plusieurs doigts; 4° ulcération avec carie à la partie externe et inférieure du premier os métacarpien de la main droite; 5° commencement de tumeurs blanches aux deux articulations cubito-humérales, etc. Tous ces symptômes réunis ne me laissant aucun doute sur la nature de la maladie que j'avais à combattre, je prescrivis à mademoiselle A*** P*** un traitement basé sur les principes de ma nouvelle théorie, et deux ans après la guérison fut parfaite. Au mois d'août 1827, époque où je présentai cette observation à l'Académie des Sciences, il ne restait plus qu'une légère difformité au pouce primitivement carié, l'ulcération était d'ailleurs entièrement cicatrisée.

Deuxième observation. — M. Lucy, fabricant de cordes de Naples, passage du Lycée près le Palais-Royal, avait depuis plusieurs années un engorgement scrofuleux des glandes cervicales, des glandes inguinales et du testicule droit; ce dernier surtout était fort volumineux. La douleur et la gêne inséparables de cette maladie l'obligèrent à recourir à la médecine; le malade consulta successivement plusieurs praticiens distingués, et dans tous les cas il fut conclu à ce qu'il serait mis à l'usage de la tisane de houblon, du vin antiscorbutique et autres remèdes prétendus antiscrofuleux; prescriptions qui furent toutes suivies très exactement pendant long-temps sans aucun résultat avantageux. Enfin, en 1826, M. Lucy, ne pouvant plus vaquer à ses affaires, se décida d'aller consulter M. Dubois, qui voulut tout de suite trancher la difficulté: *Demain*, lui dit-il, *je vous ferai l'opération, sans cela vous ne pourrez pas guérir*. Le malade lui fit observer avec raison qu'avant de se soumettre à une opération de cette nature il désirait consulter sa femme, et l'opération fut remise au surlendemain ; c'est dans l'intervalle de ces deux jours que je fus appelé pour donner mon avis ; après avoir examiné le malade avec beaucoup de soins, je lui conseillai d'essayer de ma méthode avant d'en venir à une opération qui n'est pas sans danger, et à laquelle d'ailleurs il était toujours temps de recourir en supposant que mon traitement restât sans effet. M. Lucy fut entièrement de mon avis, il se confia à mes soins, il suivit exactement toutes mes prescriptions, et huit mois après il fut entièrement guéri.

Le fait que je viens de citer s'est passé il y a deux ans, et depuis cette époque il ne s'est manifesté aucun symptôme qui pût faire craindre le retour d'une maladie qui l'avait tourmenté pendant si long-temps.

Troisième observation. — Mademoiselle J*** de L***, âgée de trente ans[1], d'une constitution éminemment scrofuleuse, était affectée, depuis l'époque de la puberté, d'un engorgement des glandes sous-maxillaires, qui, après avoir resté longtemps dans un état stationnaire, prit un tel degré d'accroissement malgré les soins d'un médecin distingué de Marseille, que la malade prit le parti

[1] Des raisons que le lecteur saura sans doute apprécier m'imposent l'obligation de taire ici le nom des deux demoiselles qui sont le sujet des observations que je rapporte, il est des égards et des convenances que le médecin prudent se fait un devoir d'observer, et si j'ai nommé M. Lucy, c'est parce que le malade lui-même m'a engagé à le faire.

de faire le voyage de Paris, en 1821, où elle consulta plusieurs professeurs de la faculté qui la soumirent successivement aux divers traitemens anti-scrofuleux que la médecine indique, et pendant la durée desquels la maladie paraissait s'aggraver. M. Richerand fut consulté, en dernière analyse, par mademoiselle J*** de L***, et ce praticien distingué jugeant, d'après l'énorme grosseur des glandes, qu'il était impossible d'obtenir la résolution, lui conseilla l'extirpation, comme le seul moyen de se débarrasser d'une difformité aussi apparente. La malade ne voulut pas se soumettre à cette opération, au risque, disait-elle, de finir ses jours comme sa sœur, morte quelques années auparavant d'une affection scrofuleuse portée au dernier degré d'intensité. En 1823, je fus appelé pour donner mes soins à mademoiselle J*** de L***; et comme j'avais la certitude que les symptômes que j'observais dépendaient de la maladie scrofuleuse, je prescrivis le traitement qui, depuis, m'a réussi tant de fois, et en 1825 la maladie fut entièrement dissipée. A l'époque où j'écrivis cette observation, il n'existait plus aucune trace de l'engorgement glandulaire, non-seulement appréciable à l'œil, mais encore au toucher.

En 1827, j'ai traité le frère de mademoiselle J*** de L***, âgé de trente deux ans, affecté de la même maladie, et plusieurs autres scrofuleux qui sont tous aujourd'hui parfaitement guéris.

J'avais d'abord formé le dessein de rapporter ici toutes ces observations; mais comme mon ouvrage est déjà plus volumineux que je ne l'espérais, j'en ferai grace au lecteur, dans la crainte qu'il ne m'accuse d'un défaut qui, dans le temps où nous vivons, est le pire de tous les défauts : celui d'être ennuyeux.

Je donne mes soins en ce moment à un grand nombre de scrofuleux, soit à Paris, soit en province et à l'étranger, et si je voulais donner des preuves certaines qu'ils sont tous en pleine voie de guérison, je n'aurais qu'à rapporter ici les lettres qu'ils m'écrivent pour me tenir au courant des traitemens que je leur prescris. Mais je laisse ces moyens à ceux qui ont le malheur d'en avoir besoin pour faire valoir leur méthode : la mienne, je l'espère, ne sera pas dans ce cas.

FIN.

TABLE DES MATIÈRES.

CHAPITRE TROISIÈME.

PREMIÈRE CLASSE.

DEUXIÈME CLASSE.

FIN DE LA TABLE DES MATIÈRES.

www.ingramcontent.com/pod-product-compliance
Ingram Content Group UK Ltd.
Pitfield, Milton Keynes, MK11 3LW, UK
UKHW020722120726
13693UKWH00001B/111